Charakterisierung des Schimmelpilzes *Fusarium culmorum* als Allergenträger: Untersuchungen zur degradierenden Aktivität von Allergenextrakten und molekulare Klonierung potenzieller Allergene.

Dissertation
zur Erlangung des Doktorgrades
der Naturwissenschaften

vorgelegt beim Fachbereich Biologie und Informatik
der Johann Wolfgang Goethe – Universität
in Frankfurt am Main

von
Michael Hoff
aus Neustadt an der Weinstraße

Frankfurt 2003
(D F 1)

Vom Fachbereich Biologie und Informatik der Johann Wolfgang Goethe-Universität als Dissertation angenommen.

Dekan:	Prof. Dr. B. Streit
Gutachter:	Prof. Dr. S. Vieths
	Prof. Dr. H. D. Osiewacz
	PD Dr. B. K. Ballmer-Weber

Datum der Disputation:

Michael Hoff

CHARAKTERISIERUNG DES SCHIMMELPILZES *FUSARIUM CULMORUM* ALS ALLERGENTRÄGER

Untersuchungen zur degradierenden Aktivität von Allergenextrakten und molekulare Klonierung potenzieller Allergene

ibidem-Verlag
Stuttgart

Bibliografische Information Der Deutschen Bibliothek

Die Deutsche Bibliothek verzeichnet diese Publikation in der Deutschen Nationalbibliografie; detaillierte bibliografische Daten sind im Internet über <http://dnb.ddb.de> abrufbar.

∞

Gedruckt auf alterungsbeständigem, säurefreien Papier
Printed on acid-free paper

ISBN: 3-89821-301-3

1 Einleitung

1.1 Allergie

1.1.1 Immunologische Grundlagen der Allergie

Die fehlgeleitete Immunantwort

Die Balance zwischen effizienter Abwehr pathogener Keime einerseits und Tolerierung körpereigener oder ungefährlicher fremder Antigene andererseits ist eine wesentliche Fähigkeit des Immunsystems. Per Definition wird mit dem von dem Wiener Kinderarzt Clemens von Pirquet 1906 erstmals eingeführten Begriff „Allergie" eine fehlgeleitete und krankmachende Reaktion des Immunsystems auf körperfremde aber gewöhnlicherweise unschädliche Stoffe (Jäger, 1998) bezeichnet. Dabei handelt es sich um Störungen der adaptiven oder spezifischen Immunantwort. Die häufigsten allergischen Krankheiten wie z. B. die allergische Rhinitis und Konjunktivitis (Heuschnupfen und Bindehautentzündung), das Bronchialasthma und die atopische Dermatitis (Neurodermitis) haben in den letzten 30 Jahren stark zugenommen. Fasst man alle ärztlich diagnostizierten Erkrankungen des allergischen Formenkreises (→ 1.1.2) zusammen, so zeigt sich, dass aktuell in Deutschland etwa 40 % der Bevölkerung im Verlauf ihres Lebens von allergischen Krankheiten betroffen sind (Hermann-Kunz, 1999).

Die immunologischen Grundlagen dieser, im Allgemeinen als Überempfindlichkeitsreaktionen bezeichneten, Immunantworten sind sehr komplex und bis heute nicht vollständig verstanden. Im Folgenden sind die, nach dem aktuellen Wissensstand, wichtigsten Mechanismen der häufigsten und für die vorliegende Arbeit bedeutsamsten Allergieform (Soforttyp-Reaktion, → 1.1.2) dargestellt. Dazu sind in Tabelle 1-1 die zentralen Komponenten des Immunsystems (Zellen, Proteine, Immunglobuline und Botenstoffe), die am Allergiegeschehen direkt oder indirekt beteiligt sind, zusammengefasst.

Tabelle 1-1: *Zusammenfassung der wichtigsten Komponenten des Immunsystems, die am Verlauf einer Allergie direkt oder indirekt beteiligt sind (in Anlehnung an Janeway et al., 1999).*

Bezeichnung	**Funktion**
Antigen (AG)	Stoff der vom adaptiven Immunsystem erkannt wird
Antigenpräsentierende Zelle (APZ)	Zur Antigenpräsentation spezialisierte Zelle wie z. B. dendritische Zelle, Makrophage und B-Zelle
B-Lymphozyt (B-Zelle)	Stammt aus dem Knochenmark; Erkennung und Präsentation eines Antigens und nach Aktivierung der Zelle Produktion antigenspezifischer Antikörper
CD4	Oberflächenmolekül auf T-Zelle; Rezeptor für MHC-Klasse-II-Moleküle
CD40	Oberflächenmolekül auf B-Zelle; Rezeptor für CD40L (Ligand) auf T-Zelle; Signal zur Antikörperproduktion
CD40L	Ligand für CD40 auf B-Zelle; Bindung ist Signal für Antikörperproduktion durch B-Zelle
Eosinophiler Granulozyt (Eo)	Trägt Rezeptoren für IgE und spielt eine entscheidende Rolle bei allergischen Entzündungsreaktionen
IL-2 (T-Zell-Wachstumsfaktor)	Bewirkt die Proliferation der T-Zellen
IL-3	Wirkt bei der Differenzierung von eosinophilen Granulozyten mit
IL-4	B-Zell-Aktivierung, Induktion der IgE-Bildung
IL-5	Induziert Wachstum und Differenzierung der Eosinophilen
IL-10	Wichtiges immunregulatorisches Interleukin; wird von T_H2-Zellen sezerniert und hemmt die Produktion fast aller von den T_H1-Zellen sezernierten Interleukine → „Herunterregulation" der T_H1-Zellen; fördert das Wachstum von Mastzellen
Immunglobulin (Ig)E	Wichtige Rolle bei der Parasitenabwehr; entscheidende Komponente bei der Entwicklung von Typ-I-Allergien
INFγ	Aktivierung der Makrophagen
Fcε-Rezeptor I (IgE-Rezeptor)	Hochaffiner Rezeptor für IgE-Monomere auf Mastzellen
Mastzelle	Große Zelle, die über den ganzen Körper verteilt vorkommt (am häufigsten in der Submucosa und Oberhaut); die Bindung von Antigenen an die über Fcε-Rezeptoren gebundenen IgE-Moleküle löst Degranulierung der Mastzelle und Freisetzung von Mediatoren (z. B. Histamin) aus
Makrophage	Phagocytierende Zelle, fungiert unter anderem als APZ bei der adaptiven Immunabwehr
MHC-Klasse-II-Molekül	Präsentiert den CD4-positiven T-Zellen Antigenpeptide auf der Oberfläche einer APZ
Plasmazelle	Ausdifferenzierte B-Zelle; antikörperbildende Zelle
T-Zell-Rezeptor (TZR)	Bindet das Antigen auf einer APZ
T-Lymphozyt (T-Zelle): Unterscheidung in CD4-positiv (Helferzellen) und CD8-positiv (cytotoxische Zellen)	Entstammt dem Thymus; mögliche Differenzierung zur T_H1-Zelle, T_H2-Zelle, cytotoxischen T-Zelle, Gedächtniszelle oder Suppressorzelle, (regulatorische T-Zelle)
T_H1-Zelle (Subpopulation von CD4-positiven T-Zellen)	T-Helferzelle; aktiviert die phagocytosevermittelte Immunabwehr
T_H2-Zelle (Subpopulation von CD4-positiven T-Zellen)	T-Helferzelle; regt die Produktion antigenspezifischer IgE-Antikörper durch B-Zellen an

[MHC = major histocompatibility complex, IL = Interleukin, IFN = Interferon, CD = cluster of differentiation]

- Allergieauslösende Moleküle (Allergene) treten in der Regel über die Haut bzw. die Schleimhaut der Atemwege sowie des Magen-Darm-Traktes mit dem Immunsystem in Kontakt. Nach Janeway et al. (1999) sind dazu vor allem verhältnismäßig kleine, stabile und gut lösliche Proteine in geringen Dosen in der Lage, wobei bis heute nicht völlig geklärt ist, welche spezifischen Eigenschaften ein Protein zu einem potenziellen Allergen machen. Weiterhin muss ein Allergen zur Auslösung einer allergischen Reaktion vom Soforttyp (→ 1.1.2) über mindestens zwei IgE-Bindungstellen (Epitope) verfügen (Jäger, 1998).

Beim Kontakt eines Organismus mit einem Allergen/Antigen verläuft die spezifische Immunantwort bei Allergikern und Nichtallergikern zunächst gleich. Dabei wird das Allergen von spezialisierten antigenpräsentierenden Zellen (APZ), wie z. B. dendritischen Zellen oder Makrophagen aufgenommen und von diesen in kleinere Peptide gespalten (B-Zellen können diese Funktion ebenfalls übernehmen, gelten jedoch nicht primär als antigenpräsentierende Zellen). Die entstandenen Antigen-Peptidfragmente werden durch MHC-Klasse-II Moleküle erkannt und gebunden, an der Zelloberfläche der antigenpräsentierenden Zelle exponiert und dadurch MHC-II-spezifischen CD4-positiven T Zellen präsentiert. Naive CD4-positive T-Zellen erkennen durch den Oberflächenmarker CD4 die MHC-Klasse-II Moleküle (Doherty und Zinkernagel, 1975; Zinkernagel und Doherty, 1974a; Zinkernagel und Doherty, 1974b) und parallel dazu mit Hilfe ihres antigenspezifischen T-Zell-Rezeptors das präsentierte Antigenpeptid. Durch den Zellkontakt erfolgt schließlich die Stimulation und Proliferation dieser antigenspezifischen T-Zelle und gleichzeitig eine weitere Ausdifferenzierung zur T-Helferzelle.

Die Helferfunktion einer solchen T-Zelle besteht hauptsächlich in der Aktivierung einer B-Zelle. Nach der gängigen Lehrmeinung ist dies der Fall, wenn die T-Helferzelle auf eine B-Zelle trifft, die spezifisch für das gleiche Antigen ist, wobei der Mechanismus der gegenseitigen Erkennung aktuell noch nicht geklärt ist. Durch den Kontakt mit der antigenspezifischen T-Zelle und der damit verbundenen Freisetzung bestimmter löslicher Botenstoffe (Cytokine, siehe unten) wird die B-Zelle zur weiteren Proliferation und Produktion antigenspezifischer Antikörper stimuliert. Der Mechanismus der Stimulation einer B-Zelle durch eine T-Helferzelle ist in Abb. 1-1 schematisch dargestellt. Bei der Signalübermittlung zwischen B- und T-Zellen scheinen grundsätzlich zwei unterschiedliche Wege eine wichtige Rolle zu spielen. Zum einen müssen die Zellen über eine Reihe von Oberflächenproteinen in Kontakt treten (neben CD4 und MHC-II-Molekülen sind noch zahlreiche weitere Moleküle bekannt) und zum anderen sezernieren die T-Zellen Cytokine, die von entsprechenden Rezeptoren auf den B-Zellen erkannt werden. Sie fördern nicht nur die Proliferation der aktivierten B-Zellen, sondern bestimmen auch die Art eines eventuellen Wechsels der Antikörperklasse (siehe unten).

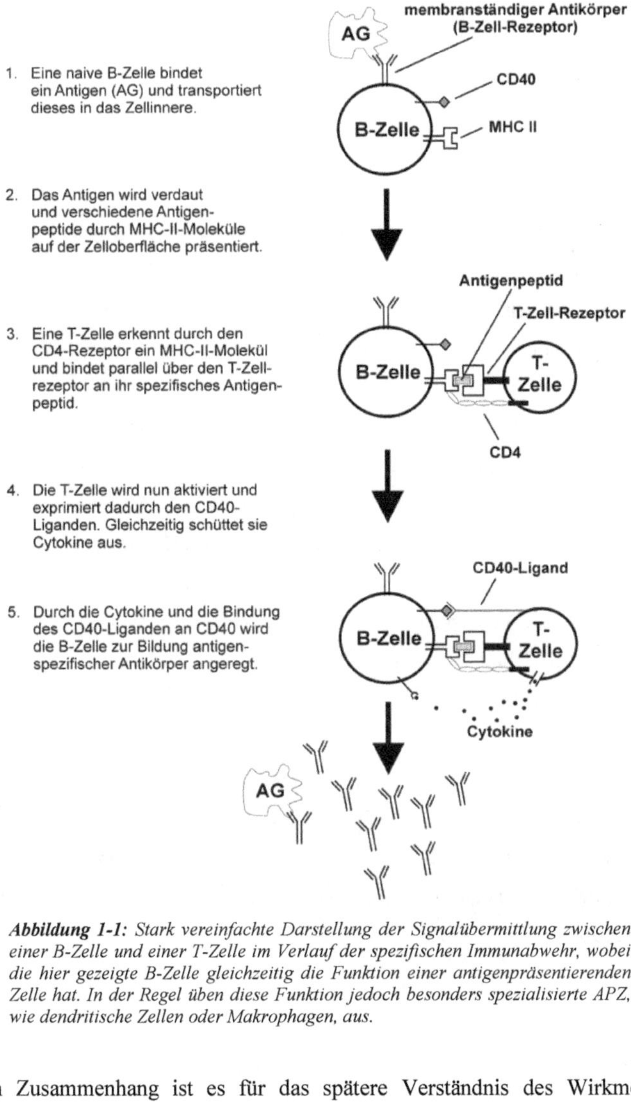

Abbildung 1-1: *Stark vereinfachte Darstellung der Signalübermittlung zwischen einer B-Zelle und einer T-Zelle im Verlauf der spezifischen Immunabwehr, wobei die hier gezeigte B-Zelle gleichzeitig die Funktion einer antigenpräsentierenden Zelle hat. In der Regel üben diese Funktion jedoch besonders spezialisierte APZ, wie dendritische Zellen oder Makrophagen, aus.*

- In diesem Zusammenhang ist es für das spätere Verständnis des Wirkmechanismus der spezifischen Immuntherapie (→ 1.2.2), vor allem vor dem Hintergrund eines möglichen Einsatzes sogenannter hypoallergener Allergenvarianten, wichtig zu wissen, dass das durch den membranständigen Antikörper der B-Zelle erkannte Epitop des Antigens nicht identisch mit dem auf MHC II präsentierten, also von der T-Zelle erkannten Epitop ist (B-Zell-Epitop ≠ T-Zell-Epitop).

- Entscheidend für das Verständnis der T-Zell-Regulation allergischer Reaktionen ist, dass sich aus den oben beschriebenen CD4-positiven T-Zellen grundsätzlich zwei verschiedene Zell-Populationen entwickeln können, nämlich T_H1- oder T_H2-Zellen (Dichotomie), die sich vor allem durch ihre unterschiedliche Cytokinproduktion und den daraus resultierenden Funktionen unterscheiden (Abb. 1-2).

Sehr vereinfacht betrachtet aktivieren T_H1-Helferzellen generell die phagocytosevermittelte Immunabwehr. Sie produzieren dazu überwiegend das Cytokin Interferon (INF)γ und aktivieren dadurch unter anderem Makrophagen, was hauptsächlich der antibakteriellen Immunität dient.

T_H2-Zellen sind Helferzellen, welche aufgrund ihrer Cytokinproduktion für die Entstehung der meisten allergischen Erkrankungen verantwortlich gemacht werden. Sie produzieren hauptsächlich die Interleukine IL-3, IL-4, IL-5, IL-10 und IL-13, wovon vor allem IL-4 und IL-13 als entscheidende Cytokine im Verlauf allergischer Erkrankungen angesehen werden (Defrance et al., 1994; Finkelman et al., 1990; Punnonen et al., 1993; Punnonen und de Vries, 1994). Sie scheinen unter anderem den Wechsel der Antikörperklasse, „Immunglobulin-Switch“ von Antikörpern, wie z. B. IgM oder IgG, welche im Wesentlichen der Aktivierung des Komplementsystems dienen, nach IgE (siehe unten) auszulösen. T_H2-Helferzellen unterstützen daher insbesondere die allergische Soforttyp-Reaktion (→ 1.1.2) durch die Synthese von IL-4 (IgE-Synthese und selektive Migration von Eosinophilen), IL-5 (Überlebensfaktor der Eosinophilen) und durch Suppression der T_H1-Zellen mittels IL-10 und IL-13.

T_H1-Zellen wirken wiederum über die Freisetzung von INFγ aber ebenfalls auch von IL-10 auf die IL-4 induzierte IgE-Synthese hemmend (Coffman und Carty, 1986; de Vries und Yssel, 1996; Punnonen et al., 1997a; Punnonen et al., 1997b; Yssel et al., 1996).

Neben den T_H1- bzw. T_H2-Zellen scheinen bei der Regulation von Immunantworten nach neuesten Erkenntnissen ebenfalls sogenannte regulatorische T-Zellen eine wesentliche Rolle zu spielen (Coutinho et al., 2001).

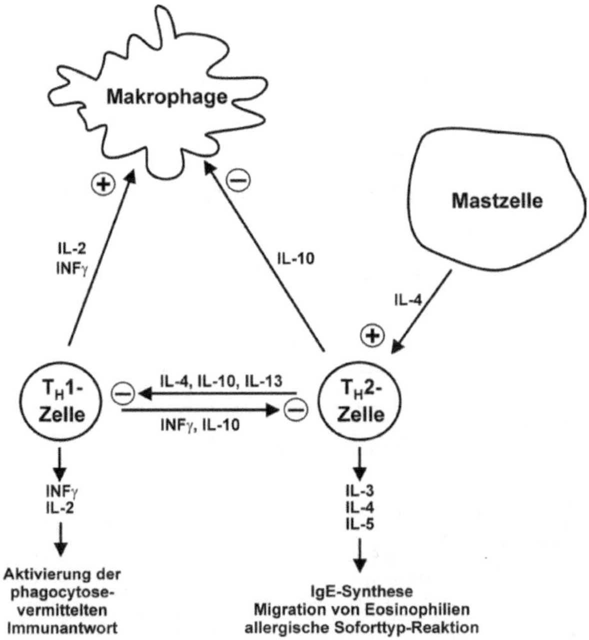

Abbildung 1-2: *Schematische Darstellung der Dichotomie der T-Zellen (T_H1- und T_H2-Zellen) mit Angabe der, nach der aktuellen Lehrmeinung, wichtigsten Cytokine, die an der Regulation der spezifischen Immunantwort beteiligt sind.*

- Das Gleichgewicht zwischen den T_H1- und den T_H2-Zellen wird als entscheidend für eine korrekte Immunabwehr angesehen. Beim Allergiker scheint die T-Zell-Population in der Regel in Richtung der T_H2-Zellen „verschoben" zu sein (Romagnani, 2000a; Romagnani, 2000b). Man spricht in diesem Fall auch von atopischer Allergie oder Atopie, die zumindest zum Teil genetisch beeinflusst ist (Coleman et al., 1997; Marsh et al., 1981; Schultz Larsen und Holm, 1985). Atopische Erkrankungen zeichnen sich in der Regel durch eine stark erhöhte IgE-Produktion und/oder Veränderungen der pharmakologischen Reaktivität aus (Ring, 1995).
- IgE hat im gesunden Organismus die Funktion der Abwehr parasitärer Infektionen. Als zentrales zelluläres Element der Parasitenabwehr wird der eosinophile Granulozyt (→ 1.1.2) angesehen (Janeway et al., 1999).

1.1.2 Klassifizierung allergischer Reaktionen – Beschreibung der Typ-I-Reaktion

Allergische Krankheiten sind keineswegs nur IgE-vermittelt wie es unter 1.1.1 beschrieben wurde. Eine Klassifizierung der krankmachenden Immunreaktionen wurde erstmals von Coombs und Gell (1963) vorgenommen und ist bis heute im Wesentlichen noch gültig. Die Reaktionstypen I-IV sind in Tabelle 1-2 zusammengefasst. Zusätzlich wurden bis heute noch die Reaktionstypen V und VI vorgeschlagen (Ring, 1995), auf die an dieser Stelle jedoch nicht näher eingegangen wird. Für die vorliegende Arbeit hat die Typ-I-Reaktion die größte Bedeutung und wird daher im Folgenden ausführlich besprochen.

Tabelle 1-2: *Klassifikation pathogener Immunreaktionen (verändert nach Coombs und Gell, 1963).*

Typ	I	II	III	IV
Pathogenese	Soforttypreaktion IgE-abhängige Überempfindlichkeit	Cytotoxische Reaktion	Immunkomplex-vermittelt	Zelluläre verzögerte, chronische Reaktion
Verlauf	Antigen (Allergen) interagiert mit IgE-beladenen Mastzellen und Basophilen; dadurch Freisetzung von Mediatorsubstanzen. Reaktion verläuft komplementunabhängig	Gegen Oberflächendeterminanten von Zellen gerichtete cytotoxische IgG-Antikörper interagieren mit der Zelloberfäche; Komplementaktivierung	Durch zirkulierende Antigen-Antikörper-Komplexe kommt es zur Aktivierung des Komlementsystems; neutrophile Entzündung	T_H1- oder T_H2-vermittelt, Aktivierung CD8-positiver, cytotoxischer T-Zellen; eosinophile Entzündung
Klinische Beispiele	• Anaphylaxie • akute allergische Rhinits • akutes allergisches Asthma • allergische Konjunktivitis • allergische Urtikaria • allergische Gastroenteritis	• manche Arzneimittelreaktionen • Transfusionsreaktionen • chronische Urtikaria	• Serumkrankheit • exogen allergische Alveolitis • Immunkomplex-Anaphylaxie • Vaskulitis • Nephritis • Arthritis	• Kontaktdermatitis • atopisches Ekzem • chronisches Asthma • chronische Rhinitis • rheumatoide Arthritis

Typ-I-Reaktion (Reaktion von Soforttyp)

Die Typ-I-Reaktion umfasst die häufigsten allergischen Reaktionen wie allergische Rhinitis, das allergische Asthma bronchiale, Urtikaria (allergisches Nesselfieber) und die Nahrungsmittel- bzw. Insektengift-Anaphylaxie, deren Symptome oftmals Sekunden oder Minuten nach Allergenkontakt auftreten. Wie unter 1.1.1 bereits einleitend besprochen, spielen hierbei allergenspezifische IgE-Antikörper die entscheidende Rolle (Ishizaka und Ishizaka, 1967).

Kommt es beim Erstkontakt mit einem Allergen zur Bildung spezifischer IgE-Antikörper, binden diese zunächst an hochaffine IgE-Rezeptoren (Fcε-Rezeptoren I) auf Mastzellen und basophilen Leukozyten, wobei sich zirkulierendes und zellgebundenes IgE im Gleichgewicht befinden (Daëron, 1997). Dieser Zustand wird als **Sensibilisierung** bezeichnet, denn erst bei einem erneuten Kontakt mit dem Allergen wird eine allergische Reaktion ausgelöst (Abb. 1-3).

- ♦ Dies ist insofern von Bedeutung, da durch die unter Abschnitt 1.2.1 vorgestellten Methoden der *in-vitro*-Diagnostik allergischer Erkrankungen lediglich zirkulierendes allergenspezifisches IgE erfasst werden kann, also lediglich eine Sensibilisierung des Patienten festgestellt wird, jedoch keine Aussage über die Aktualität der klinischen Symptomatik getroffen werden kann.

Durch den Zweitkontakt kommt es zu einer sogenannten Brückenbildung („bridging") von mindestens zwei zellgebundenen IgE-Antikörpern durch das Allergen. Dadurch wird über eine Reaktionskaskade die Degranulation der Mastzellen bzw. basophilen Leukozyten (Abb. 1-3) ausgelöst (Austen, 1979; Ishizaka et al., 1978), wobei es sowohl zu einer Freisetzung präformierter Mediatorsubstanzen (z. B. Histamin, Heparin) als auch zur Neusynthese von Mediatoren (z. B. Prostaglandine, Leukotriene) und bestimmter Interleukine (z. B. IL-4 und IL-5) kommt.

Während die Ausschüttung der Mediatorsubstanzen zu einer sofortigen Reaktion mit den typischen Symptomen (wie z. B. Nies- und Juckreiz bei der allergischen Rhinitis) führt (Sofortreaktion), kommt es im weiteren Reaktionsverlauf (Spätreaktion) häufig zu einer weiteren Erhöhung der IgE-Produktion und zu einer vermehrten Chemotaxis, Aktivierung und zu einem verlängerten Überleben der für eine allergische Reaktion typischen Entzündungszellen, den Eosinophilen (Bousquet et al., 1990a; Creticos, 1989; Kay, 1991).

- ♦ Die fehlgeleitete Funktion der eosinophilen Granulozyten macht sie zu einer weiteren entscheidenden Effektorzelle im Rahmen der allergischen Entzündungsreaktion. Der Auslöser der Reaktion (Allergen) wird dabei vermutlich „irrtümlich" als Parasit angesehen. Die Unmöglichkeit, dieses als Parasit interpretierte Allergen zu eliminieren, führt im Allgemeinen zu chronischen Entzündungsreaktionen der betroffenen Gewebe.

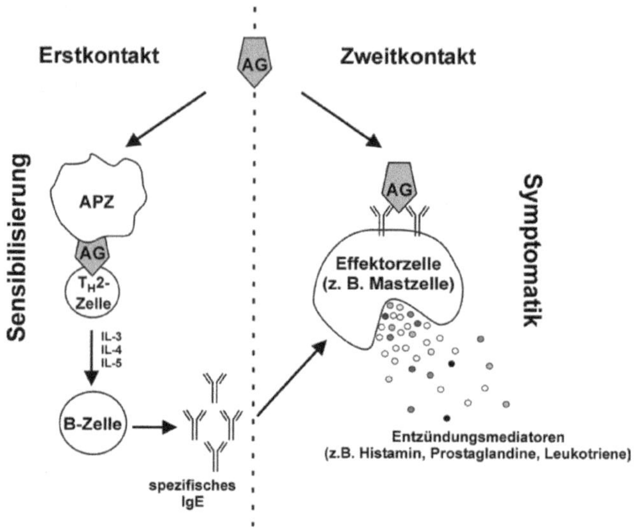

Abbildung 1-3: *Schematische Darstellung der Sensibilisierung aufgrund der Bildung antigenspezifischer IgE-Antikörper und Auslösung der allergischen Reaktion vom Soforttyp (Typ-I-Reaktion) durch Quervernetzung mastzellgebundener IgE-Antikörper durch ein Antigen (Allergen).*

1.2 Diagnostik und Therapie allergischer Erkrankungen

1.2.1 Diagnostik

Eine allergologische Diagnose basiert in der Regel auf:

- einer detaillierten und gezielten Anamnese (Krankengeschichte),
- Beurteilung der Exposition allergieauslösender Substanzen,
- der klinischen Untersuchung (Luftwege, Bindehaut, Lunge, Haut),
- dem Nachweis einer spezifischen Sensibilisierung durch:
  1. Hauttests (Prick-Test, Intrakutantest, Patch-Test) und/oder
  2. Blut- bzw. Serumuntersuchungen mittels *in-vitro*-Tests wie Radio-Allergosorbens-Test (RAST) bzw. Enzym-Allergosorbens-Test (EAST) und „coated-allergen-particle-fluorescence-enzym-immuno-assay“ (CAP-FEIA) sowie
- eventuellen Provokationstests (nasal, konjunktival, bronchial oder oral), wenn obige Methoden widersprüchliche Resultate zeigen.

Eine ausführliche Anamnese sowie die Beurteilung der Allergenexposition sind vom Arzt durch Befragung zu ermitteln, diese ist jedoch immer von den Aussagen des Patienten geprägt. Neben der klinischen Untersuchung ist daher der Nachweis einer spezifischen Sensibilisierung in der Regel notwendig. Positive Ergebnisse eines Hauttests zum Nachweis einer IgE-vermittelten Soforttypallergie oder eines *in-vitro*-Tests (z. B. der häufig eingesetzte CAP-FEIA) bedeuten aus den unter 1.1.2 angesprochenen Gründen jedoch nicht zwangsläufig, dass eine klinisch relevante Allergie vorliegt. Studien haben gezeigt, dass 10-20 % dieser Tests bei einer nichtselektionierten Patientengruppe positiv ausfallen, ohne dass eine klinische Symptomatik vorliegt (Wüthrich et al., 1995). Es gilt festzuhalten, dass die Möglichkeit falsch-negativer Testergebnisse (Haut- bzw. *in-vitro*-Test), z. B. aufgrund mangelnder Qualität der dafür verwendeten Allergenextrakte, ebenfalls gegeben ist. Auf die spezielle Problematik von Allergenextrakten wird in Kapitel 1.3 ausführlich eingegangen. Insgesamt stellt die Kombination aus Haut- bzw. *in-vitro*-Tests und einer plausiblen Anamnese mit entsprechender Symptomatik die Basis für die zuverlässige Diagnose einer Allergie dar.

1.2.2 Die spezifische Immuntherapie (SIT)

Bis heute stellt die spezifische Immuntherapie (SIT), die auch Hyposensibilisierung oder Allergieimpfung genannt wird, neben der Allergenkarenz die einzige Möglichkeit dar, IgE-vermittelte allergische Krankheiten kausal zu behandeln. Sie geht auf die von Noon (1911) eingeführte Hyposensibilisierung zurück.

- Per Definition versteht man unter der SIT eine Therapie, in deren Rahmen Patienten mit einer durch IgE-Antikörper vermittelten Erkrankung Allergenextrakte (→ 1.3) in zunächst allmählich ansteigender Dosis (Aufbauphase), dann gleichbleibender Dosis (Erhaltungsphase) appliziert bekommen. Dies hat zum Ziel, dass eine klinische Toleranz gegen die im Extrakt enthaltenen Allergene erreicht wird.

Die über einen durchschnittlichen Behandlungszeitraum von 3 Jahren dauernde SIT ist bei allergischer Rhinitis/Konjunktivitis und allergischem Asthma bronchiale für einige klinisch relevante Allergene (u. a. aus Birken-, Gräser-, Beifußpollen, Hausstaubmilben und Tierepithelien) erwiesenermaßen wirksam (Bousquet et al., 1990b; Malling, 1994; Malling und Weeke 1993). Besonders gute Ergebnisse wurden bei der Behandlung der Insektengiftallergie erzielt, wodurch eine Linderung der Beschwerden bei 80-90 % der behandelten Patienten beobachtet wurde (Müller und Mosbech, 1993).

Die erfolgreiche Behandlung von Schimmelpilzallergien mittels SIT ist aktuell nur unzureichend belegt. Für die SIT mit Allergenextrakten aus den gut charakterisierten Pilzspezies *Cladosporium herbarum* und *Alternaria alternata* sind Plazebo-kontrollierte-doppelt-blinde Immuntherapiestudien zur Überprüfung der therapeutischen Wirksamkeit durchgeführt worden (Malling et al., 1986; Dreborg et al., 1986). Diese lieferten jedoch widersprüchliche Ergebnisse, so dass die klinische Wirksamkeit mit den verwendeten Extrakten nicht eindeutig nachgewiesen werden konnte. Lediglich eine Studie von Horst et al. (1990) kam zu dem eindeutigen Ergebnis, dass eine Gruppe von Patienten, die ausschließlich gegen *A. alternata* sensibilisiert waren, von einer SIT mit einem *A. alternata*-Extrakt, im Vergleich zur Plazebogruppe, profitiert haben. Demgegenüber wurde gezeigt, dass die Immuntherapie mit Pilzextrakten durch eine Reihe von unerwünschten Nebenwirkungen geprägt sein kann. So mussten z. B. Kaad und Ostergard (1982) in ihrer Studie 19 % der Kinder, die sie einer Immuntherapie mit Pilzextrakten unterzogen hatten, vorzeitig von der Hyposensibilisierung ausschließen, da diese Patienten verschiedene Nebeneffekte einer Typ-III-Reaktion zeigten.

Immunologische Wirkmechanismen der SIT

Bis heute ist die genaue Wirkungsweise der SIT nicht vollständig bekannt. Studien zu Beginn der 80er und 90er Jahre zielten noch auf blockierende Antikörper (IgG) zur Eliminierung der Allergene als mögliche Ansatzpunkte für die SIT (Golden et al., 1982; Van der Zee und Aalberse, 1991), wohingegen neuere Studien von immunmodulatorischen Effekten auf der Basis veränderter T-Zell-Antworten ausgehen (Jutel et al., 1995; Secrist et al., 1993; Varney et al., 1993). Nach neueren Erkenntnissen scheint die SIT dabei vor allem die Funktion der T_H2-Zellen durch vermehrte Ausschüttung immuninhibitorischer Cytokine wie z. B. IL-10 aus regulatorischen T-Typ-1- (Tr1)-Zellen zu hemmen (Bellinghausen et al., 1997). Es wird vermutet, dass parallel eine gegenregulatorische T_H1-Immunantwort induziert wird: IL-12 aus antigenpräsentierenden Zellen stimuliert die INFγ-Produktion der T_H1-Zellen und hemmt dadurch die (lokale) IgE-Bildung und die Differenzierung von T_H2-Zellen (Akdis und Blaser, 2000a). Zusätzlich wird die Beteiligung von eosinophilen und basophilen Granulozyten an der allergischen Entzündung gebremst (Bousquet et al., 1991; Durham und Till, 1998; Hedlin et al., 1990; Pierkes et al., 1999; van Neerven et al., 1996; Wilson et al., 2001a; Wilson et al., 2001b).

Für den Erfolg der SIT ist die applizierte Allergendosis maßgeblich. So haben z. B. Carballido et al. (1992) festgestellt, dass bei der Gabe niedriger Antigen/Allergenmengen vorwiegend die Produktion von IL-4 (stimuliert die IgE-Synthese) gefördert wird, wohingegen bei 10 bis 50fach höheren Dosen die INFγ-Produktion bei gleichzeitiger Reduzierung der IL-4-Synthese angeregt wird. Weiterhin spielt die Affinität zu den immunogenen Epitopen eine wichtige Rolle. Allergiker scheinen aufgrund höherer Affinität zu einem Allergen sehr viel mehr Antigen/MHC-II Komplexe auf den antigenpräsentierenden Zellen auszubilden als Nichtallergiker (Carballido et al., 1997). Die

Affinität der Epitop-Bindung bei der APZ/Epitop/T-Zell-Interaktion hat ebenfalls einen wesentlichen Einfluss auf die Cytokin-Regulation (Blaser, 1996; Blaser et al., 2000; Blaser et al., 1998; Faith et al., 1999).

- Für den Erfolg der SIT ist eine ausreichende Menge der applizierten Allergene/Antigene sowie deren Affinität an MHC-II Moleküle bzw. zu den T-Zell-Rezeptoren von entscheidender Bedeutung. Daher ist die Qualität und Zusammensetzung der verwendeten Allergenextrakte/ Allergenextraktmischung (→ 1.3) für die Wirksamkeit maßgeblich.
- Das vorgestellte Therapieprinzip birgt jedoch Risiken: Allergene können, insbesondere wenn sie fehlerhaft appliziert werden (vorwiegend in zu hohen Dosen während der Aufbauphase), zu schweren systemischen Reaktionen bis hin zum anaphylaktischen Schock führen. Neben speziell ausgebildeten Ärzten spielt abermals das Wissen um die genaue Zusammensetzung und Qualität der eingesetzten Allergenextrakte/Allergenextraktmischungen (→ 1.3) für einen erfolgreichen und nebenwirkungsfreien Therapieverlauf eine entscheidende Rolle.

Unter 1.1.1 wurde beschrieben, dass sich die B-Zell- und T-Zell-Epitope für ein Allergen/Antigen jeweils unterscheiden. Da die B-Zell-Spezifität für die Bildung antigenspezifischer IgE-Antikörper verantwortlich ist, wird versucht Allergene für die SIT so zu verändern, dass sie eine verminderte B-Zell-Aktivität aufweisen (Reduzierung der Allergenität), gleichzeitig jedoch ihre T-Zell-stimulatorischen Eigenschaften beibehalten (gleichbleibende Antigenität). Aus diesem Grund werden für die SIT Allergene häufig chemisch modifiziert und als sogenannte Allergoide (vgl. 1.3.1) eingesetzt, um eine verbesserte Wirksamkeit bei gleichzeitiger Verringerung von unerwünschten Nebenwirkungen zu erreichen. Durch den Einsatz rekombinanter Allergene (hypoallergene Varianten, vgl. Kapitel 1.4) verspricht man sich in Zukunft weitere Verbesserungen der SIT.

1.3 Allergenextrakte

1.3.1 Definition von Allergenextrakten

Die im Rahmen der Allergie-Diagnostik und der SIT eingesetzten sogenannten Allergenextrakte stellen einen zentralen Interessensschwerpunkt der vorliegenden Arbeit dar. Allergenextrakte sind im Allgemeinen wässrige Auszüge, die z. T. aus einer erheblichen Anzahl von Einzelkomponenten bestehen können. Sie beinhalten neben wasserlöslichen Proteinen und Glykoproteinen vor allem Polysaccharide und, bei pflanzlicher Herkunft, weiterhin Polyphenole. In Deutschland zur SIT zugelassene Allergenextrakte sind generell an ein sogenanntes Adjuvans, wie z. B. Aluminiumhydroxid, Kalziumphosphat oder Tyrosin adsorbiert (May und Haustein, 2001). Eine Ausnahme bilden lediglich Bienen- und Wespengift, die als wässrige Lösungen zum Einsatz kommen. Durch die Verwendung von Adjuvanzien werden zwei Ziele verfolgt. Zum einen soll eine Depotwirkung erreicht und dadurch aufgrund einer verlangsamten Freisetzung des Allergens die Wahrscheinlichkeit möglicher Nebenwirkungen (z. B. anaphylaktische Reaktionen) reduziert werden. Zum anderen sollen die immunmodulatorischen Effekte der Therapie verbessert werden. Die Adsorption an ein nichtlösliches Adjuvans kann Konformationsänderungen der Proteinstruktur und die Maskierung von Epitopen der Allergene bewirken, wodurch man sich erhofft, die B-Zell- bzw. IgE-Reaktivität zu vermindern, die T-Zell-Aktivität jedoch aufrecht zu erhalten (Wheeler und Drachenberg, 1997). Ca. 40 % der adsorbierten Allergenextrakte sind zusätzlich chemisch modifiziert (May, 2000). Chemische Modifikationen durch Einsatz von z. B. Glutaraldehyd oder Formaldehyd dienen ebenfalls dem Ziel einer verminderten IgE-Reaktivität bei gleichbleibender T-Zell-Aktivität (Wheeler und Drachenberg, 1997). Für diagnostische Anwendungen werden nicht adsorbierte Allergenextrakte in der Regel weiter verarbeitet zu Prick-Test-, Intrakutantest- und Provokationstestlösungen (*in-vivo*-Tests) und für die *in-vitro*-Diagnostik an eine Festphase gekoppelt (CAP-FEIA, RAST, EAST).

Nach der Richtlinie 89/342/EEC werden zwei Kategorien von Allergenextrakten (auch Allergenprodukte) unterschieden:

1. Industriell hergestellte Allergenextrakte aus einzelnen Rohmaterialien oder definierte Mischungen von Extrakten verschiedener Ausgangsmaterialien. Diese Produkte werden als sogenannte **Fertigarzneimittel** in den Verkehr gebracht und dienen entweder dem Zweck der *in-vivo*-Diagnostik (z. B. Hautteste) oder der Behandlung von allergischen Erkrankungen durch die SIT;
2. Allergenextrakte, die entweder als Einzelanfertigung aus allergenem Material aus der persönlichen Umgebung eines Patienten hergestellt werden (Marktanteil nach eigener Schätzung unter 5 %) oder Mischungen vorgefertigter Allergenextrakte (Bulks), die aufgrund einer individuellen Rezeptur eines Arztes für einen bestimmten Patienten zusammengestellt werden (nach May und Haustein (2001) 60-80 % aller Präparate für die SIT). Diese Allergenprodukte werden als sogenannte **Individualrezepturen** oder „named patient preparations" bezeichnet. Im Rahmen der Allergiediagnostik spielen sie keine Rolle (May, 2000).

Die Anforderungen an Allergenextrakte als Fertigarzneimittel (→ 1.3.2) werden in Europa zusätzlich zu der oben erwähnten Richtlinie unter anderem noch durch das Deutsche Arzneimittelgesetz (AMG), die Monografie „Allergenzubereitungen" der Europäischen Pharmakopöe (Ph. Eur.) und der „Note for Guidance on Allergen Products (III/9271/90-EN)", reguliert. In Deutschland sind die Anforderungen an Allergenextrakte als Fertigarzneimittel in erster Linie durch das AMG reguliert. Diese Allergenprodukte unterliegen damit der Zulassung und Chargenprüfung durch das Paul-Ehrlich-Institut (PEI).

- Die oben vorgestellten Richtlinien, Gesetze bzw. Monografien gelten ausschließlich für Fertigarzneimittel (Einzelextrakte bzw. einige wenige Mischungen kreuzreagierender Allergene, siehe unten) aber nicht für Individualrezepturen (vor allem Allergenextraktmischungen nicht kreuzreagierender Allergene), da diese jeweils für einen einzelnen Patienten hergestellt werden und dadurch eine Standardisierbarkeit per se nicht gegeben ist. Letzt genannte Allergenprodukte unterliegen daher nicht der Zulassung und Chargenprüfung durch das PEI, sondern lediglich der Kontrolle durch die zuständigen Landesbehörden bei der Erteilung der Herstellungserlaubnis (May und Haustein, 2001). Aus dieser Begebenheit leiten sich die in Kapitel 1.6 beschriebenen Fragestellungen zur Qualität, Stabilität und Standardisierung von Allergenextraktmischungen als einem zentralen Themenschwerpunkt dieser Arbeit ab.

1.3.2 Anforderungen an Allergenextrakte als Fertigarzneimittel

Die Anforderungen an Allergenextrakte und insbesondere die Kriterien für die Regulierung der Herstellung bzw. der Standardisierung sind weltweit sehr uneinheitlich und bis heute Gegenstand kontroverser Diskussionen. So existiert z. B. in den USA und Europa keine allgemein gültige Methode zur Bestimmung der sogenannten „biologischen Aktivität", d. h. der Potenz eines Allergenextraktes zur Auslösung von Typ-I-Reaktionen (im Folgenden Allergenität oder Potenz). Allergenextrakte werden in Europa aktuell auf der Basis von Hautreaktionen nach den als „Nordic Guidelines" (Nordic Council on Medicines, 1989) bezeichneten Richtlinien standardisiert, wofür in der Regel von einem Hersteller für den jeweiligen Extrakt zunächst sogenannte In-Haus-Referenz-Präparate (IHRP) produziert und mit ca. 20 Allergikern im Hauttest (Pricktest) getestet werden. Dabei wird die Größe der entstandenen Quaddeln mit einer Positivkontrolle (Histaminlösung) verglichen und die Potenz des Extraktes bezogen auf die Positivkontrolle in „biological units" (BU) angegeben. Diese Referenzextrakte dienen dann der internen Standardisierung der einzelnen Chargen mit Hilfe von *in-vitro*-Methoden wie z. B. RAST-Inhibition und Immunblot in Kombination mit entsprechenden Allergiker-Poolseren. Auf diese Weise ist zwar eine Chargengleichheit einzelner Allergenextrakte eines bestimmten Herstellers gewährleistet, eine Vergleichbarkeit von Extrakten verschiedener Hersteller jedoch nicht gegeben.

- Für eine bestimmte Allergenquelle wie z. B. Birkenpollen sind sogenannte Hauptallergene (Sensibilisierungsrate bei Birkenpollenallergikern > 50 %) und Nebenallergene (Sensibilisierungsrate < 50 %) bekannt. Für die Standardisierung eines Allergenextraktes sollten daher die Hersteller ihr Augenmerk vor allem auf den Hauptallergengehalt richten. Zwischen Produkten verschiedener Hersteller fällt dieser jedoch aufgrund der unterschiedlichen Extraktions- bzw. Standardisierungsmethoden auf der Basis von IHRP sehr unterschiedlich aus.

Qualität und Stabilität von Allergenextrakten

Wie oben beschrieben, hängt die Qualität eines Allergenextraktes in erster Linie von der Zusammensetzung und dem Gehalt einzelner Allergene (Hauptallergene/Nebenallergene) sowie der damit verbundenen Allergenität ab. Hierbei spielen die Qualität des verwendeten Rohmaterials und vor allem die Extraktionsmethode die entscheidende Rolle. Selbst relativ geringe Unterschiede im Extraktionsverfahren können signifikante Unterschiede der extrahierten Einzelkomponenten nach sich ziehen. Daher sind die Allergenextrakte per se sowohl qualitativ als auch quantitativ von Hersteller zu Hersteller unterschiedlich. Zusätzlich ist die Stabilität ein wesentliches Qualitätskriterium, da die Extrakte in der Regel über einen längeren Zeitraum gelagert werden müssen. Die Art des Allergens, das verwendete Rohmaterial, das verwendete Verdünnungsmittel aber vor allem der Gehalt an proteolytisch aktiven Enzymen (Proteasen) haben Einfluss auf die Lagerungsstabilität. Hohe Proteaseaktivität findet sich vor allem in Extrakten aus Milben, Schaben und Schimmelpilzen, wohingegen sie in Extrakten aus z. B. Pollen, Tierepithelien und Nahrungsmitteln keine entscheidende Rolle spielt (Esch, 1991; Hansen et al., 1994; Ino et al., 1989; Kordash et al., 1993; Nelson et al., 1996; Robinson et al., 1990; Rosenbaum et al., 1996; Soldatova et al., 2000; Wongtim et al., 1993). Da Allergene in der Regel Proteine sind, können durch Proteasen wichtige Teile der Allergenstruktur zerstört werden, was zu einer reduzierten Wirksamkeit führen kann. Zur Verbesserung der Lagerungsfähigkeit wurde bis heute für etliche Substanzen wie Glycerol, Phenol, humanes Serum-Albumin (HSA) oder Isoleucin gezeigt, dass sie einen stabilisierenden Effekt auf Proteine in Allergenextrakten haben können (Ayuso et al., 1984; Morell et al., 1999; Niemeijer et al., 1996; Norman und Marsh, 1978; Rudeschko et al., 1995; Soldatova et al., 2000; Van Hoeyveld und Stevens, 1985; Varjonen et al., 1996; Vijay et al., 1987; Weber, 1989). Diese werden von den Herstellern in der Regel einzeln oder in Kombination den Allergenextrakten zugesetzt.

Problematik von Allergenextrakten aus Schimmelpilzen

In der Literatur finden sich generell nur wenig Angaben zur industriellen Herstellung von Allergenextrakten. Im Allgemeinen wird zunächst das Ausgangsmaterial in einer wässrigen Pufferlösung extrahiert und anschließend durch Filtrieren und Zentrifugieren von unlöslichem Material befreit. Anschließend wird meist eine Dialyse durchgeführt wodurch niedermolekulare Substanzen entfernt werden. Nach der Dialyse werden die Extrakte abermals filtriert und lyophilisiert. Dadurch werden fertige Zwischenprodukte erhalten, die als Basis für verschiedene diagnostische und therapeutische Endprodukte dienen. Durch Zugabe protektiver Substanzen (siehe oben) und eventueller chemischer Modifikation bzw. Adsorption an ein Adjuvans werden die endgültigen Allergenprodukte erhalten. Die Herstellung von Allergenextrakten aus Pilzen verläuft im Allgemeinen analog zur Herstellung anderer Extrakte (Hoek, 1999). Die Extraktionsmethoden sind daher nicht zwangsläufig für die Proteinextraktion aus Pilzen geeignet. In der Regel werden als Ausgangsmaterial Sporen und Myzel gemeinsam verwendet, da sich gezeigt hat, dass beide Partikelformen Allergenträger sein können (Kauffman et al., 1984). Abweichend ist lediglich die Notwendigkeit der Entfernung von Mykotoxinen (z. B. Aflatoxine aus *Aspergillus ssp.*) aus den Extrakten, wie sie z. B. auch von der in dieser Arbeit verwendeten Art *Fusarium culmorum* (siehe unten) produziert werden (Abeywickrama und Bean, 1992; Baldwin et al., 1985; Blight und Grove, 1974; Langseth et al., 2001; Scott et al., 1987). In aller Regel werden Mykotoxine durch Dialyse aus den Extrakten entfernt (Bush, 1993), was jedoch zu einem Verlust niedermolekularer Proteine führt und weiterhin eine Reduzierung des Gesamtproteingehaltes zur Folge hat. Ein Verlust oder zumindest eine Reduktion wichtiger allergener Komponenten kann daher nicht ausgeschlossen werden.

Für die Standardisierung von Allergenextrakten aus Pilzen ergeben sich weitere Probleme. Zum einen stellt die bereits erwähnte hohe proteolytische Aktivität vieler Extrakte aus Pilzen ein großes Hindernis für die Standardisierung dar. Bei vielen Pilzextrakten sind überaus hohe Protease-aktivitäten beobachtet worden, z. B. für Arten aus den Gattungen *Alternaria, Cladosporium, Fusarium, Aspergillus, Mucor, Helmithosporium* oder *Penicillium* (Esch, 1991; Ipsen et al., 1993; Wongtim et al., 1993). Versuche einen standardisierten Allergenextrakt aus der Spezies *Alternaria alternata* herzustellen (Aden et al., 1999; Helm et al., 1988) scheiterten aufgrund dieser Protease-aktivität. Für Substanzen wie z. B. Glycerol, das nachweislich einen stabilisierenden Effekt auf z. B. Pollenextrakte hat (siehe oben), wurde gezeigt, dass es zumindest die proteolytische Aktivität eines Allergenextraktes aus dem Pilz *Helminthosporium interseminatum* nicht unterdrücken kann (Kordash et al., 1993). Das Zusetzen von Cocktails verschiedener Proteaseinhibitoren führt zwar zu befriedigenden Stabilitäten, doch aufgrund ihrer Toxizität sind sie in Allergenpräparaten klinisch nicht einsetzbar (Esch, 1991).

Zum anderen weisen Allergenextrakte einer Spezies oftmals große Unterschiede in der Allergen-zusammensetzung aufgrund hoher genetischer Variabilität auf. Von vielen klinisch relevanten Pilzen existieren eine Reihe verschiedener Stämme, deren Extrakte verschiedene Proteinzusammensetzungen aufweisen können, selbst wenn sie auf identischen Nährböden aufgezogen werden. Dies wurde z. B. für 10 Stämme des Pilzes *Aspergillus fumigatus* durch Wallenbeck et al. (1984) gezeigt. Weiterhin können unterschiedliche Wachstumsbedingungen (Nährmedium, Temperatur, Luftfeuchte etc.) bei der Kultivierung eines Stammes zu Veränderungen in der Proteinzusammensetzung führen (Bush und Yunginger, 1987). Breitenbach und Simon-Nobbe (2002) haben gezeigt, dass neben der verwendeten Nährlösung ebenfalls die Kultivierungsdauer einen erheblichen Einfluss auf die Protein- bzw. Allergenkomposition in einem Extrakt der Spezies *Cladosporium herbarum* hatte. Sie konnten zeigen, dass innerhalb der ersten fünf Tage der Kultivierung der Allergengehalt am höchsten war und bereits nach sieben Tagen nahezu keine Allergene mehr im Extrakt nachweisbar waren. Die Auswirkungen unterschiedlicher Wachstumsbedingungen, Stämme sowie verschiedener Extraktionsmethoden haben z. B. Yunginger et al. (1976) für 12 verschiedene *Alternaria alternata*-Extrakte nachgewiesen. Sie haben durch Endpunkt-Hauttest-Titrationen, RAST-Inhibition und direkte RAST-Untersuchungen festgestellt, dass sich die Extrakte trotz vergleichbarer Proteinkonzentrationen teilweise um das 300fache in ihrer Allergenität unterschieden haben.

1.3.3 Problematik von Allergenextraktmischungen für die SIT

In der allergologischen Praxis ist es gebräuchlich, Allergenextrakte verschiedener Spezies in Extraktmischungen einzusetzen, die als Individualrezepturen für die SIT hergestellt werden. Solche individuell hergestellten Allergenextraktmischungen sind, wie unter 1.3.1 erwähnt, nicht standardisierfähig und unterliegen somit keinen festgeschriebenen Qualitätsanforderungen. Es gibt bis heute weder Stabilitätskriterien für Mischungen im Hinblick auf deren Wirksamkeit, noch sind Testverfahren festgelegt, mit denen die biologische Aktivität im Hinblick auf die Therapie gemessen werden könnte. Die Problematik liegt hierbei weniger im Bereich der Herstellung der dafür verwendeten Einzelextrakte, sondern vielmehr in der Zusammenstellung der einzelnen Extrakte zu individuellen Mischungen. Hierbei kann es durch Fehlzusammenstellungen im ungünstigsten Fall zu einem Totalverlust der therapeutisch wirksamen Bestandteile kommen. Besonders problematisch sind hierbei Mischungen nicht kreuzreagierender Allergene (May und Haustein, 2001).

- An dieser Stelle soll zunächst der Begriff Kreuzreaktivität im Zusammenhang mit Allergenen erläutert werden: Zwei verschiedene Antigene (einer oder verschiedener Spezies) tragen identische oder ähnliche Determinanten, die von demselben Antikörper erkannt werden. In der Praxis kann das bedeuten, dass ein Allergiker zusätzlich Reaktionen auf ein Allergen entwickelt, mit dem er noch nie in Kontakt gekommen ist, wenn dieses mit dem Allergen kreuzreagiert, gegen das der Allergiker bereits sensibilisiert ist.

Verwandte Allergene, die miteinander kreuzreagieren, wie z. B. Allergene der Bet v 1-Familie (Vieths et al., 2002), verfügen über gemeinsame Epitope, so dass derartige Mischungen gegenüber eines der Einzelallergene kaum Vorteile für die Therapie brächten (May und Haustein, 2001). In der allergologischen Praxis kommen daher überwiegend Mischungen aus nicht kreuzreagierenden Allergenen zum Einsatz, die jedoch aufgrund der folgenden Punkte eine Reihe von Problemen nach sich ziehen können.

- Durch Mischung nicht kreuzreagierender Allergene treten Verdünnungseffekte auf, die zu einer suboptimalen Dosis einzelner Allergene führen können,
- Bei der Therapie mit einer Mischung aus z. B. Gräserpollen- und Milbenextrakt muss mit Beginn des natürlichen Gräserpollenfluges eine Dosisreduktion erfolgen. Dadurch wird der Anteil an Milbenallergenen pro Injektion während dieser Zeit stark reduziert (suboptimale Dosis),
- Kommt es bei Anwendung einer Allergenextraktmischung zu systemischen Reaktionen, ist nicht ohne weiteres zu ermitteln, welche Allergengruppe der Auslöser war,
- Durch die Mischung von Extrakten aus Pilzen, Milben oder Schaben werden aufgrund proteolytischer Aktivitäten dieser Extrakte Allergene aus anderen Allergengruppen (Pollen, Epithelien, Nahrungsmittel etc.) in Mitleidenschaft gezogen und möglicherweise unwirksam.

Die therapeutische Anwendung von Mischungen nicht kreuzreagierender Allergene ist vor allem aufgrund des zuletzt genannten Grundes, nämlich ihrer potenziell mangelnden Stabilität, fragwürdig. Ein häufig beschriebenes Beispiel hierfür sind Mischungen aus Pollen- und Schimmelpilzextrakten. Durch RAST-Inhibitionen und Hauttests wurde z. B. gezeigt, dass die Mischung eines Extraktes aus Pollen des Deutschen Weidelgrases (*Lolium perenne*) mit einem Extrakt eines Pilzes der Gattung *Helminthosporium* eine signifikante Reduzierung der Potenz des Graspollenextraktes zur Folge hatte (Kordash et al., 1993). Durch ELISA-Inhibitionen haben Nelson et al. (1996) gezeigt, dass Kombinationen verschiedener Pollenextrakte mit *Alternaria ssp.*- oder *Cladosporium ssp.*-Extrakten während anschließender Lagerung bei 4°C für drei Monate zu einem Verlust der Potenz der Pollenextrakte führte. Demgegenüber hatte ein Extrakt einer *Penicillium* Spezies keinen Effekt auf die Allergenität der Pollenextrakte. Ein Extrakt aus Traubenkrautpollen (*Ambrosia artemisiifolia*) erwies sich dagegen in dieser Studie in Mischungen mit Spezies der Gattungen *Alternaria*, *Cladosporium* und *Penicillium* als stabil.

1.4 Rekombinante Allergene

Die Fortschritte der Molekularbiologie in den letzten Jahrzehnten haben unter anderem zur genetischen Identifizierung, molekularen Klonierung und immunologischen Charakterisierung vieler wichtiger Allergene aus Pollen, Nahrungsmitteln, Tierepithelien, Pilzen etc. geführt. Im Internet findet sich unter der Addresse http://www.allergen.org/List.htm die offizielle Allergenliste des Allergen-Nomenklatur-Subkomitees der „International Union of Immunological Societies" (IUIS) und „World Health Organization" (WHO).

Durch Sequenzierung der kodierenden DNA-Sequenzen, welche durch Methoden wie z. B. dem „Screening" von cDNA-Expressionsbibliotheken mit humanen IgE-Antikörpern isoliert wurden, wurde es möglich, die abgeleiteten Aminosäuresequenzen von Allergenen zu bestimmen. Durch Vergleiche mit den in Datenbanken vorhandenen Sequenzen bereits bekannter Proteine konnten bestehende Homologien aufgedeckt und Hinweise auf die mögliche biologische Funktion vieler Allergene sowie deren Struktur erhalten werden.

- Die Identifizierung und Charakterisierung von Allergenen auf proteinchemischer bzw. molekularer Ebene machte es erforderlich, eine einheitliche Benennung einzuführen. Das WHO/IUIS-Allergen-Nomenklatur-Subkomitee ist bemüht, dieser Forderung nachzukommen. Demnach werden alle Allergennamen aus der taxonomischen Bezeichnung des Herkunftsorganismus abgeleitet und bestehen aus den ersten drei Buchstaben des Gattungsnamen, dem ersten Buchstaben des Artnamens und einer arabischen Ziffer, jeweils getrennt durch ein Leerzeichen (Beispiel: Bet v 1 beschreibt das Hauptallergen aus der Birke *Betula verrucosa*). Die Ziffern werden meist in der Reihenfolge der Identifizierung vergeben, jedoch werden oftmals auch gleiche Ziffern für homologe Allergene verwandter Arten verwendet. Den natürlichen Proteinen wird zusätzlich ein n (z. B. nBet v 1), den rekombinanten ein r (rBet v 1) vorangestellt.

1.4.1 Rekombinante Allergene in Diagnostik und Therapie

Durch die biotechnologische Herstellung von rekombinanten Allergenen erschließen sich vielerlei Möglichkeiten, die zum einen aufgrund struktureller Aufklärung zum besseren Verständnis der Mechanismen allergischer Reaktionen beitragen können. Zum anderen werden mit rekombinanten Allergenen Hoffungen auf eine verbesserte Diagnostik und Therapie allergischer Erkrankungen verknüpft. Dabei gibt es offensichtliche Vorteile gegenüber der Verwendung von Allergenextrakten:

- theoretisch ist die Gewinnung eines Allergens in jeder benötigten Menge möglich,
- durch die Etablierung von geeigneten Herstellungsverfahren können rekombinante Allergene reproduzierbar und in hoher Reinheit gewonnen werden, was eine wesentliche Voraussetzung für *in-vitro-* und *in-vivo-*Anwendung für diagnostische oder therapeutische Zwecke ist,
- die Verwendung von reproduzierbar hergestellten rekombinanten Allergenen ermöglicht eine bessere Standardisierung von diagnostischen Methoden, da die bisher eingesetzten Allergenextrakte aus natürlichem Material hergestellt werden und damit zwangsläufig Schwankungen unterliegen,
- durch die Reproduzierbarkeit ist gleichzeitig die Chargengleichheit gewährleistet,
- rekombinante Allergene sind als Einzelproteine potenziell stabiler als Allergene in Extrakten (vgl. Problematik bei Allergenextrakten aus Schimmelpilzen, 1.3.2),
- durch die Verwendung von Einzelallergenen ist im Zuge der Diagnostik ein wesentlich genaueres Sensibilisierungsprofil für einen einzelnen Allergiker erstellbar,
- das bedeutet gleichzeitig, dass im Rahmen einer SIT sehr spezifische Allergencocktails für den jeweiligen Patienten zusammengestellt werden können, was eine Neusensibilisierung gegen Proteine, wie sie bei der Verwendung von Extrakten vorkommen kann, unterbinden würde,
- der therapeutische Einsatz von rekombinanten Allergenen bietet den Vorteil, dass die eingesetzten Allergendosen besser definiert sind. Daraus ergibt sich eine verbesserte Sicherheit und Wirksamkeit der Präparate,
- es sind relativ leicht hypoallergene Allergenvarianten (siehe unten) herzustellen.

1.4.2 Mögliche Problematik für die Diagnostik

Rekombinante Allergene werden heute bereits in der *in-vitro-*Diagnostik von Allergien eingesetzt (z. B. rPhl p 1, rPhl p 2, rPhl p 5, rBet v 1 und rBet v 2 im CAP-FEIA von Pharmacia). Ein entscheidendes Kriterium für die diagnostische Anwendbarkeit rekombinanter Allergene ist, dass sie hinsichtlich der IgE-Reaktivität mit ihren natürlichen Vorlagen übereinstimmen müssen. Die Herstellung in prokaryotischen Expressionssystemen (z. B. *E. coli*) ist daher in der Regel nur für solche Proteine geeignet, die keine Disulfid-Brückenbindungen für die korrekte Ausbildung ihrer Konformation benötigen, da diese in Bakterien nur im Periplasma ausgebildet werden, was jedoch aufgrund der üblicherweise verwendeten Expressionssyteme nicht der Fall ist. Bei der Herstellung in Bakterien ergibt sich weiterhin die Schwierigkeit, dass keine posttranslationalen Modifikationen (hauptsächlich Glykosylierungen), wie sie bei der Synthese in eukaryontischen Zellen auftreten, stattfinden. Bei Verwendung eukaryontischer Expressionssysteme wie z. B. Hefe (*Picha pastoris*) werden die rekombinanten Allergene zwar glykosyliert, aber die Kohlenhydratkomponenten sind nicht zwangsläufig mit den orginalen Glykanbestandteilen identisch. Das Vorhandensein der originären Zuckerreste ist jedoch für die Diagnose insofern von Bedeutung, da man festgestellt hat, dass bestimmte Kohlenhydratstrukturen IgE-Antikörper binden können.

- In diesem Zusammenhang muss auf die Existenz der sogenannten kreuzreaktiven Kohlenhydratepitope („cross-reactive carbohydrate determinats", CCDs) hingewiesen werden: N-gebundene Glykane auf Proteinen (Glykoproteine) werden seit mehreren Jahren als IgE-bindende Komponenten aus Pflanzen und Invertebraten beschrieben (Aalberse et al., 1981). Für diese im gesamten Pflanzenreich vorkommenden Strukturen wurde gezeigt, dass sie zu ausgedehnten Kreuzreaktionen zwischen Pollen- und Nahrungsmittelallergenen (z. B. aus Erdnuss, Sellerie, Tomate und Karotte) führen können (Ballmer-Weber et al., 2001; Fötisch et al., 1999; Lüttkopf et al., 2000; Petersen et al., 1996). Dabei ist die klinische Relevanz dieser Strukturen, also die Frage ob der Kontakt mit CCDs tatsächlich zur Auslösung allergischer Symptome führt, bis heute unklar und Bestandteil kontroverser Diskussionen (Aalberse, 1998; Ballmer-Weber et al., 2001; Lüttkopf et al., 2000; van Ree und Aalberse, 1999). Strukturanalysen von IgE-bindenden Kohlenhydratresten von Glykoproteinen aus Pflanzen und Invertebraten zeigten, dass auf diesen Resten vor allem α-1,3-gebundene Fucose und β-1,2-gebundene Xylose überwiegen (Strukturbeispiel → Abb. 1-4) und somit als wesentliche IgE-Bindungspartner angesehen werden (Wilson und Altmann, 1998; Wilson et al., 1998).

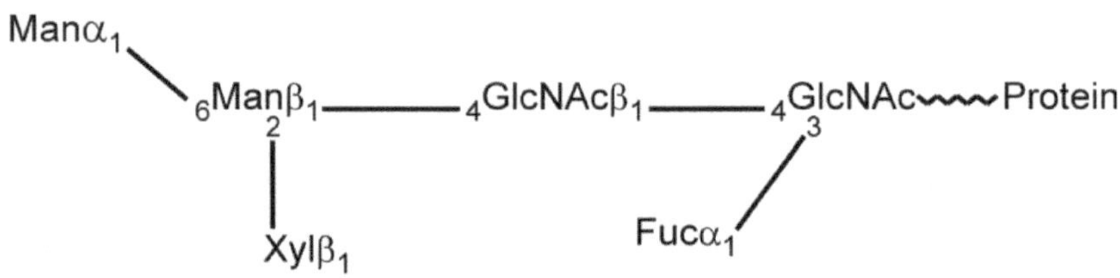

Abbildung 1-4: Beispiel für eine IgE-bindende Kohlenhydratstruktur: *Das N-Glykan des Glykoproteins Bromelain (nach Wilson et al., 1998).*

1.4.3 Einsatz hypoallergener Allergenvarianten in der SIT

Der herausragende Fortschritt, den man sich durch die Verwendung von rekombinanten Allergenen für die therapeutische Anwendung erhofft, besteht in der Möglichkeit, durch gentechnische Modifikationen hypoallergene Allergenvarianten herzustellen. Im Vergleich zur chemischen Modifikation, wie sie unter 1.3.1 beschrieben wurde, können hierbei die Moleküle gezielt modifiziert werden (Akdis und Blaser, 2000b). Für wichtige Allergene wurde gezeigt, dass die mit

IgE-Antikörpern reagierenden Epitope (B-Zell-Epitope) oft von der Konformation der nativen Moleküle abhängig sind, während die T-Zell-Epitope lediglich durch die Sequenz der Aminosäuren (Sequenzepitope) von relativ kurzen Peptiden (etwa 8 Aminosäuren) determiniert werden (Janeway et al., 1999). Daher besteht theoretisch die Möglichkeit, durch die Herstellung von Konformationsvarianten bei gleichbleibender Aminosäuresequenz, eine verminderte IgE-Reaktivität zu erreichen. Eine weitere Möglichkeit zur Erzeugung hypoallergener Allergene besteht darin, durch gezielte Mutationen die konformations- oder sequenzabhängigen IgE-Epitope zu zerstören und dabei die wichtigsten linearen T-Zell-Epitope zu erhalten. Dies setzt jedoch die genaue Kenntnis der T- und B-Zell-Epitope der Allergene voraus und erfordert ebenso die nachträgliche Überprüfung der erhaltenen T-Zell-Reaktivität und den Nachweis der reduzierten IgE-Bindung. Solche hypoallergenen Varianten wurden bisher erfolgreich vom Birkenpollenhauptallergen Bet v 1 hergestellt (Kraft et al., 1999; Vrtala et al., 2000). Vom Hauptallergen Phl p 5b aus Wiesenlieschgraspollen (*Phleum pratense*) wurde durch Deletion von Molekülabschnitten eine hypoallergene Form mit stark reduzierter IgE-Bindung und erhaltener T-Zellreaktivität erzeugt (Schramm et al., 1999).

1.5 Bedeutung der Pilz-Allergie

1.5.1 Pilz-Systematik

Pilze können prinzipiell in zwei Gruppen unterteilt werden: Hefen und filamentöse (hyphenbildende) Pilze. Während Hefen dadurch gekennzeichnet sind, dass sie vorwiegend als Einzeller vorkommen, bilden Hyphenpilze in der Regel einen vielzelligen Vegetationskörper (Myzel) aus filamentösen Zellen (Hyphen) aus. Es gilt festzuhalten, dass Hefen unter bestimmten Bedingungen jedoch ebenfalls als sogenannte Pseudohyphen oder Hyphen wachsen und typische Hyphenpilze auch als Einzeller auftreten können (Osiewacz, 2002).

Pilze kommen innerhalb eines breiten Temperaturbereichs (-5°C bis > 50°C) und in nahezu allen Regionen der Erde vor. Die einzelnen Arten besiedeln oftmals sehr spezifische Lebensräume, denen in der Regel gemeinsam ist, dass es sich um feuchte bis nasse Standorte handelt. Bis auf die seltenen xerophilen (trockenheitliebenden) Arten, sind alle Pilze auf eine hohe Luftfeuchte (> 70 %) und eine Sättigung des Substrates mit Wasser angewiesen (Burge et al., 1982). Die vegetative Einheit hat ihren Lebensraum vorzugsweise im Boden. Die Verbreitungsorgane (Diasporen) werden durch die Luft oder mit Hilfe von Wasser verbreitet. Die Lebenszyklen der Pilze werden, in Abhängigkeit vom produzierten Sporentyp, in perfekte (sexuelle oder telemorphe) und imperfekte (asexuelle oder anamorphe) unterteilt (Horner et al., 1995).

Während der letzten Jahrzehnte hat sich die Auffassung über die phylogenetische Stellung der Pilze im System der Organismen wiederholt geändert. Heute wird das sogenannte Five-Kingdom-System als allgemein gültig angesehen. Demnach stellen die Pilze ein eigenes Organismenreich dar (Ainsworth, 1993).

Das Organismenreich der echten Pilze (Eumycota) wird nach der neuesten Lehrmeinung (Sitte et al., 2002) in die folgenden Klassen unterteilt:

- *Chytridiomycetes* (niedere Pilze)
- *Zygomycetes* (Jochpilze)
- *Ascomycetes* (Schlauchpilze)
- *Basidiomycetes* (Ständerpilze)
- *Deuteromycetes* (früher *Fungi imperfecti*)

Die Pilzsystematik ist bis heute sehr uneinheitlich und die Zuordnung einzelner Arten bzw. Gattungen zu den Klassen gestaltet sich oftmals schwierig. So kann es vorkommen, dass eine Art durch mehrere Namen beschrieben wird oder dass Pilze, die taxonomisch einer Gattung zugeschrieben werden, phylogenetisch nicht verwandt sind. In der Klasse der *Deuteromycetes* sind alle Arten zusammengefasst, für die kein Sexualzyklus bekannt ist.

In der Allergologie ist meist von Allergien gegen Schimmelpilze die Rede. Damit ist jedoch keine taxonomisch eindeutig abgrenzbare Pilzgruppe gemeint. Obwohl es sich bei dem Begriff „Schimmelpilz“ nicht um einen taxonomischen Begriff handelt, ist er im allgemeinen Sprachgebrauch verankert und wird daher im Rahmen dieser Arbeit ebenfalls benutzt. Die folgenden allgemeinen Kriterien können für eine Charakterisierung der „Schimmelpilze“ herangezogen werden:

- Saprophytische Lebensweise (Energiegewinnung aus totem organischen Material),
- Vegetationskörper besteht nur aus mikroskopisch sichtbarem fädigen Myzel,
- Vermehrung und Verbreitung durch Konidiosporen,
- Sporen werden in großer Menge produziert und durch die Luft verbreitet,
- Schnelles vegetatives Wachstum (Entwicklung von der keimenden Spore zum sporolierenden Myzel verläuft in Abhängigkeit von der Temperatur innerhalb weniger Tage),
- Bildung einer großen Zahl von Sekundär-Metaboliten, infolge eines flexiblen Stoffwechsels, die ausgeschieden oder mit den Sporen in die Umwelt entlassen werden.

Die große Mehrheit der allergologisch relevanten Pilze lassen sich taxonomisch der Klasse der *Deuteromycetes* zuordnen. Weiterhin finden sich Vertreter aus den Klassen der *Basidiomycetes*, *Ascomycetes* und *Zygomycetes*.

1.5.2 Ökologie der Schimmelpilze im Hinblick auf Allergien

Pilzsporen und luftgetragene Myzelfragmente kommen etwa 1000-mal häufiger in der Luft vor als Pollen (Bush und Yunginger, 1987). Die unterschiedlichen Umweltansprüche der verschiedenen Pilzarten bedingen jedoch starke saisonale sowie geographische Unterschiede in der Sporenkonzentration, die aber im Gegensatz zur Pollenkonzentration sehr variabel ist und daher nur schwer voraus gesagt werden kann (Beaumont et al., 1985). In den gemäßigten Klimazonen, wie Mitteleuropa, ist die bedeutenste Gattung *Cladosporium*, da enorm hohe Sporenkonzentrationen erreicht werden, wobei jedoch gezeigt wurde, dass die Häufigkeit von Sensibilisierungen gegen *Cladosporium* nicht mit der hohen Sporenkonzentration korreliert (Bush und Yunginger, 1987). Weitere wichtige Gattungen sind: *Alternaria, Aspergillus, Epicoccum, Fusarium* und *Penicillium*. Die Angaben über allergologisch relevante Pilzgattungen sind in der Literatur uneinheitlich und schwanken zwischen etwa 100 (Burge et al., 1982; Gravesen, 1979; Latgé und Paris, 1991) und einigen 100 (Kersten und Hoek, 1980). Für 30 Gattungen wurden bereits Allergene nachgewiesen (Latgé und Paris, 1991).

Aufgrund der Verbreitung durch die Luft sind Pilzsporen/Myzelstücke ubiquitär. Dabei stellen sie komplexe Biopartikel dar, die eine Vielzahl von biochemischen Komponenten enthalten, von denen einzelne für den Menschen toxisch sein können (Mykotoxine, siehe oben) und andere als Antigene bzw. Allergene wirken, die Überempfindlichkeitsreaktionen auslösen können. Mehrere Studien konnten zeigen, dass eine signifikante Korrelation zwischen erhöhten Sporenkonzentrationen in der Außenluft und gehäuftem Auftreten von Asthmanfällen bei Asthmatikern besteht (Delfino et al., 1996; Delfino et al., 1997; Neukirch et al., 1999; O'Hollaren et al., 1991; Targonski et al., 1995). Gleiches gilt ebenfalls für die Innenraumluft, für die ebenfalls ein deutlicher Anstieg von respiratorischen Beschwerden bei steigender Sporenbelastung festgestellt wurde (Verhoeff und Burge, 1997).

Eine weitere häufige Reaktion gegen Pilzantigene ist die sogenannte allergische bronchopulmonale Aspergillose (ABPA): *Aspergillus fumigatus* wächst dabei, zumindest teilweise, in kleinen Höhlungen der Lungen- oder Nasenschleimhaut und löst dort eine Mischform aus Typ-I- und Typ-III-Überempfindlichkeit aus. ABPA-ähnliche Reaktionsverläufe werden inzwischen auch für Überempfindlichkeiten gegenüber anderen Pilzen vermutet (Horner et al., 1995).

1.5.3 Diagnose der Schimmelpilzallergie

Bei Verdacht einer Schimmelpilzallergie wird in der Regel eine etwaige Sensibilisierung mit verschiedenen *in-vitro-* (CAP, EAST) oder *in-vivo*-Tests (Prick-, Inhalationstest) untersucht, wobei jedoch immer Pilzextrakte aus *in-vitro*-Kulturen und nicht Pilzmaterial aus der Umwelt eingesetzt werden. Das Auftreten und die Relevanz von Allergenen in der Umwelt, die denen in Extrakten entsprechen, ist jedoch nicht geklärt.

Die Diagnose einer Pilzallergie wird erschwert durch:

- kein klares Verteilungsmuster einzelner Arten während eines Jahres,
- Schwierigkeiten bei der taxonomischen Bestimmung,
- große Zahl verschiedener Arten in der Umwelt,
- nur wenige Spezies sind als Allergenextrakte verfügbar,
- schlechte Qualität der Allergenextrakte (→ 1.3.2).

Die Literaturangaben zur weltweiten Prävalenz von Sensibilisierungen gegen Pilzallergene gehen aufgrund der vorgestellten Problematik weit auseinander und bewegen sich in Abhängigkeit von der untersuchten Allergikerpopulation, dem verwendeten Testsystem und Allergenextrakt sowie der getesteten Spezies zwischen 3 und 85 % (Beaumont et al., 1985; Gergen et al., 1987; Kersten und Hoek, 1980; Sneller et al., 1979).

1.5.4 Allergologische Bedeutung der Gattung *Fusarium*

Die Gattung *Fusarium* ist eine der heterogensten und am schwierigsten zu klassifizierenden Pilzgattungen (Guadet et al., 1989), deren Vertreter als Saprophyten oder Parasiten ubiquitär oder beschränkt auf spezielle Habitate vorkommen (Booth, 1984). Vielen *Fusarium*-Arten kommt aufgrund ihrer Relevanz als Kontaminationsquelle für Mykotoxine in der Nahrungsmittelindustrie und als Pflanzenpathogene in der Landwirtschaft eine große Bedeutung zu. Bis heute existiert für Varietäten der pathogenen Arten noch die gebräuchliche „*formae specialis*" (*f. sp.*)-Einteilung (z. B. 100 *formae specialis* der Spezies *F. oxysporum*). Hierunter sind Varietäten zu verstehen, die morphologisch nicht zu unterscheiden sind, sich jedoch aufgrund verschiedener physiologischer Eigenschaften auf nur eine oder einige wenige Wirtspflanzen beschränken (z. B. *Fusarium oxysporum f. sp. cyclaminis*: Nur an der Gattung *Cyclamen* pathogen). Da die Bestimmung der Hauptfruchtformen der *Fusarium*-Arten extrem schwierig ist, fußt die taxonomische Klassifizierung in der Regel auf ebenfalls schwierigen morphologischen Untersuchungen. Aus diesem Grund variiert die Zahl der definierten Arten von neun (Snyder und Hansen, 1945) über 44 (Booth, 1971) und 65 (Wollenweber und Reinking, 1935) bis zu über 70 (Gerlach und Nierenberg, 1982). Aktuell werden unter der Gattung *Fusarium* im „Taxonomy Browser" der „United States National Library of Medicine" (http://www.ncbi.nlm.nih.gov:80/Taxonomy) 65 Arten und 140 Varietäten aufgeführt. Die Unsicherheit in der *Fusarium*-Klassifizierung wird weiter verkompliziert aufgrund einer doppelten Nomenklatur. Einer für die asexuellen (anamorphen) Stadien und einer weiteren für die sexuellen (telemorphen) Stadien. So existiert für eine Spezies z. B. eine Bezeichnung für die asexuelle Form *F. moniliforme* und eine Bezeichnung für die sexuelle Form, nämlich *Gibberella fujikuroi*. Die telemorphen *Fusarium*-Stadien werden in den Gattungen *Nectria*, *Gibberella* und *Calonectria* in der Klasse der *Ascomycetes* zusammengefasst.

Neben dem allgemeinen Hinweis von Lehrer et al. (1983), dass der Gattung *Fusarium* eine wichtige Rolle bei der Auslösung von Inhalationsallergien zukommt, finden sich in der Literatur nur wenige Hinweise auf eine eventuelle allergologische Relevanz dieser Gattung. Für die Spezies *Fusarium culmorum* gab es bereits 1980 Hinweise, dass es sich dabei eventuell um eine Art mit allergologischer Relevanz handeln könnte. Kersten und Hoek (1980) hatten festgestellt, dass bei 290 untersuchten Asthmatikern die Sensibilisierung gegen *F. culmorum* mit 50 % sehr häufig war. Sie folgerten daraus, dass in der klinischen Diagnostik bei Verdacht auf eine Sensibilisierung gegen Schimmelpilze mindestens folgende Spezies in der Reihenfolge ihrer Relevanz, nämlich *Alternaria alternata*, *Aureobasidium pullulans*, *Penicillium notatum*, *Fusarium culmorum*, *Aspergillus fumigatus* und *Cladosporium herbarum* getestet werden müssen. Kosinski et al. (1989) fanden in ihrer Studie an Patienten mit Bronchialasthma anhand von Hauttesten heraus, dass die Prävalenz von Sensibilisierungen gegen *F. culmorum* neben *Aureobasidium pullulans* und *Aspergillus fumigatus* am höchsten war.

Weiterhin ist ein 65 kDa Glykoprotein aus *F. solani* als Hauptallergen dieser Spezies beschrieben worden (Verma und Gangal, 1994; Verma et al., 1998). O´Neil et al. (1986) haben durch Hautteste und RAST gezeigt, dass etwa 24 % der untersuchten Probanden gegen *F. solani* sensibilisiert waren. Weiterhin haben sie Kreuzreaktivitäten zwischen den Spezies *F. solani*, *F. equiseti* und *F. moniliforme* beschrieben (O'Neil et al., 1987). Dieser Befund wurde durch die Untersuchung von Verma and Gangal (1994) untermauert, die für 14 von 18 Allergenen der Spezies *F. solani* kreuzreaktive Epitope entweder mit *F. equiseti* oder *F. moniliforme* durch Immunblot-Inhibitionen beschrieben haben.

1.5.5 „Quorn“ – *Fusarium venenatum* als Nahrungsmittel

“Quorn” ist der Handelsnahme für ein Nahrungsmittel, das seit 1985 für den menschlichen Verzehr von der Firma Marlow Foods Ltd. in Großbritannien produziert wird (Tee et al., 1993). Als Basis für dieses, vornehmlich als Fleischersatz entwickelte Produkt, dient ein durch kontinuierliche Fermentation des Pilzes *Fusarium venenatum* auf einem Glukosesubstrat gewonnenes sogenanntes Mykoprotein (O'Donnell et al., 1998). Bis heute werden verschiedene Quornprodukte in Form von “Burgern”, “Würstchen” und weiteren Fertigprodukten in Großbritannien und vielen weiteren europäischen Ländern sowie den USA verkauft. Seit der Einführung auf dem Nahrungsmittelmarkt gab es vereinzelte Beschwerden von Verbrauchern, die Magenschmerzen, Übelkeit und Erbrechen etwa 1-4 Stunden nach dem Verzehr eines Quorn-Produktes hatten. Eine Untersuchung zur möglichen Allergenität des Mykoproteins wurde an 33 Arbeitern, die an der Herstellung des Produktes beteiligt waren, sowie 10 Konsumenten, die nach dem Verzehr eines Quorn-Produktes mit starkem Erbrechen und Durchfall in ein Krankenhaus eingeliefert wurden, durchgeführt (Tee et al., 1993). Das Ergebnis der Studie zeigte, dass lediglich bei zwei Arbeitern mykoproteinspezifische IgE-Antikörper mittels RAST nachgewiesen werden konnten. Diese Arbeiter hatten jedoch keine Symptome nach dem Verzehr des Mykoproteins. Demgegenüber zeigten nur zwei der 10 Verbraucher ein positives Hauttestergebnis, bei keinem Konsument konnten jedoch mykoproteinspezifische IgE-Antikörper im RAST nachgewiesen werden. Die Autoren schlossen daraus, dass die gastrointestinalen Symptome nicht IgE-vermittelt waren. Gleichzeitig wurden jedoch starke Kreuzreaktivitäten zwischen dem Mykoprotein und den allergologisch relevanten Schimmelpilzen *Cladosporium herbarum, Aspergillus fumigatus* und *Alternaria alternata* durch RAST und RAST-Inhibitionen mit den Patientenseren gefunden, was darauf hindeutete, dass generell die Möglichkeit für Schimmelpilzallergiker bestehen könnte, auf das Mykoprotein Quorn nach dem Verzehr starke Reaktionen zu entwickeln.

1.6 Zielsetzung der Arbeit

1.6.1 Problemstellung

- Im Rahmen der SIT kommen zum weitaus größten Teil Individualpräparationen zum Einsatz, die speziell für einen bestimmten Patienten hergestellt werden. Für diese Allergenprodukte sind bis heute, auch wegen der unzureichenden wissenschaftlichen Datenbasis, keine Qualitätskriterien festgelegt worden. Vor allem die therapeutisch häufig angewandten Mischungen von Extrakten nicht kreuzreagierender Allergenquellen können jedoch durch Fehlzusammenstellungen unwirksam oder für den Patienten aufgrund möglicher Nebenreaktionen gefährlich werden. Neben Allergenzusammensetzung und Gesamtallergenität spielt dabei vor allem die Stabilität der Extrakte eine wesentliche Rolle, da sie in der Praxis meist mehrere Monate gelagert werden müssen. Die Stabilität wird dabei im Wesentlichen durch Proteaseaktivitäten der Einzelextrakte beeinflusst. Studien zur Gesamtallergenität von Allergenextrakten haben gezeigt, dass nicht jeder Extrakt gleichermaßen von proteolytischem Verdau betroffen ist, d. h. die Allergenität einzelner Extrakte in einer Mischung mit einem proteolytisch aktiven Extrakt über einen definierten Zeitraum erhalten bleibt, wohingegen die eines zweiten Extraktes stark zurückgeht (Nelson et al., 1996). Bis heute sind jedoch keine Studien zur Stabilität spezifischer Allergene in Allergenextraktmischungen durchgeführt worden. Obwohl Birken- und Gräserpollen in Mittel- und Nordeuropa zu den wichtigsten Quellen für Inhalationsallergene zählen, lagen keine Daten über die Stabilität individueller Birkenpollen- bzw. Gräserpollenallergene in Extraktmischungen mit Schimmelpilzen vor.

- Die Resultate der Diagnostik und Therapie allergischer Erkrankungen sind untrennbar mit der Qualität der eingesetzten Allergenextrakte verknüpft. Der Forderung nach standardisierten Allergenextrakten mit bekannter Potenz und Stabilität wird bei Fertigarzneimitteln durch die Zulassung und Chargenprüfung des PEI Rechnung getragen. Ein Ausnahme bilden hierbei jedoch Allergenextrakte aus Schimmelpilzen, die als Einzelextrakte zwar teilweise zugelassen, aber vor allem aufgrund proteolytischer Aktivitäten, genetischer Variabilität, ungeeigneter Extraktionsmethoden etc. zum großen Teil nur schwer oder gar nicht standardisierbar sind. Dies hat zur Folge, dass die Diagnostik von Schimmelpilzallergien bis heute völlig unzureichend ist, was sich unter anderem in stark differierenden Angaben zur Prävalenz (3-85 % Sensibilisierung bei Allergikern) widerspiegelt. Im Rahmen der vorliegenden Arbeit sollte zunächst ein qualtitativ hochwertiger Allergenextrakt aus einem Modell-Schimmelpilz hergestellt werden, mit dem natürliche Allergene identifiziert werden können.
- Daneben sollten durch molekularbiologische Methoden Allergene aus diesem Pilz identifiziert, rekombinant hergestellt und immunologisch charakterisiert werden. Hiermit sollte durch Schaffung eines standardisierten Referenzmaterials ein Beitrag zu einer verbesserten *in-vitro*- und evtl. *in-vivo*-Diagnostik geleistet werden.

1.6.2 Arbeitskonzept

Das im Folgenden vorgestellte Arbeitskonzept ist in Abb. 1-5 in Form eines Fließdiagramms verkürzt wiedergegeben.

- Für die vorliegende Arbeit wurde für verschiedene Untersuchungen eine Pilzspezies ausgewählt, die einerseits bereits als mögliche Quelle für Inhalationsallergene beschrieben worden war und für die andererseits noch wenig allergologisch relevante Publikationen vorlagen. Für die Spezies *Fusarium culmorum* gab es bereits 1980 Hinweise, dass es sich dabei eventuell um eine Art mit allergologischer Relevanz handeln könnte (Kersten und Hoek, 1980). Bis zum Beginn der vorliegenden Arbeit waren jedoch keine Studien zur Klärung dieser Frage durchgeführt worden.

- Für die Identifizierung potenzieller Allergene aus *F. culmorum* sollte mittels geeigneter Extraktionsmethode ein Allergenextrakt hergestellt werden. Dafür wurde kommerzielle gefriergetrocknete Pilzkultur eines Lieferanten von allergenem Rohmaterial, der ebenfalls viele Allergenextrakthersteller beliefert, eingesetzt, um eine bessere Vergleichbarkeit mit dem selbst hergestellten Extrakt und kommerziellen Produkten zu gewährleisten. Der Extrakt wurde immunologisch mit Seren von Patienten mit Verdacht einer klinisch relevanten Allergie gegen Schimmelpilze auf IgE-reaktive Komponenten hin untersucht und damit gleichzeitig einen Hinweis auf die Prävalenz der Sensibilisierung gegen *F. culmorum* erbracht. Dazu wurden die Proteine des Allergenextraktes mittels SDS-PAGE getrennt und im Immunblot gebundene IgE-Antikörper aus den Patientenseren nachgewiesen. Als Detektionssystem zur Bestimmung der IgE-Bindungskapazität unter nativen Bedingungen kam der EAST mit selbst hergestellten Allergenscheiben zum Einsatz. Zum Vergleich wurden dieselben Untersuchungen mit einem kommerziell hergestellten, jedoch nicht zugelassenen, Allergenextrakt aus *F. culmorum* durchgeführt.
- Mögliche Kreuzreaktionen zwischen *F. culmorum*-Proteinen und Proteinen allergologisch relevanter Schimmelpilzspezies (*A. alternata* und *C. herbarum*) wurden durch Immunblot-Inhibitionen untersucht. Der Nachweis eventueller IgE-reaktiver Kohlenhydratstrukturen erfolgte indirekt mittels Perjodatoxidation. Die Immunogenität und Allergenität des selbst hergestellten Extraktes wurde zusätzlich mittels einem *in-vitro*-Modell der Typ-I-Reaktion (Ratten-Basophilen-Zell-Mediator-Freisetzungstest (RBL-Zell-Test)) bestimmt.
- Zur Untersuchung der Stabilität spezifischer Pollenallergene wurden kommerzielle Extrakte aus Birkenpollen und Wiesenlieschgraspollen allein oder in Mischung mit dem selbst hergestellten *F. culmorum*-Extrakt in sterilem wässrigen Puffer für 60 Tage bei 6°C im Kühlschrank gelagert. Die Lagerungszeit und -temperatur orientierte sich dabei an der gängigen Praxis im Umgang mit Therapielösungen. Die Proteinkonzentrationen der Extrakte wurden so gewählt, wie sie im Rahmen der SIT üblich sind. Vor der Stabilitätsuntersuchung wurde zunächst die proteolytische Aktivität der Extrakte untersucht. Der allgemeine Proteinabbau wurde durch SDS-PAGE untersucht, die Stabilität spezifischer Allergene in den Einzelextrakten bzw. Mischungen wurde durch Nachweis mit spezifischen Antikörpern im Immunblot untersucht. Die Auswirkungen des Allergenabbaus auf die Allergenität der Einzelextrakte bzw. Mischungen wurde mittels RBL-Zell-Test gezeigt.
- Mit Hilfe molekularbiologischer Methoden sollten im Rahmen dieser Arbeit Allergene aus *F. culmorum* identifiziert, isoliert und in *Escherichia coli* rekombinant hergestellt werden. Dazu

wurde eine cDNA-Expressionsbibliothek angelegt. Die cDNA-Bank wurde mit geeigneten Seren *F. culmorum*-sensibilisierter Patienten nach IgE-reaktiven Klonen „gescreent". IgE-positive Klone wurden isoliert, die inserierten cDNA-Fragmente sequenziert und durch die Methode der „rapid amplification of 5´-cDNA ends" (5´-RACE) vervollständigt. Durch Klonierung der proteinkodierenden Bereiche in geeignete Expressionsvektoren wurden heterologe Proteine in *E. coli* hergestellt und aus den Bakterienlysaten gereinigt. Die rekombinanten Proteine wurden dann auf ihre IgE-bindenden Eigenschaften mit den gängigen Verfahren EAST und Immunblot untersucht. Antigenität und Allergenität der potenziellen Allergene wurden mittels RBL-Zell-Test bestimmt. Der Nachweis von natürlichen Vorlagen im Allergenextrakt wurde zum Teil durch EAST-Inhibitionen bestimmt.

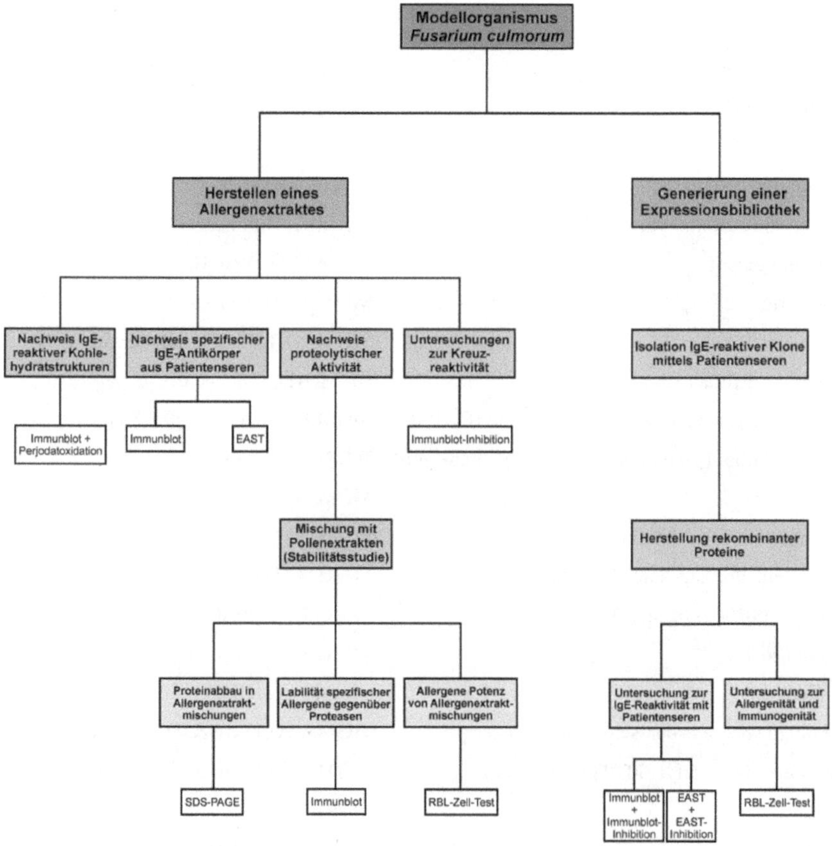

Abbildung 1-5: *Schematische Darstellung des Arbeitskonzepts.*

2 Material

2.1 Chemikalien

Es wurden ausschließlich Feinchemikalien der Reinheitsstufen „zur Analyse“ oder „für die Molekularbiologie“ verwendet. Chemikalien, welche Bestandteile der eingesetzten Kits (→ 2.3) waren, sind nicht gesondert aufgeführt.

Aceton	MERCK, Darmstadt
Agar-Agar	MERCK, Darmstadt
Agarose (ultrapure)	GIBCO-BRL, Paisley, UK
Ammoniumpersulfat (APS)	MERCK, Darmstadt
Bacto-Trypton	MERCK, Darmstadt
Bromphenolblau-Natriumsalz	SERVA, Heidelberg
Calciumchlorid	MERCK, Darmstadt
Cäsiumchlorid	MERCK, Darmstadt
Carbenicillin	ROTH, Karlsruhe
Citronensäure-Monohydrat	MERCK, Darmstadt
Chloramphenicol	SIGMA-ALDRICH, Steinheim
Chloroform	MERCK, Darmstadt
Chloroform:Isoamylalkohol (24:1)	SIGMA-ALDRICH, Steinheim
Coomassie Brilliant Blau G250	BIO-RAD, München
3-Cyclohexylamino-1-propan-sulfonsäure (CAPS)	SIGMA-ALDRICH, Steinheim
Diacetonalkohol (4-Hydroxy-4-methyl-pentan-2-on)	MERCK, Darmstadt
Diethylether	MERCK, Darmstadt
Dimethylsulfoxid (DMSO)	MERCK, Darmstadt
Ethylendinitriloessigsäure (EDTA)	MERCK, Darmstadt
Eisessig (100 % Essigsäure)	MERCK, Darmstadt
Ethanol (96 %)	MERCK, Darmstadt
Ethanolamin	SIGMA-ALDRICH, Steinheim
Gelatine (Typ A aus der Schweinehaut)	SIGMA-ALDRICH, Steinheim
p-nitrophenyl-N-acetyl β-D-Glucosaminid	SIGMA-ALDRICH, Steinheim
Glucose	MERCK, Darmstadt
L-Glutamin	SIGMA-ALDRICH, Steinheim
Glycerol	SIGMA-ALDRICH, Steinheim

Glycin	MERCK, Darmstadt
Guanidiniumthiocyanat (GTC)	SIGMA-ALDRICH, Steinheim
Hefe-Extrakt	MERCK, Darmstadt
2-[4-(2-Hydroxyethyl)-1-piperazinyl]-ethansulfonsäure (HEPES)	MERCK, Darmstadt
Imidazol	SIGMA-ALDRICH, Steinheim
Isobutanol (2-Methyl-1-propanol)	MERCK, Darmstadt
Isopropanol (2-Propanol)	MERCK, Darmstadt
Isopropyl-*β*-D-1-thiogalactopyranosid (IPTG)	SIGMA-ALDRICH, Steinheim
Kaliumchlorid	MERCK, Darmstadt
Kaliumdihydrogenphosphat	MERCK, Darmstadt
di-Kaliumhydrogenphosphat	MERCK, Darmstadt
Kupfer(II)chlorid-Dihydrat	MERCK, Darmstadt
N-Lauroylsarkosin	SIGMA-ALDRICH, Steinheim
Magnesiumchlorid	MERCK, Darmstadt
Magnesiumsulfat-Heptahydrat	MERCK, Darmstadt
Maltose-Monohydrat	MERCK, Darmstadt
Methanol	MERCK, Darmstadt
2-Mercaptoethanol	SERVA, Heidelberg
Natriumacetat	MERCK, Darmstadt
Natriumazid	MERCK, Darmstadt
Natriumborhydrat	MERCK, Darmstadt
Natriumchlorid	MERCK, Darmstadt
Natriumcitrat	SIGMA-ALDRICH, Steinheim
Natriumdodecylsulfat/sodium-dodecyl-sulfate (SDS)	SERVA, Heidelberg
Natriumhydrogencarbonat	MERCK, Darmstadt
Natriumhydrogenphosphat	MERCK, Darmstadt
di-Natriumhydrogenphosphat	MERCK, Darmstadt
Natriumhydroxid	MERCK, Darmstadt
Natriummetaperjodat	MERCK, Darmstadt
Phenol (Tris-EDTA (TE)-gesättigt)	ROTH, Karlsruhe
Rinderserumalbumin/bovine serum albumin (BSA)	SIGMA-ALDRICH, Steinheim
Tetracyclin	ROTH, Karlsruhe
N,N,N',N'-Tetramethylethylendiamin (TEMED)	BIO-RAD, München

Tricin	SIGMA-ALDRICH, Steinheim
Tris(hydroxymethyl)-aminomethan (Tris)	MERCK, Darmstadt
Triton X-100	SIGMA-ALDRICH, Steinheim
Polyoxyethylensorbitanmonolaurat (Tween-20)	SIGMA-ALDRICH, Steinheim
Zinkchlorid	MERCK, Darmstadt

2.2 Geräte

AbiPrism 377 DNA Fluorescent Sequencer	PERKIN ELMER, Weiterstadt
Ausschwingrotor: SW 41 Ti	BECKMAN, Palo-Alto, CA, USA
Biohomogenizer: M133/2280	ESGE, Mettlen, CH
Blotapparatur (Tank-Blot): Hoefer TE22	PHARMACIA-BIOTECH, Freiburg
Blotapparatur (semi-dry Blot): Pegasus Blotter	PHASE, Lübeck
Brutschrank: B6060	HERAEUS, Hanau
Mikro-Elektroelutor: Amicon Centrilutor	MILLIPORE, Eschborn
Elektrophoresekammer: Horizon 58 und 11·14	GIBCO-BRL, Paisley, UK
Feinwaage: LC6215	SARTORIUS, Göttingen
Feinwaage: Research RC210P	SARTORIUS, Göttingen
Gefriertrocknungsanlage: Alpha 1-4	CHRIST, Osterode am Harz
Geldokumentation: Concept	INTAS, Bruxelles, B
Horizontalschüttler: KS 250 basic	BIOMETRA, Göttingen
Kühlapparatur: Multi Temp III	PHARMACIA-BIOTECH, Freiburg
Leuchttisch: Lightbox 1295-013	WALLAC, Turku, FIN
Magnetrührer: IKAMAG RCT	JANKE&KUNKEL, Staufen
Mikrotiterplattenwascher: Elx405	BIO-TEK, Winooski, VT, USA
Orbitalschüttler: RM5	CAT, Zevenbergen, NL
PAGE-Kammer: Mini-PROTEAN 3	BIO-RAD, München
PAGE-Kammer: Hoefer SE600 series	PHARMACIA-BIOTECH, Freiburg
pH-Meter: pH 535 MultiCal	WTW, Weilheim
Photometer: SpectraMax340 (ELISA-Reader)	MOLECULAR-DEVICES, Ismaning
Photometer: UV-1202	SHIMADZU, Duisburg
Photometer: GeneQuant	PHARMACIA-BIOTECH, Freiburg
Präzisionsküvette: Quarzglas SUPRASIL	HELLMA, Mühlheim
Reagenzglasschüttler: Vortex VF2	JANKE&KUNKEL, Staufen

Schüttelinkubator: INNOVA 4335	NEW-BRUNSWICK, Edison, NJ, USA
Spannungsquelle: Standard Power Pack P25	BIOMETRA, Göttingen
Speed Vac Konzentrator: SVC 100	SAVANT, Holbrook, NY, USA
Sterilbank: LaminAir HB2448	HERAEUS, Hanau
Taumelschüttler: Polymax 2040	HEIDOLPH, Schwabach
Thermocycler: GENIUS	TECHNE, Princeton, NJ, USA
Thermocycler: Trio-Thermoblock	BIOMETRA, Göttingen
Thermomixer: Thermomixer comfort	EPPENDORF, Hamburg
Tischzentrifugen: 5415 C und 5408 R	EPPENDORF, Hamburg
Überkopf-Schüttler: Reax 2	HEIDOLPH, Schwabach
Ultraschallbad: Sonorex Super	BANDELIN, Berlin
Ultrazentrifuge: L8-70M	BECKMAN, Palo-Alto, CA, USA
Wasserbad: U3	JULABO, Seelbach
Zählkammer: Neubauer (0,0025 mm^2)	MARIENFELD, Lauda-Königshofen
Zentrifuge: Sorvall RC5B Plus	KENDRO, Hanau
Zentrifuge: Varifuge 3.0R	HERAEUS, Hanau

2.3 Verbrauchsmaterialien, Reagenzien und Kits

Die folgende Auflistung beschränkt sich auf Verbrauchsmaterialien und Reagenzien, die im Rahmen der vorliegenden Arbeit verwendet wurden und nicht der üblichen Laborausstattung entsprechen.

2.3.1 Proteinchemische und immunbiochemische Reagenzien und Kits

30 % Acrylamid, 0,8 % Bis-Acrylamid-Lösung	ROTH, Karlsruhe
Allergopharma Spez. IgE ELISA (RV)	ALLERGOPHARMA (Reinbek)
AP Konjugat Substrat Kit:	
Nitroblautetrazolium (NBT) und	
5-Bromo-4-Chlor-3-indolyl Phosphat (BCIP)	BIO-RAD, München
Bromcyan-aktivierte Papierscheiben	HYCOR, Kassel
Complete Protease-Inhibitoren-Cocktail	ROCHE DIAGNOSTICS, Mannheim
DryEase Gel Drying System	INVITROGEN, Karlsruhe
Glasfaser-Vorfilter	SARTORIUS, Göttingen
Fluoreszenz-Enzymimmunoassay (CAP-FEIA)	PHARMACIA-DIAGNOSTICS, Uppsala, S

Inkubationschalen: 12-channel reservoir liner	COSTAR, Bodenheim
LMW Calibration Kit for SDS Electrophoresis	PHARMACIA-BIOTECH, Freiburg
96-Loch Mikrotiterplatten, Polystyrol, unbehandelt	NUNC, Wiesbaden
Nitrozellulose (NZ)-Membran (0,45 µm)	SCHLEICHER&SCHÜLL, Dassel
Nitrozellulose Hybond-C extra, Ø 82 mm	PHARMACIA-BIOTECH, Freiburg
Papierfilter: Rundfilter 595	SCHLEICHER&SCHÜLL, Dassel
PepTag Protease Assay	PROMEGA, Madison, WI, USA
Poly-Prep Chromatography Columns	BIO-RAD, München
Polyvinylidendifluorid (PVDF)-Membran (0,2 µm)	BIO-RAD, München
Ponceau S Konzentrat	SIGMA-ALDRICH, Steinheim
Prestained SDS-PAGE Standard (broad range)	BIO-RAD, München
Protease Faktor Xa	NEB, Frankfurt/Main
QIAexpress Protein Purification System	QIAGEN, Hilden
Roti-Nanoquant Protein Assay Reagenz	ROTH, Karlsruhe
SilverQuest Silver Staining Kit	INVITROGEN, Karlsruhe
Zellulose-Acetat-Filter (5 µm)	SARTORIUS, Göttingen

2.3.2 Molekularbiologische Reagenzien, Enzyme, Bakterien und Kits

Alkalische Phosphatase, Calf Intestinal (CIP)	NEB, Frankfurt/Main
*Bam*HI-Restriktionsendonuklease	NEB, Frankfurt/Main
BigDye Terminator v2.0 Cycle Sequencing Kit	APPLIED-BIOSYSTEMS, Weiterstadt
DyeEx Spin Kit	QIAGEN, Hilden
*Eco*RI-Restriktionsendonuklease	NEB, Frankfurt/Main
Expressionsvektoren pET11a und pET16b	NOVAGEN, Schwalbach/Ts.
Expressionsvektor pIVEX2.4a	ROCHE DIAGNOSTICS, Mannheim
DNA-Größenstandard (100 Bp)	NEB, Frankfurt/Main
DNA-Größenstandard (1 kBp)	NEB, Frankfurt/Main
First-Strand cDNA Synthesis Kit	PHARMACIA-BIOTECH, Freiburg
GeneRacer Kit	INVITROGEN, Karlsruhe
λSCREEN-1 Cloning Kit	NOVAGEN, Schwalbach/Ts.
*Nco*I-Restriktionsendonuklease	STRATAGENE, La Jolla, CA, USA
*Nde*I-Restriktionsendonuklease	NEB, Frankfurt/Main
Oligotex Direct mRNA Midi Kit	QIAGEN, Hilden

OrientExpress Oligo(dT) cDNA Synthesis Kit	NOVAGEN, Schwalbach/Ts.
Perfect RNA Marker, 0.2-10 Nt	NOVAGEN, Schwalbach/Ts.
Pfu DNA-Polymerase	STRATAGENE, La Jolla, CA, USA
QIAEX II Gel Extraction Kit	QIAGEN, Hilden
QIAprep Spin Miniprep Kit	QIAGEN, Hilden
QIAquick PCR Purification Kit	QIAGEN, Hilden
RNaseAWAY-Lösung	ROTH, Karlsruhe
RNase-freie Pipettenspitzen (2, 10, 100, 1000 µl)	EPPENDORF, Hamburg
RNeasy Plant Mini Kit	QIAGEN, Hilden
SOC-Medium ultra-pure	GIBCO-BRL, Paisley, UK
Taq-DNA-Polymerase	PHARMACIA-BIOTECH, Freiburg
T4 DNA-Ligase	NEB, Frankfurt/Main
TOPO TA Cloning Kit (Version P)	INVITROGEN, Karlsruhe
Ultrapure dNTP Set	PHARMACIA-BIOTECH, Freiburg
Ultrazentrifugenröhrchen: Ultra-Clear	BECKMAN, Palo Alto, CA, USA

2.4 Verwendete *Escherichia coli*-Stämme

2.4.1 Expressionszellen

BL21(DE3) Competent Cells (Novagen, Schwalbach/Ts.)

F^- *ompT* *hsdS*$_B$(r_B^- m_B^-) *gal dcm* (DE3)

BL21(DE3)pLysE (Novagen, Schwalbach/Ts.)

F^- *ompT* *hsdS*$_B$(r_B^- m_B^-) *gal dcm* (DE3)pLysE(cam^R)

2.4.2 Zellen für Plasmidpräparationen und Amplifikation der cDNA-Bank

Novablue Competent Cells (Novagen, Schwalbach/Ts.)

endA1 hsdR17(r_{K12}^- m_{K12}^+) *supE44 thi-1 recA1 gyrA96 relA1 lac*F '[*proA*$^+$*B*$^+$ *lacI*^{q}*Z M15*::Tn*10* (Tc^R)]

TOP10 Competent Cells (Invitrogen, Karlsruhe)

F^- *mcr*A Δ(*mrr-hsd*RMS-*mcr*BC) Φ80*lac*ZΔM15 Δ*lac*X74 *rec*A1 *deo*R *ara*D139 Δ(*ara-leu*)7697 *gal*U *gal*K *rps*L (str^R) *end*A1 *nup*G

ER1674 (Novagen, Schwalbach/Ts.)

F^- *fhuA2* Δ(*lacZ*)*r1* *supE44* *rec D1014* *trp31* *mcrA1272::*Tn*10*(tet^R) *his*-1 *rpsL104*(str^R) *xyl7* *mtl2* *metB1* Δ(*mcrC-mrr*)*102*::Tn*10*(tet^R) *hsdS* (r_{K12}^- m_{K12}^+)

LE392 (Novagen, Schwalbach/Ts.)

F^- *hsdR514*(r_{K12}^- m_{K12}^+) *supE44* *supF58* *lacY1* *galK2* *galT22* *metB1* *trpR55*

2.5 Lösungen und Puffer

Soweit nicht anders angegeben wurden alle Lösungen in $Aqua_{bidest}$ angesetzt.

Acetatpuffer (Allergenscheiben)	0,1 M Natriumacetat, pH 4,0
Ampicillin-Stammlösung (1000fach)	100 mg/ml Ampicillin in 96 % Ethanol
APS-Stammlösung	20 mg/ml Ammoniumpersulfat
Blockierungslösung (cDNA-Bank)	1 % (w/v) Gelatine in Waschpuffer (cDNA)
Blockierungslösung (Immunblot)	0,3 % (v/v) Tween-20 in trisgepufferter Saline (TBS)
Blockierungslösung (Allergenscheiben)	0,3 % (w/v) BSA in phosphatgepufferter Saline (PBS)
Carbenicillin-Stammlösung (1000fach)	50 mg/ml Carbenicillin in 96 % Ethanol
Cäsiumchlorid-Lösung (RNA-Isolation)	5,7 M CsCl, 0,1 M EDTA, pH 7,4 in Diethylpyrocarbonat (DEPC)-H_2O; Refraktionsindex 1,400
Chloramphenicol-Stammlösung (1000fach)	34 mg/ml Chloramphenicol in 96 % Ethanol
Citronensäure-Lösung (RBL-Zell-Test)	0,4 M $C_6H_8O_7$
Coomassie-Entfärbelösung (Polyacrylamid (PAA)-Gele)	60 % (v/v) Methanol, 30 % (v/v) Eisessig
Coomassie-Entfärbelösung (PVDF-Membranen)	50 % (v/v) Methanol
Coomassie-Färbelösung (PAA-Gele)	50 % (v/v) Methanol, 0,05 % (w/v) Coomassie Brilliant Blau G250, 10 % (v/v) Eisessig
Coomassie-Färbelösung (PVDF-Membranen)	50 % (v/v) Methanol, 0,1 % (w/v) Coomassie Brilliant Blau G250
DEPC-H_2O (Medienküche PEI)	0,1 % DEPC in $Aqua_{bidest}$ über Nacht rühren; anschließend DEPC durch Autoklavieren zerstören
Deaktivierungspuffer (Allergenscheiben)	0,1 M Ethanolamin in 0,1 M $NaHCO_3$

DNA-Ladepuffer	50 % (w/v) Glycerol, 0,25 % (w/v) Bromphenolblau, 0,1 M EDTA, pH 8,0
Elektrophoresepuffer (DNA-Sequenzierung)	„2fach Agarose Loading Buffer“ (Applied Biosystems, Weiterstadt)/50 mM Tris-EDTA/Formamid im Verhältnis 1,25:1:2,75
Elutionspuffer (Affinitätschromatografie)	50 mM NaH_2PO_4, 300 mM NaCl, 250 mM Imidazol, pH 8,0
Elutionspuffer (Elektroelution)	0,05 M Tris, 0,05 M Glycin, 0,025 % (w/v) SDS, entgast durch 30 min Ultraschall
Ethidiumbromid-Stammlösung (100fach)	1 mg/ml in Tris-Acetat/EDTA (TAE)-Puffer
Faktor Xa-Inkubationspuffer (5fach)	100 mM Tris-HCl, 500 mM NaCl, 10 mM $CaCl_2$, pH 8,0
Gelatinasepuffer (Gelatinase-Zymografie)	20 mM Tris-HCl, 150 mM NaCl, 5 mM $CaCl_2$, 0,1 µM $ZnCl_2$, pH 7,6
Guanidiniumthiocyanat (GTC)-Lösung (RNA-Isolation)	5,5 M GTC, 25 mM Natriumcitrat, 17 mM N-Lauroylsarkosin in DEPC- H_2O, pH 7,0; 0,2 M 2-Mercaptoethanol (direkt vor Gebrauch zugesetzt)
Inkubationspuffer (cDNA-Bank)	0,1 % (v/v) Tween-20, 0,1 % (w/v) BSA in Waschpuffer (cDNA)
Inkubationspuffer (EAST-Inhibition)	0,3 % (w/v) BSA, 0,5 % (v/v) Tween-20 in TBS
Inkubationspuffer (Immunblot)	0,05 % (v/v) Tween-20, 0,1 % (w/v) BSA in TBS
Inkubationspuffer (PepTag-Assay)	50 mM Tris-HCl, pH 8,0
IPTG-Stammlösung (1000fach)	1 M IPTG
Kaliumphosphatpuffer (Elektroelution)	0,01 M KH_2PO_4, 0,01 M K_2HPO_4, pH 7,3
Kopplungs-/Waschpuffer (Allergenscheiben)	0,1 M $NaHCO_3$
Kupferchlorid-Entfärbelösung (Elektroelution)	0,25 M Tris, 0,25 M EDTA
Kupferchlorid-Färbelösung (Elektroelution)	0,3 M $CuCl_2$
Lysispuffer (Affinitätschromatografie)	50 mM NaH_2PO_4, 300 mM NaCl, 10 mM Imidazol, pH 8,0
Lysispuffer (RBL-Test)	5 % (v/v) Triton X-100 in Gebrauchslösung
Maltose-Lösung (cDNA-Bank)	20 % (w/v) Maltose
Magnesiumsulfat-Lösung (cDNA-Bank)	1 M $MgSO_4$

Natriumacetat (RNA-Fällung)	3 M Natriumacetat in DEPC-H_2O, pH 5,0
Natriumacetatpuffer (Perjodatoxidation)	50 mM Natriumacetatpuffer, pH 4,5; hergestellt nach Ausubel et al. (1995)
Natriumborhydridlösung (Perjodatoxidation)	50 mM $NaBH_4$ in TBS
Natriumperjodatlösung (Perjodatoxidation)	20 mM $NaIO_4$ in Natriumacetatpuffer
Phagen-Verdünnungspuffer (cDNA-Bank)	0,1 M NaCl, 0,01 M $MgSO_4$, 0,5 M Tris-HCl, pH 7,5, 0,01 % (v/v) Gelatine
PBS ohne Ca^{2+} und Mg^{2+} (Medienküche PEI)	137 mM NaCl, 2,7 mM KCl, 6,4 mM Na_2HPO_4, 1,5 mM KH_2PO_4, pH 7,4
RNA-Ladepuffer	50 % (w/v) Glycerol, 0,25 % (w/v) Bromphenolblau, 0,1 M EDTA in DEPC- H_2O, pH 8,0
Sammelgelpuffer	0,5 M Tris, 0,4 % (w/v) SDS, pH 6,8
SDS-Laufpuffer (10fach, Medienküche PEI)	250 mM Tris-HCl, 2,5 M Glycin, 1 % (w/v) SDS, pH 8,3
SDS-Probenpuffer (4fach)	160 mM Tris-HCl (pH 6,8), 4 % (w/v) SDS, 20 % (v/v) Glycerol, 0,2 % (w/v) Bromphenolblau, 1 % (v/v) 2-Mercaptoethanol (direkt vor Gebrauch zugesetzt)
Stopplösung (RBL-Test)	0,2 M Glycin, mit NaOH auf pH 10,7 eingestellt
Substratlösung (RBL-Test)	1,3 mg/ml p-nitrophenyl-N-acetyl β-D-Glucosaminid in Substratpuffer, mit Citronensäurelösung auf pH 4,5 eingestellt
Substratpuffer (RBL-Test)	0,1 M Na_2HPO_4
TAE-Puffer (Medienküche PEI)	40 mM Tris-HCl, 5 mM NaAc, 5 mM EDTA, pH 7,8
TBS (Medienküche PEI)	50 mM Tris-HCl, 150 mM NaCl, pH 7,4
TE-Puffer	10 mM Tris-HCl, 1 mM EDTA, pH 8,0
Tetracyclin-Stammlösung (1000fach)	50 mg/ml Tetracyclin in 96 % Ethanol
Top-Agarose (cDNA-Bank)	1 % (w/v) Bacto-Trypton, 0,5 % (w/v) Hefe-Extrakt, 0,5 % (w/v) NaCl, 0,6 % (w/v) Agarose
Transferpuffer (NZ-Membranen)	25 mM Tris, 190 mM Glycin, 0,01 % (w/v) SDS, 7 % (v/v) Methanol, pH 8,5
Transferpuffer (PVDF-Membranen)	10 mM CAPS, 10 % (v/v) Methanol, pH 11
Trenngelpuffer	1,5 M Tris, 0,4 % (w/v) SDS, pH 8,8

Tyrodepuffer (20fach, RBL-Test)	2,74 M NaCl, 54 mM KCl, 8 mM Na_2HPO_4, 10 mM $MgCl_2$, 28 mM $CaCl_2$, 2 % (w/v) BSA, 112 mM Glucose, 200 mM HEPES
Tyrodepuffer 1fach (RBL-Test)	5 % (v/v) Tyrode 20fach, mit NaOH auf pH 7,45 eingestellt
Waschpuffer (Affinitätschromatografie)	50 mM NaH_2PO_4, 300 mM NaCl, 20 mM Imidazol, pH 8,0
Waschpuffer (cDNA)	0,1 % (v/v) Tween-20 in TBS
Waschpuffer (Gelatinase-Zymografie)	2,5 % (v/v) Triton X-100 in Gelatinasepuffer
Waschpuffer (Immunblot)	0,05 % (v/v) Tween-20 in TBS

2.6 Kultivierungsmedien und Nährböden

2.6.1 Flüssigmedien

Zellkultur

Modifiziertes Eagle´s Medium (MEM)	Eagle´s Medium (Medienküche PEI) mit 5 % (v/v) fötales Kälberserum (FKS) + L-Glutamin
RBL-Wachstumsmedium	80 % Eagle´s Medium + 20 % „Roswell Park Memorial Institut"-Medium (RPMI) mit 6% (v/v) FKS + L-Glutamin

E. coli

LB-Medium (Medienküche PEI)	1 % (w/v) Bacto-Trypton, 0,5 % (w/v) Hefe-Extrakt, 0,5 % NaCl, pH 7,2
LB_{car}-Medium	LB-Medium + 0,001 % (v/v) Carbenicillin-Stammlösung

2.6.2 Nährböden

Die Lösungen für die Nährböden wurden autoklaviert und 25 ml/90 mm-Petrischale (LB-Agar-Platte) bzw. 50 ml/150 mm-Petrischale (H-Agar-Platte) eingesetzt. Antibiotikahaltige Nährböden wurden durch Ausstreichen von 25 µl/LB-Agar-Platte der entsprechenden Stammlösung hergestellt.

H-Agar	1 % (w/v) Bacto-Trypton, 0,8 % (w/v) NaCl, 1,5 % (w/v) Agar
LB-Agar	1 % (w/v) Bacto-Trypton, 0,5 % (w/v) Hefe-Extrakt, 0,5 % (w/v) NaCl, 1,5 % (w/v) Agar
LB_{amp}-Agar	LB-Agarplatte + 0,001 % (v/v) Ampicillin-Stammlösung
LB_{tet}-Agar	LB-Agarplatte + 0,001 % (v/v) Tetracylin-Stammlösung
LB_{cam}-Agar	LB-Agarplatte + 0,001 % (v/v) Chloramphenicol-Stammlösung
2X YT-Agar	1,6 % (w/v) Bacto-Trypton, 1 % (w/v) Hefe-Extrakt, 0,5 % (w/v) NaCl, 1,5 % (w/v) Agar

2.7 Sequenzen der eingesetzten Oligonukleotide (Primer)

Alle verwendeten Oligonukleotide, mit Ausnahme der Primer des „GeneRacer Kits“, des „First-Strand cDNA Synthesis Kits“ und des „TOPO TA Cloning Kits“, wurden von der Firma ARK Sientific (Darmstadt) synthetisiert und über HPLC gereinigt. Die Sequenzen und Eigenschaften sind in den Tabellen 2-1a/b zusammengefasst. Als „forward“ (f) sind diejenigen Oligonukleotide gekennzeichnet, die der Sequenz des Matrizenstranges entsprechen. Mit „reverse“ (r) sind die zur Sequenz des Matrizenstrangs komplementären Primer bezeichnet. Erkennungssequenzen für Restriktionsendonukleasen, welche über die Primer in die Amplifikate eingeführt wurden, sind fett gedruckt dargestellt.

2.7.1 Genspezifische Oligonukleotide

Tabelle 2-1a: *Sequenzen genspezifischer Primer für Reverse Transkription (RT)-Reaktionen, 5'-RACE, Klonierungen und Sequenzierungen (T_m = Mittelwert der durch die Formeln (2AT + 4GC) und (%GC 50 mM NaCl) ermittelten Werte für die Schmelztemperatur).*

Bezeichnung	Sequenz in 5'→ 3' Orientierung	Eigenschaften
Fusc1-GSP1 (r)	ctc gtc agc gtc aat	5'-RACE Fus c 1, RT, T_m 47°C
Fusc1-GSP2 (r)	ccg act gag gta agg acg gcc ttg a	5'-RACE Fus c 1, PCR, T_m 72°C
Fusc1-NdeI (f)	***Nde*I** aat att at**c ata tg**a agc acc tcg c	Klonierung Fus c 1, T_m 61°C
Fusc1-BamHI (r)	***Bam*HI** ata ta**g gat cc**t ttt ttt ttt ttt ttt t	Klonierung Fus c 1, T_m 56°C
Fusc2-GSP1 (r)	cag tga tac cat att	5'-RACE Fus c 2, RT, T_m 40°C
Fusc2-GSP2 (r)	gcg tcc tgg aca tgg tcc acg ttg act t	5'-RACE Fus c 2, PCR, T_m 76°C
Fusc2-NdeI (f)	***Nde*I** att at**c ata tg**g ttc acc aca tta c	Klonierung Fus c 2, T_m 60°C
Fusc2-BamHI (r)	***Bam*HI** ata ta**g gat cc**t ttt ttt ttt ttt ttt t	Klonierung Fus c 2, T_m 56°C
Fusc3-GSP1 (r)	gca gca tca gaa aca	5'-RACE Fus c 3, RT, T_m 51°C
Fusc3-GSP2 (r)	gct cgt tta tct cag ccc aag gat t	5'-RACE Fus c 3, PCR, T_m 70°C
Fusc3-NcoI (f)	***Nco*I** aat tt**c cat gg**c agg gga tca cgc tg	Klonierung Fus c 3, T_m 78°C
Fusc3-BamHI (r)	***Bam*HI** taa tt**g gat cc**t caa gtt ccc agc tgg	Klonierung Fus c 3, T_m 73°C
Fusc3-SEQ (f)	acg gaa ata tac gaa act c	Sequenzierung Fus c 3, T_m 51°C
Fusc4-GSP1 (r)	tcg cga atc tca ttg	5'-RACE Fus c 4, RT, T_m 45°C
Fusc4-GSP2 (r)	ttt ctc cca tcg cgg aaa tct cg	5'-RACE Fus c 4, PCR, T_m 65°C
Fusc4-NcoI (f)	***Nco*I** tat at**c cat gg**c gga cgc ttc atg tag cgg	Klonierung Fus c 4, T_m 79°C
Fusc4-BamHI (r)	***Bam*HI** aaa tt**g gat cc**t cac tga gca tct tgt gca ata ttt g	Klonierung Fus c 4, T_m 82°C
Fusc4-SEQ (f)	cgc gaa cta gaa ctc	Sequenzierung Fus c 4, T_m 51°C

2.7.2 Vektorspezifische und sonstige Oligonukleotide

Tabelle 2-1b. *Sequenzen vektorspezifischer Primer und Primer der verwendeten Kits (T_m = Mittelwert der durch die Formeln (2AT + 4GC) und (%GC 50 mM NaCl) ermittelten Werte für die Schmelztemperatur).*

Bezeichnung	5`→ 3` Orientierung	Eigenschaften
T7prom (f)	taa tac gac tca cta tag gg	PCR, Sequenzierung, T_m 52°C
T7term (r)	gct agt tat tgc tca gcg g	PCR, Sequenzierung, T_m 55°C
SP6 (f)	gat tta ggt gac act ata g	PCR, Sequenzierung, T_m 41°C
GeneRacer 5´-Primer (f, GeneRacer Kit)	cga ctg gag cac gag gac act ga	5´-RACE, T_m 59°C
GeneRacer 5´-Nested-Primer (f, GeneRacer Kit)	gga cac tga cat gga ctg aag gag ta	5´-RACE, T_m 61°C
NotI-(dT_{18})-Primer (r, First-Strand cDNA Synthesis Kit)	aac tgg aag aat tcg cgg ccg cag gaa t_{18}	cDNA-Synthese T_m 72°C
Oligo(dT)-Primer (r, Orient-Express cDNA-Synthese-Kit)	Sequenz nicht bekannt	cDNA-Synthese

2.8 Humanseren

Im Verlauf der vorliegenden Arbeit wurden insgesamt 52 Seren von Patienten mit Verdacht auf eine klinisch relevante Schimmelpilzallergie (positiver CAP, Hauttest oder EAST auf mindestens eine Spezies) eingesetzt. Siebenundzwanzig Seren sowie drei Kontrollseren von Nichtallergikern entstammten dem Serumbestand freiwilliger Spender des PEI. Dreizehn Seren wurden von Herrn Prof. Dr. B. Niggemann von der Kinderklinik Charité der Humboldt-Universität Berlin zur Verfügung gestellt. Weitere drei Seren stammten von Frau PD Dr. B. K. Ballmer-Weber von der Dermatologischen Klinik des UniversitätsSpitals Zürich. Vier Seren wurden von Frau Dr. M. San Miguel-Moncín vom Institut Universitari Dexeus, Barcelona bereitgestellt. Die restlichen Seren wurden von Allergopharma (Reinbek) bezogen. Die Patientencharakteristika sind in Tabelle A1 des Anhangs zusammengefasst. Für die Stabilitätsstudie (→ 4.1) wurde zusätzlich das Poolserum Zie 39/132 von Allergopharma (Reinbek) bestehend aus 12 Birkenpollenallergikerseren (Poolserum 1) sowie ein Mischserum aus drei Wiesenlieschgraspollenallergikerseren (aus Serumbestand des PEI) verwendet (Poolserum 2).

2.9 Monoklonale Antikörper, tierische Antiseren und Enzymkonjugate

2.9.1 Monoklonale Antikörper (mAK) aus der Maus, Kulturüberstände

mAK mP16: anti-Bet v 1	Dr. K. Fötisch, PEI
mAK 14D11: anti-Bet v 6	Dr. K. Fötisch, PEI
mAK mP17: anti-Api g 1	Dr. K. Fötisch, PEI
mAk Bo1: anti-Phl p 5	Dr. W.-M. Becker, Forschungszentrum Borstel (Becker et al., 1988)
mAk IG12: anti-Phl p 1	Dr. W.-M. Becker, Forschungszentrum Borstel (Petersen et al., 1995)
mAk AF6: anti-Phl p 13	Dr. W.-M. Becker, Forschungszentrum Borstel (Petersen et al., 2001)

2.9.2 Polyklonale tierische Antiseren (pAk)

pAk Kaninchen anti-rPyr c 4	DIMED, Schönwalde
Kaninchen-Normalserum	RIEDEL DE HAËN, Seelze
pAk Maus anti-*F. culmorum*-Extrakt	PD Dr. A. Hoffmann, PEI
pAk Maus anti-rFus c 1	PD Dr. A. Hoffmann, PEI
pAk Maus anti-rFus c 2	PD Dr. A. Hoffmann, PEI
pAk Maus anti-Birkenpollenextrakt	PD Dr. A. Hoffmann, PEI (Hoffmann et al., 2000)
pAk Maus anti-Lieschgraspollenextrakt	PD Dr. A. Hoffmann, PEI (Hoffmann et al., 2000)
pAk Maus anti-Erdnussextrakt	PD Dr. A. Hoffmann, PEI (Hoffmann et al., 2000)

2.9.3 Alkalische Phosphatase (AP)- und Biotin-Konjugate (Detektionsantikörper)

mAk Maus anti-Human-IgE-AP	ALLERGOPHARMA, Reinbek
mAk Maus anti-Human-IgE-AP	PHARMINGEN, Hamburg
mAK Ratte anti-Maus-IgE-AP	SOUTHERN-BIOTECH, Birmingham, USA
pAk Ziege anti-Maus-IgG-Biotin	DIANOVA, Hamburg
pAk Ziege anti-Kaninchen-IgG-Biotin	DAKO, Hamburg
Streptavidin-AP	MEDAC, Hamburg

2.10 Allergenextrakte

Allergenextrakte der Pilzspezies *Fusarium culmorum* (W.G. Smith) Saccardo (CBS 117.86), *Alternaria alternata* (Fries:Fries) von Keissler (CBS 105.24) und *Cladosporium herbarum* (Persoon:Fries) Link (CBS 177.71) wurden aus lyophilisiertem (gefriergetrockneten) Material lebender bzw. bestrahlter (Gammastrahlung) Kulturen mittels Tieftemperaturextraktion (→ 3.1.1) selbst hergestellt. Die lyophilisierten Pilzkulturen wurden von der Firma Allergon AB (Ängelholm, Schweden) bezogen. Zudem wurde von der Firma HAL-allergy (Haarlems Allergen Laboratorium BV, Haarlem, Niederlande) freundlicherweise ein wässriger *Fusarium culmorum*-Extrakt (HAL-Extrakt) für wissenschaftliche Arbeiten zur Verfügung gestellt, bei dem es sich um ein nicht zugelassenes Zwischenprodukt zum Herstellen von Hauttestlösungen handelte. Gefriergetrocknete Extrakte aus Wiesenlieschgraspollen (*Phleum pratense*) und Birkenpollen (*Betula verrucosa*) wurden von ALK (Horsholm, Dänemark) beziehungsweise MAST Diagnostica (Reinfeld) bezogen. Für die Quornstudie (→ 4.7) wurde aus getrocknetem Quorn-Mykoprotein (von Frau PD Dr. B. K. Ballmer-Weber zur Verfügung gestellt) ebenfalls mittels Tieftemperaturextraktion (→ 3.1.1) ein Allergenextrakt selbst hergestellt.

3 Methoden

3.1 Proteinchemische Methoden

3.1.1 Tieftemperaturextraktion zur Herstellung von Allergenextrakten aus Schimmelpilzen

Die Methode der Tieftemperaturextraktion wurde ursprünglich für die Extraktion labiler Allergene aus Obst und Gemüsen (Vieths, 1994a) entwickelt. Durch Vorversuche mit verschiedenen Spezies zeigte sich, dass diese Methode für die Protein-Extraktion aus Pilzen ebenfalls geeignet war. Zum einen wurden befriedigende Ausbeuten erreicht, Zum anderen konnten Proteine im Massenbereich von ca. 10–100 kDa isoliert werden, was durch SDS-Polyacrylamid-Gelelektrophorese (SDS-PAGE) bestimmt wurde (Daten nicht gezeigt).

Probenaufschluss und Protein-Fällung mittels Aceton

Vor der Durchführung mussten sämtliche Lösemittel sowie die verwendete Porzellannutsche auf –20°C vorgekühlt werden. Alle Arbeitsschritte wurden nach Möglichkeit auf Eis oder bei 4°C durchgeführt.

1 g pulverisiertes gefriergetrocknetes Pilzmaterial (*F. culmorum*, *A. alternata* oder *C. herbarum*) bzw. gemörsertes Quorn-Mykoprotein wurde mit 40 ml Diacetonalkohol versetzt und mit einem Biohomogenizer in einer vorgekühlten 250 ml Polyethylen-Weithalsflasche gründlich durchmischt. Nach Zugabe von 60 ml Aceton und weiterem Homogenisieren für 2 Minuten wurde die Mischung zum Fällen der Proteine über Nacht bei –20°C gelagert. Die Emulsion wurde dann über eine Porzellannutsche durch ein Papierfilter abgesaugt. Nach zweimaligem Waschen des Filtrates mit Aceton und zwei weiteren Waschschritten mit einem Gemisch aus Aceton und Diethylether (1:1) wurde das Präzipitat gut trocken gesaugt. Das entstandene sogenannte „Acetonpulver“ wurde bis zur Extraktion bei –20°C gelagert.

Protein-Extraktion

Zur Extraktion der wasserlöslichen Proteine wurde 1 g Acetonpulver mit 15 ml 0,1 M PBS versetzt und eine Stunde auf einem Magnetrührer gerührt. Die unlöslichen Bestandteile wurden durch Zentrifugation für 30 min bei ca. 10000 x g von der Lösung getrennt und der Überstand anschließend über ein 5 µm Zellulose-Acetat-Filter, dem ein Glasfaservorfilter auflag, filtriert. Das Filtrat wurde portionsweise (1 ml) in flüssigem Stickstoff schockgefroren und anschließend über

Nacht lyophilisiert. Die weitere Lagerung des Lyophilisates erfolgte bei –70°C. Die Rekonstitution erfolgte in $Aqua_{bidest}$.

3.1.2 Allergenextraktmischungen (Stabilitätsstudie)

Die lyophilisierten kommerziellen Pollenextrakte (→ 2.10) und der selbst hergestellte *F. culmorum*-Extrakt (→ 3.1.1) wurden in sterilem $Aqua_{bidest}$ rekonstituiert und auf eine Konzentration von 1 mg Protein/ml eingestellt. 1 mg Gesamtprotein aus Birkenpollenextrakt bzw. Wiesenlieschgraspollenextrakt wurde mit 1 mg *F. culmorum*-Gesamtprotein gemischt (Endkonzentration der Pollenproteine 500 µg/ml) und 60 Tage bei 6°C im Kühlschrank gelagert. Als Kontrolle wurden jeweils 2 mg Gesamtprotein der Einzelextrakte für 60 Tage bei 6°C gelagert. An den Tagen 1, 3, 6, 15, 30 und 60 wurden jeweils 300 µl der Proben entnommen und bei –80°C für die weiteren Analysen gelagert.

3.1.3 Expression rekombinanter Proteine in *E. coli*

Die Expression rekombinanter Proteine erfolgte in LB_{car}-Flüssigkulturen des *E. coli*-Stammes BL21(DE3) durch Induktion mit dem Lactose-Analogon IPTG. Die Vektorkarten der verwendeten Expressionsvektoren pET11a, pET16b, pIVEX2.4a und des für die Generierung der cDNA-Bank (→ 3.3.3) eingesetzten λSCREEN-1-Vektors sowie der, im Rahmen dieser Arbeit hergestellten, rekombinanten Vektoren finden sich im Anhang.

Grundlagen des Expressionssystems

Allen verwendeten Expressionsvektoren liegt das von Studier und Moffatt (1986) bzw. Tabor und Richardson (1985) für die Proteinexpression in *E. coli* entwickelte Expressionssystem zugrunde. Dabei wird durch die Verwendung des Promotors des Bakteriophagen T7 (T7 Gen *10*-Promotor), der nicht von der *E. coli*-RNA-Polymerase erkannt wird, in Verbindung mit der T7-RNA-Polymerase eine selektive Expression der klonierten cDNA sichergestellt. Dabei ist das Gen für die T7-RNA-Polymerase (T7 Gen *1*) auf dem Bakterienchromosom des für die Expression verwendeten *E. coli*-Stamms lokalisiert. Die Expression unterliegt der Kontrolle des *lac*UV5-Promotors, so dass eine basale Transkription des Gen *1* weitestgehend unterdrückt wird. Durch Induktion mit dem Lactoseanalogon IPTG wird über den *lac*-Promotor die Synthese der T7-RNA-Polymerase induziert. Die T7-RNA-Polymerase bindet ausschließlich an den starken T7-Promotor des verwendeten Expressionsvektors unter dessen Kontrolle die klonierte cDNA steht und führt zu deren vielfacher Transkription. Die Translation des Ziel-Gens wird über die T7-Ribosomen-

Bindestelle (RBS) in Verbindung mit dem Startkodon ATG, welches Bestandteil der Multi-Cloning-Sites (MCS) der verwendeten Vektoren ist, gesteuert.

Anlegen von Flüssigkulturen und Trübungsmessung zur Abschätzung der Bakteriendichte

Von einer LB_{amp}-Agar-Platte wurde eine einzelne Kolonie frisch transformierter Bakterienzellen (→ 3.3.10) mit einer Impfnadel abgenommen und damit 10 ml LB_{car}-Medium in einem 50 ml Falcon-Röhrchen angeimpft. Durch Inkubation über Nacht bei 37°C im Schüttelinkubator wurde eine Vorkultur hergestellt. Ein ml dieser Vorkultur wurde in 1 L LB_{car}-Medium überführt und bei 37°C weitere 3-5 h in einem 5 L-Erlenmeyerkolben unter Schütteln inkubiert. Die photometrische Messung der Trübung als scheinbare Extinktion bei OD_{600nm} wurde zur Abschätzung der Bakterienkonzentration im Flüssigmedium eingesetzt. Eine OD_{600nm} von 1 entspricht einer Zellzahl von etwa $8*10^8$ Zellen pro ml (Gassen und Schrimpf, 1999). Inkubiert wurden die Flüssigkulturen bis zu einer OD_{600nm} von 0,6-0,8.

Induktion der Proteinsynthese und Herstellen des Bakterienlysates

Um die basale Expressionsrate zu ermitteln wurden vor Induktion der Zellen 10 ml der Flüssigkultur abgenommen, in ein 50 ml Falcon-Röhrchen überführt und ohne Zugabe von IPTG bei 37°C weiter kultiviert. Die restliche Kultur wurde mit 1 ml 1 M IPTG-Lösung (Endkonzentration 1 mM) induziert. Die optimale Kultivierungsdauer musste für jedes Protein durch Vorversuche ermittelt werden und lag zwischen 1 und 16 h (nicht gezeigt).

Nach Beendigung der Inkubation wurde die Kultur zu je 125 ml in 250 ml Zentrifugenbecher verteilt und die Zellen durch Zentrifugation bei ca. 3000 x g vom Medium getrennt. Die Bakterienpellets einer 1 L-Kultur wurden schließlich für die Affinitätschromatografie (→ 3.1.4) in 15 ml Lysispuffer (Affinitätschromatografie) bzw. für die Elektroelution (→ 3.1.4) in 15 ml 1 M PBS resuspendiert und in ein 50 ml Falcon-Röhrchen überführt. Durch dreimaliges Schockgefrieren der Suspension in flüssigem Stickstoff wurden die Bakterienzellen lysiert. Abschließend wurden die löslichen Proteine von den unlöslichen Bestandteilen durch Zentrifugation in Glaszentrifugenröhrchen bei ca. 8000 x g für 20 min bei 4°C getrennt und der Überstand als klares Lysat bei 4°C gelagert. Die Proteinsynthese wurde durch Auftrennung des Bakterienlysates mittels SDS-PAGE (→ 3.1.6) nachgewiesen. Als Kontrolle diente das Lysat der uninduzierten Kultur. Zur Überprüfung der Löslichkeit der Proteine wurde parallel in $Aqua_{bidest}$ resuspendiertes Bakterienpellet aufgetrennt.

3.1.4 Reinigung rekombinanter Proteine aus *E. coli*-Lysaten

Metallchelat-Affinitätschromatografie an Ni-NTA-Agarose

Das rekombinante Fusionsprotein rHis-Fus c 3 wurde über „nickel-nitrilotriacetic acid" (Ni-NTA)-Agarose mit dem „QIAexpress Protein Purification System" nach Herstellerangaben gereinigt. Der N-terminale Fusionsanteil (6 Histidin-Reste) ermöglichte dabei die Reinigung des Zielproteins durch Affinitätschromatografie über die Bindung an Ni-NTA unter Bildung eines Metallchelatkomplexes. Die Elution des Zielproteins erfolgte durch kompetitive Verdrängung mit dem Histidin-Analogon Imidazol. Das Protein konnte unter nativen Bedingungen gereinigt werden, da es löslich im Cytoplasma der Bakterienzellen vorlag. Zur Bindung des Zielproteins an die Agarosematrix wurden 8 ml des unter 3.1.3 beschriebenen Zelllysates mit zwei ml 50 % Ni-NTA-Suspension für 1 h bei 4°C im Überkopf-Schüttler inkubiert und anschließend in ein Plastik-Chromatografie-Röhrchen transferiert. Durch Ablassen des Überstandes nach 20 min wurde die Agarosesäule hergestellt. Der Säulendurchlauf wurde aufgefangen und für die spätere SDS-PAGE aufbewahrt. Zum Entfernen unspezifisch gebundener Proteine folgten zwei Waschschritte mit jeweils 8 ml Waschpuffer (Affinitätschromatografie). Der Durchlauf wurde verworfen. Die Elution des Zielproteins erfolgte durch 6 Elutionsschritte mit je 250 µl Elutionspuffer (Affinitätschromatografie). Die Eluate wurden durch SDS-PAGE (→ 3.1.6) kontrolliert und dann entsprechend mehrere Eluate vereint. Nach der Bestimmung des Proteingehaltes mittels Bradford-Methode (→ 3.1.5) wurde das Eluat bei 4°C gelagert.

Elektroelution aus Polyacrylamid-Gelen mit dem Centrilutor Micro-Electroeluter-System (Millipore)

Für die Reinigung der rekombinanten Nichtfusionsproteine rFus c 1, rFus c 2 und rFus c 4 durch Elektroelution kam das „Centrilutor Micro-Electroeluter-System" von Millipore zum Einsatz (→ Abb. 3-1). Dazu wurden jeweils 3 große prärparative PAA-Gele mit 500 µl der unter 3.1.3 beschriebenen Bakterienlysate beladen und die Proteine durch SDS-PAGE (→ 3.1.6) getrennt. Anschließend wurden die Gele mit einer Kupferchlorid-Färbelösung gefärbt (→ 3.1.8). Die gewünschte Proteinbande wurde aus dem Gel mit einem Skalpell ausgeschnitten und der Gelstreifen in einzelne Stücke von ca. 1 cm Länge zerteilt. Die Gelstückchen wurden durch Inkubation in Kupferchlorid-Entfärbelösung für dreimal 15 min unter leichtem Rühren entfärbt, bis keine Blaufärbung mehr zu erkennen war. Durch Inkubation in Elutionspuffer (Elektroelution) für zweimal 5 min wurden die Gelstückchen equilibriert und jeweils drei bis vier Stück in die Probenröhrchen des Centrilutorsystems überführt. Neun Centriconröhrchen mit entsprechenden Ausschlussgrenzen (YM-3 (3 kDa) für rFus c 1 und rFus c 2; YM-10 (10 kDa) für rFus c 4) wurden in dem oberen

Pufferreservoir (→ Abb. 3-1) fixiert. Die Pufferreservoire wurden mit zuvor entgastem Elutionspuffer (Elektroelution) befüllt, wobei die Centriconröhrchen in der oberen Kammer ca. 2 cm mit Puffer bedeckt wurden. Die untere Kammer wurde bis etwa 1 cm über der Membran der Centriconröhrchen befüllt. Die mit den Gelstücken beladenen Probenröhrchen wurden unter Ausschluss von Luft in die Centriconröhrchen eingeführt. Überschüssige Luft wurde mit einer Pipette aus den Centriconröhrchen, wie in Abb. 3-1 gezeigt, abgesaugt. Zur Elution der Proteine aus dem Gel wurde für 3-4 h eine konstante Stromstärke von 25 mA bei variabler Spannung angelegt. Es war darauf zu achten, dass die Stromstärke nie unter 6 mA abfiel. Die durch Elektrolyse entstandenen Gasblasen mussten dazu etwa alle 45 min aus dem System entfernt werden, um den elektrischen Widerstand so gering wie möglich zu halten. Nach Beendigung der Elektrophorese wurde der Puffer vorsichtig aus dem oberen Reservoir entfernt und die Probenröhrchen langsam aus den Centriconröhrchen entnommen. Der verbliebene Puffer aus den Probenröhrchen sowie aus einem Centriconröhrchen wurde mit einer Pipette abgesaugt und gleichmäßig auf 8 Centriconröhrchen verteilt (2 ml pro Röhrchen). Zum Entfernen des Elutionspuffers wurden die isolierten Proteine durch Zentrifugation der Centriconröhrchen entsprechend den Herstellerangaben bei 4°C und 7500 x g gewaschen bzw. umgepuffert. Dazu wurde die Probenlösung auf etwa 300 µl pro Röhrchen eingeengt (1-2 h Zentrifugation) und mit jeweils 1700 µl 0,01 M Kaliumphosphatpuffer wieder aufgefüllt. Dieser Schritt wurde ein weiteres mal durchgeführt, wobei die Probenlösung zum Schluss auf ca. 100-200 µl pro Röhrchen reduziert wurde. Auf die Röhrchen wurden Sammelgefäße aufgesetzt und kopfüber bei ca. 1000 x g für 2 min zentrifugiert. Die Eluate wurden vereint, der Proteingehalt mittels Bradford-Methode (→ 3.1.5) bestimmt und die Reinheit durch SDS-PAGE (→ 3.1.6) überprüft. Die Lagerung der Eluate erfolgte bei 4°C.

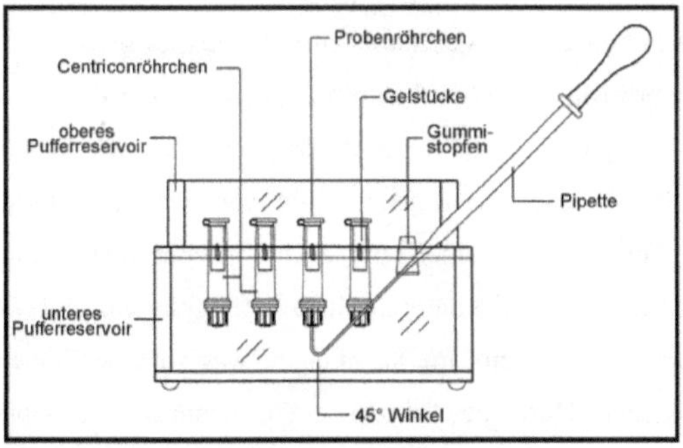

Abbildung 3-1: *Schematische Darstellung des Centrilutor-Mikro-Elektroelutionssystems (verändert nach Millipore), wie es für die Reinigung von in E. coli exprimierten Nichtfusionsproteinen aus PAA-Gelen verwendet wurde.*

3.1.5 Proteinbestimmung nach Bradford

Proteinbestimmungen wurden nach einer modifizierten Bradford-Methode (Bradford, 1976) durchgeführt. Dafür wird die Eigenschaft der unspezifischen Bindung des Farbstoffes Coomassie Brilliant Blau G250 an Proteine genutzt, wobei sich im sauren Milieu das Absorptionsmaximum der Farbe von 465 zu 595 nm (Lottspeich und Zorbas, 1998) verschiebt. Die Zunahme der Absorption bei 595 nm ist dabei ein Maß für die Proteinkonzentration der Lösung. Als Kalibrationsstandard diente BSA eingestellt auf die Konzentrationen 5, 10, 20, 30, 40, 60, 80, 100 µg/ml. Die Proben wurden seriell in $Aqua_{bidest}$ verdünnt und die Konzentration durch Dreifachbestimmungen ermittelt. Dazu wurden von den Proben- und Standardverdünnungen je 60 µl in die Kavitäten einer Mikrotiterplatte übertragen und mit je 240 µl „Protein Assay Reagenz“ versetzt. Die Messung erfolgte photometrisch bei 595 und 450 nm im Spektralphotometer. Als Kalibrationsgerade wurde die Proteinkonzentration gegen den Quotienten OD_{595nm}/OD_{450nm} (Zor und Selinger, 1996) aufgetragen, da sich so eine verbesserte Linearität der Kalbibrationsgeraden ergibt. Mittels linearer Regression über die mitgeführten Standards wurde die Proteinkonzentration der Messproben bestimmt.

3.1.6 Diskontinuierliche Sodiumdodecylsulfat-Polyacrylamidgelelektrophorese (DISK-SDS-PAGE)

Funktionsweise

Bei der DISK-SDS-PAGE werden Proteingemische einer größenabhängigen Auftrennung im elektrischen Feld unterworfen. Das dabei eingesetzte SDS hat als anionisches Detergenz zwei Wirkungen auf Proteine. Zum einen wirkt es durch Aufspaltung der Wasserstoffbrückenbindungen denaturierend und führt damit zur Auflösung der Tertiär- und Sekundärstrukturen. Zum anderen bindet es im Überschuss in konstantem Verhältnis an Proteine (1,4 g SDS pro g Protein), was eine gleiche negative Ladung pro Masseneinheit bewirkt (Lottspeich und Zorbas, 1998). Diese negativ geladenen SDS-Protein-Komplexe wandern im elektrischen Feld zur Anode. Zur Trennung der Komplexe nutzt man die Molekularsiebeigenschaften von Polyacrylamidgelen. Dabei ist die Beweglichkeit bei den meisten Proteinen umgekehrt proportional zum Logarithmus ihrer molekularen Masse. Das verwendete diskontinuierliche Puffersystem nach Laemmli (1970) bewirkt eine Konzentrierung der Proben bereits im Sammelgel, was zu einer hohen Auflösung bei der anschließenden Trennung führt. Durch das Prinzip der sogenannten isotachophoretischen Trennung kann dabei unter Verwendung von Glycin als Leition im Elektrophoresepuffer eine Trennung von Proteinen mit Molekülgrößen von ca. 100 kDa bis ca. 15 kDa erreicht werden (Holtzhauer, 1996). Zur Bestimmung des Molekulargewichts unbekannter Proteine werden gleichzeitig Standardproteine bekannten Molekulargewichts getrennt. Die für die Elektrophorese verwendeten PAA-Gele entstehen durch radikalische Polymerisation von Acrylamid in Gegenwart des Quervernetzers N-N'-Methylenbisacrylamid (Bis-Acrylamid) in einem Tris-haltigen Puffermedium. Der Vernetzungsgrad (Porengröße) von PAA-Gelen wird dabei durch die Total-Acrylamidkonzentration (% T) und den Anteil an Quervernetzer (% C, C = crosslinker) Bis-Acrylamid charakterisiert (Hjerten, 1962):

$$\% T = \frac{\text{Acrylamid (g)} + \text{Bis-Acrylamid (g)}}{\text{100 g Lösung}} \times 100 \qquad \% C = \frac{\text{Bis-Acrylamid (g)}}{\text{Acrylamid (g)} + \text{Bis-Acrylamid (g)}} \times 100$$

Der % T-Anteil (bei konstantem % C) bestimmt den Trennbereich eines PAA-Geles (→ Tabelle 3-1).

Herstellung der Gele und Probenaufbereitung

Je nach zu trennendem Proteingemisch wurden für präparative sowie analytische PAA-Gele die in Tabelle 3-1 angegebenen Rezepturen verwendet. Die Volumina sind für 2 Minigele (8,5 cm x 7,5 cm x 1,5 mm) angegeben. Die bei der Elektroelution (→ 3.1.4) verwendeten großen Gele (14 cm x 13 cm x 1,5 mm) erfordeten die 2fache Menge pro Gel. PAA-Gele wurden aus einer Stammlösung (30 % Acrylamid, 0,8 % Bis-Acrylamid) hergestellt. Die Lösungen wurden dazu in ein Becherglas pipettiert wobei die Radikalstarter TEMED und APS zuletzt zugefügt wurden. Durch zügiges Überführen der Trenngel-Lösung zwischen die zwei Glasplatten (zuvor sorgfältig mit Ethanol gereinigt) der vorbereiteten Gelkassetten und Überschichten mit wassergesättigtem Butanol (diente dem Luftabschluss), wurde eine gleichmäßige und vollständige Polymerisation gewährleistet. Nach Beendigung der Polymerisationsreaktion (ca. 1 h) wurde das Butanol abgegossen, die Geloberfläche mit Wasser extensiv gespült und Flüssigkeitsreste über dem Trenngel mit Filterpapier entfernt. Die Sammelgel-Lösung wurde luftblasenfrei über das Trenngel gegossen und der Probenkamm (ebenfalls zuvor mit Ethanol gereinigt) eingesetzt. Nach Beendigung der Polymerisationsreaktion (ca. 30 min) wurde die Kassette in die Apparatur eingesetzt. Der Aufbau der Apparatur wurde nach Anleitung des Herstellers durchgeführt, wobei darauf geachtet wurde, dass das Befüllen der Kammern mit SDS-Laufpuffer luftblasenfrei erfolgte.

Tabelle 3-1: *Zusammensetzung und Trennbereiche der verwendeten Trenn- und Sammelgele im Laemmli-System.*

Lösungen	**Trenngel 7,5 % T, 2,6 % C**	**Trenngel 12,5 % T, 2,6 % C**	**Trenngel 15 % T, 2,6 % C**	**Sammelgel 4 % T, 2,6 % C**
Acrylamid-Stammlösung	3,75 ml	6,20 ml	7,50 ml	1,30 ml
Trenngelpuffer	3,80 ml	3,80 ml	3,80 ml	—
Sammelgelpuffer	—	—	—	2,50 ml
H_2O_{bidest}	7,00 ml	4,50 ml	3,45 ml	5,80 ml
APS	0,45 ml	0,50 ml	0,25 ml	0,40 ml
TEMED	20 µl	20 µl	20 µl	20 µl
Volumen	15 ml	15 ml	15 ml	10 ml
Trennbereiche	36-94 kDa	20-60 kDa	12-45 kDa	—

Die zu trennenden Proben wurden in der Regel (Ausnahme Gelatinase-Zymografie → 3.1.11) mit SDS-Probenpuffer + 1 % 2-Mercaptoethanol (reduziert Disulfidbrücken-Bindungen) im Verhältnis 3:1 versetzt, gemischt und für 5 min auf 99°C erhitzt.

Nach Entfernen des Probenkamms aus dem Sammelgel wurden die Geltaschen gründlich gespült und die Proben aufgetragen. Für eine analytische Tasche zur späteren Proteinfärbung (→ 3.1.8) wurden 0,2-15 µg Protein/cm Taschenbreite aufgetragen. Präparative Taschen zum späteren Transfer der Proteine auf Nitrozellulosemembranen (→ 3.1.7) wurden mit 10-25 µg Extrakt-Protein bzw. 0,25-1 µg rekombinantem Protein pro cm Taschenbreite beladen. Als Molekulargewichtsstandard diente überwiegend das „LMW Calibration Kit for SDS Electrophoresis", das aus einer Mischung der Proteine Phosphopyrolase b (97 kDa), Albumin (66 kDa), Ovalbumin (45 kDa), Kohlensäureanhydrase (30 kDa), Trypsin Inhibitor (20,1 kDa) und α-Lactalbumin (14,4 kDa) besteht. Weiterhin kam der „Prestained SDS-PAGE Standard (broad range)" zum Einsatz, der eine Mischung folgender vorgefärbter Proteine enthielt: Myosin (207 kDa), *β*-Galactosidase (118 kDa), Rinderserum-Albumin (81 kDa), Ovalbumin (52,5 kDa), Kohlensäureanhydrase (36,2 kDa), Trypsin-Inhibitor (29,9 kDa), Lysozym (20,7 kDa) und Aprotinin (7,1 kDa). Je nach Anwendung wurden verschiedene Mengen der Standards gemäß den Herstellerangaben eingesetzt.

Elektrophoresebedingungen

Minigele: konstant 60-80 V bis zum Eintritt des Markerfarbstoffs Bromphenolblau in das Trenngel, danach variabel 120-200 V, je nach Anwendung.

Große Gele: konstant 15 mA/Gel bis der Markerfarbstoff Bromphenolblau die Sammelgel-Trenngelgrenze erreichte, danach konstant 30 mA/Gel.

3.1.7 Proteintransfer

Proteintransfer auf Nitrozellulosemembranen mittels Tankblotting

Die hier beschriebene Methode geht auf Bittner et al. (1980) zurück und wurde für Immunblots verwendet. Nach Beendigung der Gelelektrophorese wurde das PAA-Gel aus der Gelkassette entnommen, das Sammelgel entfernt und in Transferpuffer (NZ-Membranen) ebenso wie die Nitrozellulosemembran einige Minuten equilibriert. Auf die Kathodenseite des Blot-Moduls wurde ein mit Transferpuffer (NZ-Membranen) getränkter Schwamm gelegt. Darauf folgte eine Anordnung aus einer Lage Whatman-Filterpapier, dem PAA-Gel, der Membran, einer weiteren Lage Whatman-Filterpapier und einem weiteren Schwamm. Beim Aufbau wurde darauf geachtet, dass sich zwischen den einzelnen Schichten keine Luftblasen befanden, um einen unvollständigen Transfer zu vermeiden. Der Transfer der Proteine auf die Membran erfolgte bei konstanter Stromstärke von 400 mA für die Dauer von 45-60 min. Nach Beendigung der Elektrophorese wurden die Membranen zur Sichtbarmachung der gebundenen Proteine mit Ponceau S gefärbt (→ 3.1.8) und anschließend für 30 min in Blockierungslösung (Immunblot) inkubiert, um freie Bindungsstellen abzudecken. Nach Trocknung für ca. 1 Stunde zur vollständigen Fixierung der Proteine wurden die Membranen entweder direkt für die Immundetektion (→ 3.2.1) eingesetzt oder bei –20°C für spätere Analysen gelagert.

Proteintransfer auf PVDF-Membranen mittels Semi-Dry blotting

Diese Methode nach Kyse-Andersen (1984) wurde ausschließlich für den Proteintransfer auf PVDF-Membranen für die spätere N-terminale Sequenzierung (→ 3.1.10) angewandt, da sich das Tankblotting zu diesem Zweck als ungeeignet erwies. Nach Beendigung der Gelelektrophorese wurden das Trenngel, 4 große (20 x 20 cm) und 6 kleine (10 x 15 cm) Whatman-Papiere sowie die vorbehandelte PVDF-Membran (30 min Inkubation in Methanol) in Transferpuffer (PVDF-Membranen) einige Minuten equilibriert. Daraus wurde anschließend auf der Kathode (Glaskarbon-elektrode) der Blot-Apparatur ein Transfer-Stapel aufgebaut, der sich wie folgt zusammensetzte: 2 große + 3 kleine Whatman Papiere, PAA-Gel, PVDF-Membran, und weitere 3 + 2 Whatman Papiere. Abschließend wurde die Anode aufgelegt, gut angedrückt und mit einem Gewicht (ca. 1 kg) beschwert. Der Transfer wurde mit einer Strombegrenzung von 0,8 mA pro cm^2 Membran für 45 min durchgeführt. Nach dem Transfer wurde die Membran 2 x 15 min in $Aqua_{bidest}$ gewaschen und wie unter 3.1.8 beschrieben mit Coomassie Brilliant Blau gefärbt.

3.1.8 Unspezifische Proteinfärbung

Coomassie-Blau-Färbung von PAA-Gelen und PVDF-Membranen

Diese Färbemethode macht sich die Eigenschaft der unspezifischen Bindung des Farbstoffes Coomassie Brilliant Blau G250 an nahezu alle Proteine zu eigen, wobei die Nachweisgrenze im PAA-Gel bei etwa 0,3 bis 1 µg/Proteinbande liegt (Ausubel et al., 1995). Zur Färbung der PAA-Gele wurde das Sammelgel vom Trenngel abgetrennt und dieses für etwa 10 min in der Coomassie-Färbelösung (PAA-Gele) unter sanftem Schütteln inkubiert. Nach anschließender Inkubation in Coomassie-Entfärbelösung (PAA-Gele) über Nacht konnten die blauen Proteinbanden vom klaren Gelhintergrund differenziert werden. Das anschließende Auswaschen der Entfärbelösung aus dem Gel durch Inkubation in Wasser führte zu einer weiteren Verbesserung der Bandenschärfe. Zur Dokumentation wurden die Gele auf einen Leuchttisch gelegt, fotografiert und anschließend zur Lagerung mit Hilfe des „DryEase Mini-Gel Drying System" nach Herstellerangaben getrocknet.

PVDF-Membranen wurden nach dem Proteintransfer durch Semi-Dry Blot (→ 3.1.7) in $Aqua_{bidest}$ für 2 x 15 min gewaschen und anschließend in der Coomassie-Färbelösung (PVDF-Membranen) für 10 min inkubiert. Nach Waschen für 10 min in Coomassie-Entfärbelösung (PVDF-Membranen) und mehrmaligem Spülen mit $Aqua_{bidest}$ wurden die blauen Proteinbanden sichtbar. Die Lagerung der Membranen erfolgte nach vollständiger Trocknung bei –20°C.

Silber-Nitrat-Färbung von PAA-Gelen

Die Silber-Färbung von Proteinen beruht auf der Komplexierung von Ag^{+}-Ionen mit Aminosäureseitenketten, insbesondere an Sulfhydryl- (-SH) und Carboxygruppen (-COOH) und anschließender Reduzierung der Ionen zu metallischem Silber (Lottspeich und Zorbas, 1998). Sie ist etwa 200 mal sensitiver als die Coomassie-Färbung, wodurch eine Nachweisgrenze von etwa 2-5 ng/Proteinbande (Ausubel et al., 1995) erreicht wird. In der vorliegenden Arbeit kam das „SilverQuest Silver Staining Kit" zum Einsatz, welches auf dem beschriebenen Prinzip beruht. Dazu wurde nach Beendigung des Elektrophoreselaufs das Trenngel vom Sammelgel getrennt und einige Minuten in $Aqua_{bidest}$ gespült. Alle weiteren Schritte erfolgten nach Angabe des Herstellers.

Ponceau S-Färbung von Proteinen auf Nitrozellulosemembranen

Es handelt sich hierbei um eine schnelle und einfache, jedoch wenig sensitive Färbung von Proteinen, die ausschließlich zur Kontrolle des Proteintransfers auf Nitrozellulosemembranen herangezogen wurde. Da die Färbung reversibel ist, beeinträchtigt sie nicht eine sich anschließende Immundetektion mit z. B. dem in dieser Arbeit verwendeten Enzym alkalische Phosphatase (Sambrook et al., 1989). Nach dem Protein-Transfer wurden dazu die Blotmembranen in der

Ponceau S-Färbelösung 5 min inkubiert und die überschüssige Farbe anschließend mit $Aqua_{bidest}$ entfernt. Die Markerbanden sowie die Umrisse des Geles konnten dann mit einem Bleistift markiert werden. Durch Inkubation in TBS erfolgte schließlich die komplette Entfärbung der Proteine.

Reversible Färbung von PAA-Gelen mit Kupferchlorid (Negativfärbung)

Im Vorfeld der Elektroelution von Proteinen aus präparativen PAA-Gelen erfolgte eine Negativfärbung der Proteine mit Kupferchlorid nach der Methode von Lee et al. (1987). Dabei wird das Gel milchig-hellblau angefärbt, wobei die Proteinbanden klar bleiben und gegen einen schwarzen Hintergrund sichtbar sind. Im Anschluss an die SDS-PAGE wurde das Trenngel vom Sammelgel getrennt und zum Entfernen des SDS zweimal für 5 min in $Aqua_{bidest}$ gewaschen. Das Gel wurde in Kupferchloridlösung für 10 min gefärbt und danach zweimal mit $Aqua_{bidest}$ gewaschen und über Nacht zur Verbesserung des Kontrastes in $Aqua_{bidest}$ gelagert.

3.1.9 Abspaltung des N-terminalen Histidin-Anhangs durch Faktor Xa

Das Protein rHis-Fus c 3 mit N-terminalem Histidin-Anhang (im Weiteren Histidin-tag) sollte für eine N-terminale Mikrosequenzierung (→ 3.1.10) eingestezt werden. Dazu wurde zunächst der Histidin-tag von dem gereinigten Protein mittels der Protease Faktor Xa abgespalten. Die Protease Faktor Xa spaltet spezifisch an der Sequenz Ile-Glu-Gly-Arg nach dem Argininrest (Nagai et al., 1985), die durch den eingesetzten Vektor pIVEX2.4a (→ Anhang-Plasmidkarten) kodiert worden war. 60 µg (in 400 µl 0,01 M Kaliumphosphatpuffer) des Fusionsproteins wurden mit 100 µl des 5fach-Faktor Xa-Inkubationspuffers gemischt, 2 µg Faktor Xa zugesetzt und über Nacht bei Raumtemperatur inkubiert. Die Proteinmischung wurde über SDS-PAGE wie unter 3.1.6 beschrieben getrennt, auf eine PVDF-Membran transferiert (→ 3.1.7) und weiter wie unter 3.1.10 beschrieben verfahren.

3.1.10 N-terminale Mikrosequenzierung rekombinanter Proteine

Nach dem Transfer der Proteine rFus c 1, rFus c 2 und Faktor Xa-verdautem rHis-Fus c 3 (siehe oben) auf PVDF-Membranen (→ 3.1.7) und anschließender Coomassie-Färbung (→ 3.1.8) wurden die gewünschten Banden mit einem Skalpell ausgeschnitten und für die weitere Analyse in Eppendorf-Reaktionsgefäßen verschickt. Die Mikrosequenzierung wurde von Herrn Dr. A. Conti (ISPA-CNR c/o Bioindustry Park, Colleretto Giacosa, Italien) durchgeführt und erfolgte nach Matsudaira (1987) mit einem „Procise 492 protein sequencer" (Applied Biosystems, Foster City, CA, USA). Alle Chemikalien stammten von Applied Biosystems.

3.1.11 Nachweis von Metalloproteasen mittels Gelatinase-Zymografie

Die als Gelatinase-Zymografie bezeichnete Methode nach Heussen und Dowdle (1980) diente zum Nachweis von Metalloproteasen (Gelatinasen) aus Allergenextrakten durch Abbau von Gelatine in einem PAA-Gel. Es wurde dazu eine PAA-Trenngellösung (12,5 % T) wie unter 3.1.6 beschrieben hergestellt, die zusätzlich 0,1 % Gelatine enthielt. Während der anschließenden Polymerisationsreaktion wurde so die Gelatine gleichmäßig in das Gel eingebettet. Die Sammelgellösung wurde ohne Gelatine angesetzt. Je 5 µg Gesamtprotein der zu untersuchenden Allergenextrakte wurden bei Raumtemperatur ohne Zugabe von Reduktionsmitteln für 30 min in SDS-Probenpuffer inkubiert. Die Proben wurden nicht auf 99°C erhitzt um eine möglichst native Konformation der nachzuweisenden Enzyme aufrecht zu erhalten. Nach erfolgter elektrophoretischer Trennung wie unter 3.1.6 beschrieben, wurde das Gel zum Entfernen des Detergens SDS dreimal in Waschpuffer (Gelatinase-Zymografie) gewaschen. Es folgten ein Inkubationsschritt in Gelatinasepuffer bei 37°C über Nacht und zweimaliges Waschen mit $Aqua_{bidest}$. Das Gel wurde anschließend mit Coomassie Brilliant Blau wie unter 3.1.8 beschrieben gefärbt. Die Orte des proteolytischen Abbaus der Gelatine durch Gelatinasen wurden durch entfärbte Zonen charakterisiert.

3.1.12 Proteasenachweis mittels PepTag Protease Assay

Dieser qualitative und sehr sensitive Test funktioniert auf der Basis farbstoffgekoppelter Peptide (A1 und C1, → Abb. 3-2). Deren Größe und Ladung ändert sich durch proteolytischen Verdau, was zu einem veränderten Laufverhalten der Peptide während einer angeschlossenen Agarosegelelektrophorese führt. Es ist mit diesem Testsystem möglich, tryptische, chymotryptische und Pepsin-ähnliche Proteasen mit einer Nachweisgrenze von weniger als 100 pg nachzuweisen (White et al., 1993). Dazu stehen auf den Peptiden verschiedene spezifische Spaltstellen zur Verfügung. Je nach Spezifität der in der Probe befindlichen Protease/-en entstehen dadurch Fragmente von unterschiedlicher Größe und Ladung (→ Abb. 3-2).

Mit Hilfe dieses Testsystems wurde die proteolytische Aktivität von Allergenextrakten nachgewiesen. Je 2,5 µg Gesamtprotein der Allergenextrakte wurden nach Herstellerangaben in 17 µl Inkubationspuffer (PepTag-Assay) rekonstituiert und mit 3 µl (1,2 µg) der Peptide A1 bzw. C1 gemischt. Als Positivkontrolle dienten 50 ng alkalische Protease in 17 µl Inkubationspuffer (PepTag-Assay). Nach der Inkubation für 30 min bei 6°C wurden die Proben auf ein 1,5%iges Agarosegel geladen und bei 100 V für 20 min getrennt. Die Peptide bzw. Peptidfragmente wurden durch UV-Licht sichtbar gemacht.

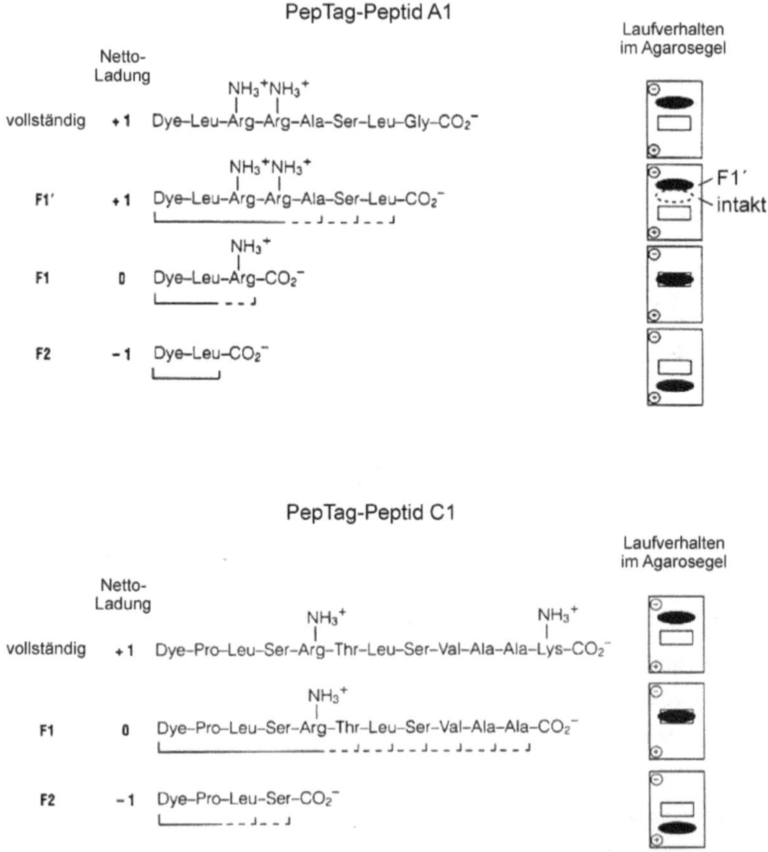

Abbildung 3-2: PepTag-Assay (verändert nach Promega 1994): *Sequenzen der farbstoffgekoppelten, synthetischen Peptide A1 und C1 des PepTag Assays zum Nachweis von Proteasen in wässrigen Lösungen. Der spezifische bzw. unspezifische proteolytische Verdau dieser Peptide resultiert in verschiedenen Peptid-Fragmenten (F1', F1 und F2), die unterschiedliche Nettoladungen aufweisen, wodurch sich das Laufverhalten in der Agarosegelelektrophorese ändert. Der Nachweis der Peptide bzw. Peptidfragmente erfolgte mittels Trennung im Agarosegel und durch UV-Licht.*

3.1.13 Nachweis IgE-reaktiver Kohlenhydratstrukturen durch Perjodatoxidation

Zum indirekten Nachweis IgE-reaktiver Kohlenhydratstrukturen auf Glykoproteinen des Pilzes *F. culmorum*, kam eine Methode nach Woodward et al. (1985) zum Einsatz. Das dabei verwendete Natriummetaperjodat reagiert im sauren Milieu mit Kohlenhydraten unter oxidativer Aufspaltung zu Dicarbonylverbindungen und zerstört dadurch deren Strukturen. Unter milden Oxidationsbedingungen bleiben die Strukturen der Polypeptidketten jedoch intakt. Die hier beschriebene Methode wurde für die Oxidation von auf Nitrozellulosemembranen fixierten Glykoproteinen genutzt. Dazu wurde Gesamtprotein aus *F. culmorum* über SDS-PAGE getrennt (→ 3.1.6) und auf eine Nitrozellulosemembran transferiert (→ 3.1.7). Vor der Immundetektion mit Patientenserum, welches mit vermeintlichen Kohlenhydratstrukturen (→ 1.4.2) reagierte, wurde die Membran in Streifen geschnitten und diese für 10 min in Natriumacetatpuffer gewaschen. Anschließend wurden die Streifen mit unterschiedlichen Konzentrationen Natriumperjodatlösung (0-20 mM) im Dunkeln für eine Stunde bei Raumtemperatur inkubiert. Es folgten drei Waschschritte mit Natriumacetatpuffer für je 5 min und Inkubation in Natriumborhydridlösung (frisch angesetzt) für 30 min bei Raumtemperatur. Danach wurden die Streifen dreimal mit Waschpuffer (Immunblot) gewaschen und die Immundetektion, wie unter 3.2.1 beschrieben, durchgeführt.

3.2 Immunbiochemische Methoden

3.2.1 Western Blot-Detektion mit spezifischen Antikörpern (Immunblot)

Die Detektion der auf Nitrozellulosemembranen elektrophoretisch fixierten Allergene bzw. IgE-reaktiven Proteine erfolgte immunchemisch mit folgenden spezifischen Primärantikörpern:

- humane IgE-Antikörper aus Patientenseren
- monoklonale Maus-Antikörper aus Zellkulturüberständen
- polyklonale IgE-haltige Mausseren
- polyklonale Kaninchenseren

Je nach Anwendung wurden für die Immunblots verschiedene Inkubationsgefäße wie Glas-Petrischalen oder spezielle Inkubationsschalen für Membranstreifen verwendet. Das Inkubationsvolumen richtete sich dabei nach Größe und Form der Membran und wurde so gewählt, dass eine vollständige Benetzung der Membran mit dem Inkubationspuffer (Immunblot) gewährleistet war. Zum Entfernen überschüssiger Antikörper/Konjugate folgten nach jedem Inkubationsschritt drei Waschschritte mit dem entsprechenden Volumen Waschpuffer (Immunblot) für jeweils 10 min unter kräftigem Schütteln. Zur Detektion der Primärantikörper kamen verschiedene Detektionssyteme (Sekundär- und Tertiärantikörper) zum Einsatz, die nachfolgend näher beschrieben werden. In allen Fällen erfolgte die Sichtbarmachung der gebundenen Antikörper durch eine enzymatische Farbreaktion über das Enzym Alkalische-Phosphatase mit dem Substrat NBT/BCIP (Leary et al., 1983). Die Reaktion wurde mit $Aqua_{bidest}$ gestoppt, die Membranen anschließend getrocknet und lichtgeschützt aufbewahrt. Alle Verdünnungen von Seren, Antikörpern, Zellkulturüberständen und Konjugaten erfolgten in Inkubationspuffer (Immunblot). Alle Inkubations- und Waschschritte wurden bei Raumtemperatur ausgeführt. Die im Rahmen des „Screenings" der Expressions-Bibliothek durchgeführte Detektion IgE-reaktiver Proteine unterscheidet sich geringfügig von der hier beschriebenen Methode und ist unter 3.3.3 erläutert.

Detektion mit spezifischem Patienten-IgE

Alle Patientenseren wurden in der Verdünnung 1:7,5 eingesetzt. Eventuell auftretende unspezifische IgE-Antikörperbindungen wurden durch ein Nichtallergikerserum und mögliche unspezifische Bindungen der Detektionsreagenzien durch eine Pufferkontrolle (ohne Primärantikörper) nachgewiesen. Die Seruminkubation erfolgte in allen Fällen über Nacht unter leichtem Schütteln.

- Detektionsantikörper: mAk Maus anti-Human-IgE-AP-Konjugat (Pharmingen) in der Verdünnung 1:750, 3-4 h.

Detektion mit monoklonalen Maus-Antikörpern

Die gegen Birkenpollenallergene gerichteten monoklonalen Maus-Antikörper (mP16 und 14D11) sowie der als Negativkontrolle eingesetzte anti-Api g 1 mAK (mP17) aus dem PEI wurden als verdünnte (1:10) Zellkulturüberstände eingesetzt. Vom Forschungszentrum Borstel zur Verfügung gestellte Wiesenlieschgraspollenallergen-spezifische mAKs wurden als Zellkulturüberstände in den Verdünnungen 1:500 (IG12), 1:350 (AF6) und 1:20 (Bo1) verwendet. Die Inkubation erfolgte in allen Fällen über Nacht unter leichtem Schütteln.

- Zweitantikörper: pAk Ziege anti-Maus-IgG-Biotin (1:3000), 1 h.
- Detektionskonjugat: Streptavidin-AP (1:3000), 30 min.

Detektion mit polyklonalen Mausseren

Im Rahmen des RBL-Tests (→ 3.2.6) wurden polyklonale Mausseren nach der durch Hoffmann et al. (1997a) beschriebenen Methode hergestellt, die auf den Gehalt spezifischer IgE-Antikörper gegen *F. culmorum*-Extrakt bzw. die rekombinanten *Fusarium*-Allergene rFus c 1 und rFus c 2 getestet wurden. Diese Seren wurden in einer Verdünnung von 1:15 im Immunblot eingesetzt. Die Inkubation erfolgte über Nacht.

- Detektionsantikörper: mAk Ratte anti-Maus-IgE-AP-Konjugat (1:2000), 1 h.

Detektion mit polyklonalem Kaninchenserum

Das anti-rPyr c 4-Kaninchenserum bzw. das als Negativkontrolle eingesetzte Kaninchen-Normalserum wurde 1:30000 verdünnt eingesetzt. Die Inkubationszeit betrug 1 Stunde.

- Zweitantikörper: pAk Ziege anti-Kaninchen-IgG-Biotin (1:3000), 1 h.
- Detektionskonjugat: Streptavidin-AP (1:3000), 30 min.

3.2.2 Immunblot-Inhibition

Die Durchführung der Immunblot-Inhibitionen erfolgte analog dem Immunblot (→ 3.2.1). Abweichend davon wurden die Membranstreifen und Patientenseren gemeinsam mit dem jeweiligen Inhibitor (100 µg Extraktprotein oder 15 µg rekombinantes Protein) über Nacht inkubiert. Aufgrund der hohen proteolytischen Aktivität von Pilzextrakten (Esch, 1991; Gripon et al., 1980; Wongtim et al., 1993) wurde dem Inkubationspuffer bei der Inhibition mit den selbst hergestellten Extrakten aus *F. culmorum*, *A. alternata* und *C. herbarum* der „Complete Protease-Inhibitor-Cocktail" zugesetzt. Die Konzentration richtete sich dabei nach der Herstellerangabe. Dadurch sollte einem eventuellen Selbst-Verdau der Extrakte bzw. einem Verdau der IgE-Antikörper im Verlauf der langen Inkubationszeit entgegengewirkt werden.

3.2.3 Bestimmung spezifischer IgE-Antikörper mittels Enzym Allergosorbens Test (EAST)

Prinzip

Die halbquantitative Bestimmung von zirkulierenden spezifischen IgE-Antikörpern in Patientenseren erfolgte mit Hilfe des nicht kompetitiven Enzym Allergosorbens Test (EAST). Dafür wurden die zu testenden Proteine kovalent an eine Festphase („Allergenscheiben", siehe unten) gebunden und in Kombination mit einem kommerziellen Testsystem (*Allergopharma Spez. IgE ELISA (RV)*) eingesetzt. Anders als bei dem denaturierenden IgE-Immunblotting wurde der EAST unter nativen Bedingungen durchgeführt.

Herstellen von Allergenscheiben: Kovalente Kopplung von Allergenen an Bromcyan-aktivierte Filterpapierscheiben

Zur Herstellung von „Allergenscheiben" wurden die zu untersuchenden Proteine kovalent an Bromcyan (BrCN)-aktivierte Filterpapierscheiben (Ø 6 mm) gekoppelt (Ceska und Lundkvist, 1972). Dazu wurde die benötigte Menge aktivierter Papierscheiben eingewogen, mit 167 µl Kopplungspuffer/Scheibe für 10 min gewaschen und die Flüssigkeit abgenommen. Die in Tabelle 3-2 angegebenen Proteinmengen wurden in 167 µl Kopplungspuffer/Scheibe zu den Papierscheiben gegeben.

Die optimalen Proteinmengen (10 µg Extraktprotein oder 0,125-1 µg rekombinantes Protein pro Scheibe) waren durch Vorversuche ermittelt worden (nicht gezeigt). Aufgrund der bei der Immunblot-Inhibition (→ 3.2.2) beschriebenen Problematik der Proteaseaktivität, wurde wegen der langen Inkubationszeiten dem Kopplungspuffer der „Complete Protease-Inhibitor-Cocktail" nach Herstellerangaben zugesetzt, um einen eventuellen Selbstverdau des *F. culmorum*-Extraktes zu verhindern.

Tabelle 3-2: *Kopplungsmengen von Allergenextrakten (Gesamtprotein) und rekombinanten Proteinen an Allergenscheiben.*

Allergen	Optimale Proteinmenge/Scheibe
F. culmorum-Extrakt	10 µg
Quorn-Extrakt	10 µg
rFus c 1	0,125 µg
rFus c 2	1 µg
rFus c 3	0,5 µg
rFus c 4	0,5 µg

Die Kopplung fand über Nacht bei 4°C unter kräftigem Schütteln auf dem Kreisschüttler statt. Alle folgenden Schritte wurden bei Raumtemperatur durchgeführt. Nach zweimaligem Waschen mit Kopplungspuffer für 10 min wurden die Scheiben für zwei Stunden und dann nochmals für eine Stunde in Deaktivierungslösung geschüttelt. Es folgten erneut zwei Waschschritte für 10 min in Kopplungspuffer gefolgt von zwei Waschschritten in Acetatpuffer für jeweils 30 min. Abschließend erfolgte die Inkubation in Blockierungslösung (Allergenscheiben) für zweimal 10 min. Gelagert wurden die Allergenscheiben nach intensivem Absaugen sämtlicher Flüssigkeit bei –70°C oder in PBS unter Zugabe von 0,05 % Natriumazid bis zu 4 Wochen bei 4°C.

Quantifizierung von spezifischem IgE

Die Bestimmung von zirkulierendem spezifischen IgE in Patientenseren wurde mit dem Enzymimmunassay *„Allergopharma Spez. IgE ELISA (RV)"* und der dazugehörigen Referenzreihe nach den Vorgaben des Herstellers durchgeführt. Das Referenzsystem besteht aus Humanserum-Verdünnungen mit definiertem Gehalt an spezifischem IgE gegen Gräserpollenallergene und Gräserpollenextrakt-Allergenscheiben. Die IgE-Reaktivität in diesem Gräserpollenallergen-ELISA dient zur Kalibrierung der halbquantitativen IgE-Bestimmung.

Allergenscheiben sowie Referenzscheiben wurden in die Kavitäten von Mikrotiterplatten (Flachboden) gegeben und dreimal mit Waschpuffer (Allergopharma) in einem Mikrotiterplattenwascher vorgewaschen. Die Inkubation mit 50 µl Patienten- bzw. Referenzserum/Scheibe erfolgte für 5 Stunden bei Raumtemperatur. Anschließend wurden die Scheiben erneut dreimal gewaschen und mit 50 µl mAk Maus anti-Human IgE-AP–Konjugat (Allergopharma) über Nacht bei Raumtemperatur inkubiert. Nach dreimaligem Waschen wurden 200 µl Färbereagenz (Allergopharma) in jede Kavität gegeben und für 60-90 min lichtgeschützt inkubiert. Nach dem Stoppen der Farbreaktion mit 100 µl Stopplösung (Allergopharma) wurden aus jeder Kavität 250 µl in eine neue

Mikrotiterplatte überführt, in der die photometrische Messung der Extinktion bei 405 nm im ELISA-Reader stattfand. Die mit Patientenproben gemessenen Extinktionen wurden anhand der Kalibrationskurve der Referenzseren als „Phadebas RAST units (U/ml)“ bzw. halbquantitativ in EAST-Klassen (→ Tabelle 3-3) angegeben.

3.2.4 Bestimmung spezifischer IgE-Antikörper mittels Fluoreszenz-Enzymimmunoassay (CAP-FEIA)

Der kommerzielle CAP-FEIA (Pharmacia) ist ein quantitatives Fluoreszenz-Enzymimmun-Testsystem, mit dem der Gehalt an zirkulierendem spezifischen IgE im Serum gemessen werden kann. Das Testsystem entspricht weitgehend dem des EAST, wobei das Testallergen an einen Zellulose-Schwamm gebunden und der Zweitantikörper fluoreszenzmarkiert ist. Mit diesem Testsystem wurde der Gehalt an spezifischem IgE gegen die Pilzspezies *Fusarium moniliforme*, *Alternaria alternata*, *Cladosporium herbarum*, *Penicillium notatum* und *Aspergillus fumigatus* in Patientenseren getestet. Die Durchführung erfolgte im Rahmen der Routine-Chargenprüfung des PEI im Fachgebiet „Testallergene“. Die mit Patientenseren gemessenen Fluoreszenz-Emissionen wurden anhand der Kalibrationskurve der Referenzseren als „International Units (IU)“ angegeben. Dabei entspricht 1 IU/ml ca. 2,4 ng/ml an spezifischem IgE. Die Auswertung erfolgte analog dem EAST halbquantitativ in CAP-Klassen (→ Tabelle 3-3), da dies für eine qualitative Aussage ausreichend war und sich für die Darstellung als sinnvoll erwies. An dieser Stelle soll darauf hingewiesen werden, dass der CAP-FEIA im Vergleich zu anderen *in-vitro*-Testsystemen zur Bestimmung allergenspezifischer IgE-Antikörper, wie z. B. EAST bzw. RAST, deutlich sensitiver ist, da höhere Allergenmengen an der Festphase gebunden sind und daher per se niedrigere Antikörpermengen nachweisbar sind bzw. höhere Testresultate erreicht werden (Ewan und Coote, 1990; Leimgruber et al., 1991). Daher sind die EAST- und CAP-Klassen nicht direkt vergleichbar

Tabelle 3-3: *Einteilung der EAST-Klassen bezüglich Extinktionen und CAP-Klassen bezüglich Fluoreszenz-Emissionen anhand von Referenzseren mit definiertem IgE-Gehalt [U/ml] bzw. [IU/ml].*

Extinktionen E	EAST-Klasse	Spez. IgE	CAP-Klasse	Fluoreszenz-Emission F
E < 0,35 U/ml	0	negativ	0	F < 0,35 IU/ml
0,35 U/ml ≤ E < 0,7 U/ml	1	niedrig	1	0,35 IU/ml ≤ F < 0,7 IU/ml
0,7 U/ml ≤ E < 3,5 U/ml	2	mittel	2	0,7 IU/ml ≤ F < 3,5 IU/ml
3,5 U/ml ≤ E < 17,5 U/ml	3	hoch	3	3,5 IU/ml ≤ F < 17,5 IU/ml
17,5 U/ml ≤ E	4	sehr hoch	4	17,5 IU/ml ≤ F < 50 IU/ml
		sehr hoch	5	50 IU/ml ≤ F < 100 IU/ml
		sehr hoch	6	100 IU/ml ≤ F

3.2.5 EAST-Inhibition

Die EAST-Inhibition diente als kompetitiver Immuntest zur quantitativen Ermittlung der Kreuzreaktivität zwischen Allergenen und zur Überprüfung der Spezifität der IgE-Reaktion. Dabei wurde gemessen, in welchem Maße ein in Lösung befindliches Protein/Allergen („Inhibitor“) die Bindung zwischen spezifischem IgE im Humanserum und immobilisiertem Allergen (kovalent gebunden an Papierscheibe) hemmen kann. Dazu wurden die Puffer, Lösungen sowie das Enzymkonjugat von Allergopharma, wie für den EAST (siehe oben) beschrieben, eingesetzt. Eine Verdünnungsreihe eines Inhibitors (Extrakt oder rekombinantes Allergen/Protein) wurde zusammen mit einem verdünnten Humanserum auf die Allergenscheiben gegeben. Aufgrund der bei der Immunblot-Inhibition (→ 3.2.2) beschriebenen Problematik der Proteaseaktivität, wurde wegen der langen Inkubationszeiten dem Inkubationspuffer (EAST-Inhibition) der „Complete Protease-Inhibitor-Cocktail“ zugesetzt, um einen eventuellen Selbstverdau des *F. culmorum*-Extraktes bzw. der IgE-Antikörper zu verhindern. Analog dem EAST (→ 3.2.3) wurde anschließend das an immobilisiertes Protein/Allergen gebundene spezifische IgE mit dem mAk Maus anti-Human-IgE-AP-Konjugat (Allergopharma) detektiert. Die gemessene Extinktion wurde auf eine Referenz ohne Inhibitor (B_0 = 100 % Extinktion) und eine Reagenzienreferenz (NSB = nicht spezifische Bindung) bezogen und als prozentuale Hemmung der maximalen Extinktion berechnet. Die Hemmung wurde entsprechend als prozentuale Inhibition der IgE-Bindung angegeben.

Die optimale Serumverdünnung wurde durch Vorversuche ermittelt (nicht gezeigt). Ohne Inhibitor sollte die Extinktion (B_0) des verdünnten Serums idealerweise 50 % der Extinktion des unverdünnten Serums betragen (Yman et al., 1975). Dadurch wurde ein für den kompetitiven Test essentieller Unterschuss an spezifischen Antikörpern sichergestellt. Der Test wurde entsprechend dem folgenden Arbeitsschema durchgeführt:

1. Tag

Inhibitor-Verdünnungsreihen wurden hergestellt und entsprechend dem Pipettierschema (Tabelle 3-4) mit verdünntem Serum für 30 min in einem Eppendorf-Reaktionsgefäß preinkubiert. Die Allergenscheiben wurden in die Kavitäten einer Mikrotiterplatte überführt und mit Waschlösung dreimal im Mikrotiterplattenwascher vorgewaschen. Es folgte die Inkubation mit Serum bzw. Serum-Inhibitor-Mischung über Nacht bei Raumtemperatur.

Tabelle 3-4: Pipettierschema für EAST-Inhibtion.

Bestandteil	B_0	NSB	Proben
Inkubationspuffer	50 µl	100 µl	—
Verdünntes Serum	50 µl	—	50 µl
Inhibitor in Inkubationspuffer	—	—	50 µl

NSB: nicht spezifische Bindung; $\mathbf{B_0}$: Referenz ohne Inhibitor (Positivkontrolle)

2. Tag

Die Allergenscheiben wurden dreimal mit Waschpuffer gewaschen. In jede Kavität wurden 50 µl Konjugat wie unter 3.2.3 beschrieben pipettiert und über Nacht bei Raumtemperatur inkubiert.

3. Tag

Die Allergenscheiben wurden dreimal mit Waschpuffer gewaschen. 200 µl Farbreagenz wurden in jede Kavität pipettiert und für 60-90 min lichtgeschützt bei Raumtemperatur inkubiert. 100 µl Stopplösung wurden in jede Kavität pipettiert, gut gemischt und je 250 µl auf eine neue Mikrotiterplatte übertragen. Die Extinktion (E) wurde bei 405 nm bestimmt.

Berechnung der Ergebnisse

E ($\mathbf{B_0}$) = Extinktion von B_0 (Maximalwert) = Serum + Puffer (ohne Inhibitor)

E (NSB) = Extinktion der Kontrolle nichtspezifischer Bindung = Puffer alleine

E (P) = Extinktion der Probe = Serum + Inhibitor

$$\%\ Inhibition = \frac{[E\ (B_0) - E\ (P)]}{[E\ (B_0) - E\ (NSB)]} \times 100$$

3.2.6 Mediatorfreisetzung aus basophilen Leukämiezellen der Ratte: RBL-Zell-Mediator-Freisetzungstest

Testprinzip

Der "RBL-Zell-Mediator-Freisetzungstest" wurde als murines *in-vitro*-Modell entwickelt, um die allergene Potenz der zu testenden Antigene zu untersuchen (Hoffmann et al., 1997a; Hoffmann et al., 1997b). Der Test basiert auf dem Prinzip der Degranulation von sensibilisierten Mastzellen bzw. Basophilen. Dabei werden von den Zellen zahlreiche Mediatoren wie z. B. Histamin freigesetzt, die eine lokale Entzündungsreaktion auslösen (Coombs und Gell, 1963). Das läßt sich *in vitro* mit der RBL-2H3-Zelle experimentell nachvollziehen. Die RBL-Zelle ist eine basophile Leukämiezellinie, die von der Ratte isoliert wurde und die die funktionellen Eigenschaften einer Mastzelle aufweist. Voraussetzung für die Mediatorenausschüttung ist die passive Sensibilisierung dieser Zelle mit IgE-Antikörpern. Die Antikörper setzen sich über ihren Fc-Teil an die Fcε-Rezeptoren der

RBL-Zellen in gleicher Weise wie an die Rezeptoren der Mastzellen (Coombs und Gell, 1963). Die Kreuzvernetzung des zellgebundenen IgE durch ein Antigen löst den molekularen Mechanismus aus, der zur Degranulation führt (Coombs und Gell, 1963).
Der Mediatorfreisetzungstest erlaubt einen besonders empfindlichen Nachweis der biologischen Aktivität von Allergenen, da bereits wenige Allergenmoleküle eine Kreuzvernetzung bewirken können. Aus der Vielzahl der im Verlaufe der Degranulation freigesetzten Mediatoren wurde das Enzym *β*-Hexosaminidase als Indikator der Mediatorfreisetzung ausgewählt. Es wird parallel mit Histamin ausgeschleust (Schwartz et al., 1979) und läßt sich anhand seiner spaltenden Aktivität gegenüber dem Farbstoff p-nitrophenyl-N-acetyl *β*-D-Glucosaminid (Yagi et al., 1989) leicht messen.

Testvorbereitung

Für die vorliegende Arbeit wurde von Herrn PD Dr. A. Hoffmann (PEI) spezifisches IgE gegen *F. culmorum*-Gesamtprotein sowie gegen die rekombinanten Allergene rFus c 1 und rFus c 2 in weiblichen BALB/c Mäusen durch fünf Injektionen (i. p., 14täglich) induziert. 10 µg Gesamtprotein des Extraktes bzw. 1 µg der rekombinanten Allergene wurden dazu vor jeder Injektion an Aluminiumhydroxid adsorbiert, um eine bessere Immunisierung zu erreichen (Hoffmann et al., 1997a; Hoffmann et al., 1997b). Seren von Mäusen, die für frühere Untersuchungen mit Birkenpollen- bzw. Wiesenlieschgraspollenextrakt immunisiert worden waren, wurden ebenfalls verwendet (Hoffmann et al., 2000). Als Spezifitätskontrolle diente ein gegen Erdnuss-Gesamtprotein gerichtetes IgE-Antiserum (Hoffmann et al., 2000).

Durchführung

Der Test wurde in Zusammenarbeit mit Frau Nicole Danz und Frau Marion Kästner (PEI) durchgeführt. RBL-Zellen wurden dafür in der stationären Wachstumsphase mit einem Zellschaber geerntet, wobei alle Zellen mit dem RBL-Wachstumsmedium aus der Flasche entfernt wurden. Das Medium mit den Zellen wurde in 50 ml Falcon-Röhrchen überführt und bei ca. 380 x g für 10 min bei 25°C zentrifugiert. Danach wurde der Überstand verworfen und das Pellet in 10 ml modifiziertem Eagle´s Medium (MEM) aufgenommen. Von der Zellsuspension wurden 1:10 bzw. 1:20 Verdünnungen mit Medium hergestellt und die Zellen in den vier äußersten Großquadraten einer „Neubauer"-Zählkammer ausgezählt. Die Zellen wurden mit MEM so verdünnt, dass man eine geschätzte Zellmenge von 10^7 Zellen in 10 ml erhielt. In jede Kavität einer 96-Loch Mikrotiterplatte wurden 150 µl Zellsuspension gegeben, was einer ungefähren Zellzahl von 10^5 Zellen/Kavität entsprach. Während Inkubation über Nacht heften sich die Zellen am Boden der Mikrotiterplatte an. Nach der Inkubation wurde das Kulturmedium abgenommen und 50 µl frisches

Medium ohne FKS mit IgE-Serum in entsprechender Konzentration (1:50 oder 1:100) zur passiven Sensibilisierung der Zellen einpipettiert. Nach einer Stunde Inkubationszeit im Wasserbad mit geschlossenem Deckel (feuchte Atmosphäre) bei 37°C waren die Zellen ausreichend sensibilisiert. Die Zellen wurden dreimal in 100 µl Tyrodepuffer im Mikrotiterplattenwascher gewaschen. Anschließend wurde der letzte Tyrodepuffer abgenommen und sofort 100 µl der jeweiligen Allergenverdünnung (10-0,00001 µg/ml in Tyrodepuffer) in die vorgegebenen Kavitäten pipettiert. Als Negativkontrolle zur Bestimmung einer spontanen Mediatorfreisetzung durch das Allergen wurden die entsprechenden Allergenverdünnungen auf unsensibilisierte Zellen gegeben.

Um den totalen *β*-Hexosaminidase-Gehalt aller Zellen einer Kavität zu bestimmen, wurde eine komplette Lyse durch Zugabe von 100 µl Lysispuffer (RBL-Test) erzeugt. Durch Inkubation für eine Stunde bei 37°C im Wasserbad wurde die Mediatorfreisetzung ausgelöst. Je Kavität wurden 30 µl Überstand entnommen und in eine zweite Mikrotiterplatte überführt, in welche jeweils 50 µl Substratlösung (RBL-Test)/Kavität vorgelegt worden waren. Anschließend wurde 45 min bei 37°C im Wasserbad inkubiert. Danach wurde die Reaktion mit 100 µl Stopplösung (RBL-Test) beendet und die Farbreaktion bei 405 nm mit einem Spektralphotometer (ELISA-Reader) gemessen. Alle Messungen wurden als Doppelbestimmungen durchgeführt, wobei die Mittelwerte für die Berechnung herangezogen wurden.

Berechnung der Ergebnisse

E (Total) = Extinktion des Maximalwertes = Lysispuffer (ohne Serum/Allergen)

E (Negativ) = Extinktion der spontanen Freisetzung = Allergenverdünnung (ohne Serum)

E (Probe) = Extinktion der Probe = Serum + Allergenverdünnung

$$\%\ Freisetzung = \frac{[E\ (Probe)\ -\ E\ (Negativ)]}{[E\ (Total)]} \times 100$$

Für die grafische Darstellung wurde die so berechnete prozentuale *β*-Hexosaminidase-Freisetzung gegen die Konzentration des Allergens aufgetragen.

3.3 Molekularbiologische Methoden

3.3.1 Gesamt-RNA-Isolation aus *Fusarium culmorum*

Grundlagen

Zur Isolation von Gesamt-RNA aus der Spezies *Fusarium culmorum* diente eine Variation der durch Glišin et al. (1974) und Ullrich et al. (1977) beschriebenen Methoden. Die Extraktion der RNA erfolgte durch das chaotrope Salz Guanidiniumthiocyanat, welches Zellstrukturen wie auch die Sekundärstruktur von Proteinen zerstört und dadurch RNasen inaktiviert (Sambrook et al., 1989). Die Reinigung wurde mittels isopyknischer Zentrifugation in einem Cäsiumchlorid-Dichtegradienten durchgeführt. Während der Zentrifugation bildet die homogene Lösung des Salzes CsCl einen linearen Gradienten aus, worin sich die zu trennenden Moleküle so lange bewegen, bis sie den Punkt erreichen, an dem ihre Dichte mit der des Gradienten übereinstimmt (Schwimm-Dichte oder Buoyant-Dichte). Hier sedimentieren die Teilchen nicht weiter, da sie praktisch auf einer Unterlage schwimmen, die eine größere Dichte als sie selbst besitzt (Cooper, 1981). Von allen Zellbestandteilen hat RNA die größte Schwimm-Dichte in Cäsiumchlorid ($\geq$ 1,8 g/ml). Die Dichte der CsCl-Lösung wurde folglich so gewählt (Refraktionsindex 1,400), dass die RNA pelletieren konnte, wohingegen die restlichen Moleküle (Proteine, genomische DNA, usw.) im Gradienten zurückgehalten wurden.

Der Umgang mit RNA erforderte einige, über die übliche Sorgfalt hinausgehende Maßnahmen, um die Degradierung durch hochaktive und extrem stabile RNasen zu vermeiden. Da diese Enzyme durch einfaches Autoklavieren nicht zu inaktivieren sind, wurden grundsätzlich alle Glasgeräte, Spatel, Mörser etc. vor Gebrauch bei 180°C für 4 h „gebacken". Plastikmaterialien, wie z. B. Elektrophoreseapparaturen, die diesen Temperaturen nicht standhalten konnten, wurden durch Inkubation mit der RNase zerstörenden Lösung „RNaseAWAY" und anschließendem Spülen mit DEPC-Wasser behandelt. Es wurden ausschließlich zertifizierte RNase-freie Pipettenspitzen und Reaktionsgefäße verwendet und sämtliche Lösungen mit DEPC behandeltem Wasser angesetzt. DEPC bindet kovalent an primäre und sekundäre Amine, u.a. auch an die für die katalytische Funktion vieler RNasen wichtigen Histidin-Seitenketten in den aktiven Zentren, die dadurch irreversibel inhibiert werden (Sambrook et al., 1989).

Durchführung

Ein Gramm gefriergetrocknetes Pilzmaterial wurde in 40 ml 60°C warmer GTC-Lösung in einem Becherglas unter Rühren suspensiert. Die Mischung wurde dann in ein 50 ml Falcon-Röhrchen überführt und für 10 min im Wasserbad bei 60°C inkubiert, wobei alle 60 s kräftig mit Hilfe eines Reagenzglasschüttlers durchmischt wurde (Zellaufschluss und Scheren genomischer DNA). Danach wurde die Suspension auf zwei 30 ml Glas-Zentrifugenröhrchen verteilt und für 20 min bei Raumtemperatur und 8000 x g zentrifugiert. Zwischenzeitlich wurden sechs 13 ml Ultrazentrifugenröhrchen mit jeweils 3 ml CsCl-Lösung befüllt. Die CsCl-Lösung wurde dann vorsichtig mit jeweils ca. 8 ml Pilz/ GTC-Lösung überschichtet. Es folgte ein Ultra-Zentrifugationsschritt im Ausschwingrotor SW 41 Ti bei Raumtemperatur und 175000 x g für 18 h. Anschließend wurde der Überstand sehr vorsichtig abpippetiert bis das CsCl-Kissen erreicht war, die restliche Flüssigkeit dekantiert und die Röhrchen kopfüber 2 min stehen gelassen. Der untere Teil der Röhrchen wurde mit einem Skalpell abgeschnitten und die RNA, die jetzt als durchsichtiges Sediment (Pellet) am Röhrchenboden vorlag, dreimal mit 200 µl 70 % Ethanol/Pellet gewaschen. Die RNA wurde in 400 µl DEPC-Wasser/Pellet gelöst und jeweils in ein 2 ml Eppendorf-Reaktionsgefäß überführt. Es folgte ein Fällungsschritt mit 1/10 Volumen Natriumacetat und 3 Volumen 100 % Ethanol bei –70°C über Nacht. Nach Zentrifugation bei 10000 x g für 30 min bei 0°C wurde der Überstand verworfen, die Pellets mit 70 % Ethanol gewaschen, erneut zentrifugiert, die Überstände verworfen und die RNA für 5-10 min an der Luft getrocknet. Die RNA wurde in insgesamt 1 ml DEPC-Wasser aufgenommen, bei 60°C gelöst und die Konzentration photometrisch bestimmt (→ 3.3.14). Der Grad der Degradierung wurde durch elektrophoretische Trennung (→ 3.3.15) in einem 1,2%igen Agarosegel überprüft.

3.3.2 mRNA-Isolation aus Gesamt-RNA

Prinzip und Durchführung

Die Isolation der mRNA erfolgte über das „Oligotex Midi Kit“ von Qiagen und beruht auf dem Prinzip, dass der Großteil eukaryontischer mRNA im Gegensatz zu ribosomaler RNA und Transfer-RNA eine lange adeninreiche Region von 20-250 Adenosin Nukleotiden (Poly(A)-Schwanz) am 3′-Ende aufweist. Die mRNA kann dadurch über Hybridisierung des Poly(A)-Schwanzes an Oligo(dT)-Oligomere, welche ihrerseits kovalent an eine feste Phase (Latexpartikel) gekoppelt sind, von den restlichen RNA-Molekülen getrennt werden. Auf diese Weise wurde die mRNA nach Anleitung des Herstellers aus der, wie oben beschrieben, isolierten Gesamt-RNA gereinigt. Die Qualität der mRNA bildet die Grundlage für die spätere cDNA-Bibliothek. Dabei ist eine Verunreinigung mit ribosomaler RNA zu vermeiden. Zum einen kann sie als unspezifisches Template (adeninreiche Abschnitte) für die DNA-Polymerase bei der cDNA-Synthese fungieren. Zum anderen stellt eine Kontamination mit rRNA automatisch eine Verringerung des mRNA-Anteils an der Gesamtpräparation dar, was zu weniger cDNA-Molekülen führt, die auf der Basis von mRNA entstanden sind. Aus den genannten Gründen wurde das Eluat zwecks höherer Reinheit ein zweites Mal über das Kit gereinigt, um den Anteil ribosomaler RNA auf ein Minimum zu reduzieren. Wie zuvor bei der Gesamt-RNA (siehe oben) wurde die Qualität der mRNA durch die photometrische Bestimmung und Auftrennung mittels Agarosegelelektrophorese überprüft.

3.3.3 Generierung und Screening einer *Fusarium culmorum* cDNA-Expressionsbibliothek

cDNA-Synthese mit dem „OrientExpress Oligo(dT) cDNA-Synthese-Kit“

Nach Herstellerangaben wurden 4,5 µg *Fusarium culmorum*-mRNA (siehe oben) durch Oligo(dT)-Primer und „Moloney Murine Leukaemia Virus“-Reverser Transkriptase (MMLV-RT) in einzelsträngige cDNA umgeschrieben. Durch Einsatz 5´-methylierter dCTP-Nukleotide während der Erststrang-Synthese wurden mögliche Schnittstellen der methylierungssensitiven Restriktionsenzyme *Eco*RI und *Hind*III innerhalb der synthetisierten cDNA maskiert. Nach der Zweitstrang-Synthese wurde die gewonnene cDNA mit T4 DNA-Polymerase behandelt. Dieses Enzym füllt überhängende Einzelstränge „sticky ends“ mit komplementären Nukleotiden auf, so dass glatte Enden entstehen. An die so entstandenen „blund-ends“ wurden *Eco*RI/*Hind*III-Linker (5´-GCTTGAATTCAAGC-3´) durch das Enzym T4 DNA-Ligase angefügt. Die Linker sind so entworfen, dass nach Restriktionsverdau mit *Eco*RI/*Hind*III die cDNA für eine gerichtete Insertion in *Eco*RI/*Hind*III-geschnittene Vektorarme des λSCREEN-1-Vektors (siehe unten) zur Verfügung steht. Abschließend wurde die synthetisierte, geschnittene cDNA noch einem Fraktionierungsschritt mit drei Elutionsfraktionen über eine Gelfiltrationssäule (war Bestandteil des Kits) unterzogen, der erforderlich war, um überschüssige Linker sowie kleine cDNA-Fragmente zu entfernen.

Insertion der cDNA-Fragmente in den λSCREEN-1-Vektor, Ermittlung der Phagentiter und Amplifikation der cDNA-Bank

Der λSCREEN-1-Vektor ist speziell für die Generierung von Expressionsbibliotheken in *E. coli* entwickelt worden (Palazzolo et al., 1990). Als vom Bakteriophagen λ abgeleiteter Insertionsvektor vereint er eine hohe Klonierungseffizienz von cDNA-Inserts bis zur Größe von 8 kBp, Stabilität und eine einfache Möglichkeit des Screenings mittels „Plaque-Lifts“ (siehe unten). Durch Infektion geeigneter Wirtszellen (siehe unten) werden Fusionsproteine bestehend aus N-terminalem T7-Tag (260AS), Histidin-tag (6AS) und S-Tag (15AS) und dem durch die inserierte cDNA kodierten Polypeptid exprimiert. Aufgrund der vorgestellten Eigenschaften wurde dieses Expressionsystem für die vorliegende Arbeit ausgewählt und nach Herstellerangaben verwendet.

Durch gerichtete Insertion der synthetisierten cDNA-Fragmente über *Eco*RI/*Hind*III Schnittstellen in das λSCREEN-1-Phagemid (→ Anhang-Plasmidkarten) und dessen anschließende *in-vitro*-Verpackung in λ-Phagenhüllen, wurde eine aus primären rekombinanten Phagen bestehende Bibliothek generiert. Als Ligationskontrolle diente ein im Kit enthaltenes Kontrollinsert, als Negativkontrolle (Religationskontrolle bzw. ungeschnittener Vektor) ein Ansatz ohne DNA. Die Ligationsansätze sind in Tabelle 3-5 angegeben. Eine Kontrolle für die *in-vitro*-Verpackung wurde nach Herstellerangaben mitgeführt. Die Zahl primärer rekombinanter Phagen sowie der Religanten wurde durch Infektion des *E. coli*-Stammes ER1647 mit Phagen in den Verdünnungen von 1:100, 1:1000 und 1:10000 und anschließender Inkubation der Zellen über Nacht bei 37°C auf LB-Agarplatten (Ø 90 mm) ermittelt. Der Titer der Verpackungskontrolle wurde durch Infektion des *E. coli*-Stammes LE392 und Ausplattieren in den Verdünnungen 1:1000, 1:10000 und 1:100000 ermittelt. Der Phagen-Titer der Bibliothek, angegeben in „plaque forming units"/ml (pfu/ml), ergab sich aus der Anzahl Plaques (Orte der Zelllyse) auf einer Platte multipliziert mit dem Verdünnungsfaktor multipliziert mit dem Faktor 10. Die Bibliothek wurde durch Infektion von 1 ml Bakterienkultur des *E. coli*-Stammes ER1647 mit $4{,}52*10^5$ pfu und anschließender Inkubation auf einer H-Agar-Platte (Ø 150 mm) amplifiziert. Mit Beginn der Freisetzung der Phagen durch die Wirtszellen nach etwa 7 Stunden (Plaques sollten sich nicht überschneiden, um homologe Rekombination zu vermeiden) wurden die Phagen durch Überschichten der Agarplatte mit 10 ml Phagen-Verdünnungspuffer bei 4°C über Nacht eluiert. Die pfu/ml der amplifizierten Bibliothek wurde wie oben beschrieben ermittelt. Die Phagen-Bibliothek wurde zur Lagerung in Portionen von 1 ml nach Zugabe von 7 % DMSO in Eppendorf-Reaktionsgefäßen bei –80°C eingefroren.

Tabelle 3-5: *Ligationsansätze für die Generierung der F. culmorum-cDNA-Bank.*

Bestandteil	**Positivkontrolle**	**Negativkontrolle**	**cDNA-Ansatz**
cDNA	2 µl (200 ng) Kontrollinsert	———	5,5 µl (74 ng) *F. culmorum*-cDNA
λSCREEN-1-Vektor	0,5 µl (0,5 µg)	0,5 µl (0,5 µg)	0,5 µl (0,5 µg)
10fach Ligationspuffer	1 µl	1 µl	1 µl
10 mM ATP	1 µl	1 µl	1 µl
100 mM DTT	1 µl	1 µl	1 µl
Nukleasefreies Wasser	3,5 µl	5,5 µl	0 µl
T4 DNA-Ligase	1 µl	1 µl	1 µl
Gesamtvolumen	10 µl	10 µl	10 µl

Immunscreening der cDNA-Expressionsbibliothek mit humanen spezifischen IgE-Antikörpern

200 µl einer Flüssigkultur ($OD_{600nm} \approx 1$) des *E. coli*-Stammes BL21(DE3)pLysE wurden mit ca. $2*10^4$ pfu in 100 µl Phagen-Verdünnungspuffer (20 µl der amplifizierten cDNA-Bank 1:10000 verdünnt) gemischt und 30 min bei 37°C ohne Schütteln inkubiert, um eine Adsorption der Phagen an den Wirt zu ermöglichen. Die infizierten Zellen wurden mit 3 ml Top-Agarose (48°C) vermischt,

auf einer 2 x YT-Agarplatte ausplattiert und weitere 5-7 h bei 37°C kopfüber inkubiert. Nach etwa 6 Stunden hatte sich auf der Platte ein dichter Bakterienrasen gebildet, der durch kreisrunde Plaques (Orte der Zelllyse) unterbrochen war. An diesen Stellen waren die exprimierten Fusionsproteine aus den Bakterienzellen freigesetzt worden und konnten durch sogenannte „Plaque-Lifts" auf eine Nitrozellulosemembran übertragen werden. Dazu wurde die Membran auf den Bakterienrasen aufgelegt, über Nacht kopfüber im Kühlschrank gelagert und anschließend für weitere 4 h bei 37°C inkubiert. Die Membran wurde abgenommen und für die Immundetektion mit humanem IgE vorbereitet, indem freie Bindungsstellen durch Inkubation in Blockierungspuffer (cDNA) für 30 min abgedeckt wurden. Es folgte die Inkubation mit 2,5 ml einer Patientenserumverdünnung (1:10) in Inkubationspuffer (cDNA) über Nacht bei Raumtemperatur in einem 50 ml Falcon-Röhrchen im Orbitalschüttler. Das Patientenserum war zuvor für 1 h bei Raumtemperatur mit 250 µl *E. coli*-Kultur und 250 µl *E. coli* Lysat preadsorbiert worden um unspezifische IgE-Antikörperbindungen an *E. coli*-Proteine während der Immundetektion zu unterdrücken. Nach dreimaligem Waschen in Waschpuffer (cDNA) für jeweils 10 min erfolgte die Detektion der IgE-Antigenkomplexe analog der Immundetektion wie sie unter 3.2.1 beschrieben wurde. Die gebundenen Antigen-Enzymkomplexe waren als dunkelviolette Punkte auf der Membran sichtbar. Mit Hilfe der Membran wurde der korrespondierende Plaque auf der Agarplatte lokalisiert und ausgestochen, wobei darauf geachtet wurde, dass möglichst wenig „negative" Plaques ausgestochen wurden. Für eine erneute Infektion von *E. coli* wurden mehrere Verdünnungen (1:50, 1:500 und 1:5000) der isolierten Phagen hergestellt und eingesetzt. Für die nächste Runde wurde dann eine Platte ausgewählt, bei der eine für das Screening ausreichende Menge Phagen vorhanden war, diese jedoch möglichst isoliert vorlagen. Dadurch nahm die Anzahl der Plaques von Anreicherung zu Anreicherung ab. Es wurde so lange „angereichert" bis alle Plaques auf einer Platte positiv waren (i.d.R. 3-4 Runden). Eine schematische Darstellung der Screeningprozedur findet sich im Anhang (→ Abb. 8-1).

PCR-Analyse der angereicherten Phageninserts

Um zu ermitteln, ob alle angereicherten Phagen dasselbe Insert tragen und welche Größe die enthaltene cDNA hat, wurden mehrere isolierte Plaques einer Platte ausgestochen und zur Elution der Phagen in 50 µl Phagen-Verdünnungspuffer aufgenommen. Nach einer Inkubationszeit von einer Stunde bei Raumtemperatur wurden 5 µl der Lösung bei 99°C für 5 min gekocht und für eine PCR mit vektorspezifischen Primern (T7prom oder SP6 und T7term) eingesetzt. Die Reaktionsansätze und Reaktionsbedingungen sind in Tabelle 3-6 dargestellt. Jeweils 250 ng der erhaltenen

PCR-Produkte wurden nach der Reinigung (→ 3.3.12) direkt für eine Sequenzierreaktion (→ 3.3.4) mit den Primern SP6 und T7term eingesetzt.

Tabelle 3-6: *Reaktionsansätze und PCR-Bedingungen für die „Phagen-PCR".*

Bestandteil			**Menge pro Reaktion**
$Aqua_{bidest}$			36,5 µl
10fach *Taq*-Puffer			5,0 µl
dNTPs (je 25mM)			1,0 µl
Phagen-DNA			5,0 µl
SP6-Primer (100 ng/µl)			1,0 µl
T7term-Primer (100 ng/µl)			1,0 µl
Taq-Polymerase (2,5 U/µl)			0,5 µl
Gesamtvolumen			50,0 µl
Segment	**Zyklen**	**Temperatur**	**Zeit**
1	1	94°C	60 sec
		94°C	60 sec
2	35	55°C	60 sec
		72°C	120 sec
3	1	72°C	10 min

3.3.4 DNA-Sequenzierung

Die Sequenzierreaktionen von DNA-Abschnitten (Plasmide oder PCR-Produkte) wurden nach dem Kettenabbruchverfahren nach Sanger et al. (1977) mit dem „BigDye Terminator v3.1 Cycle Sequencing Kit" durchgeführt. Die Methode beruht auf dem Prinzip, dass eine DNA-Polymerase in getrennten Reaktionsansätzen entweder den Matrizen- oder den dazu komplementären DNA-Strang, ausgehend von jeweils einem spezifischen Sequenzierungsprimer, enzymatisch synthetisiert (Primer Extension). Als Substrat zur Kettenverlängerung akzeptiert die Polymerase dabei sowohl dNTPs wie auch 2´,3´-Didesoxynukleosid-triphosphate (ddNTPs), die für die Sequenzierreaktion mit dem verwendeten Kit mit vier verschiedenen Fluoreszenzfarbstoffen markiert sind (abweichend von der durch Sanger et al. (1977) beschriebenen Methode, bei der radioaktiv-markierte ddNTPs verwendet wurden). Wird ein ddNTP in die DNA-Kette eingebaut, kommt es zum Kettenabbruch, da aufgrund der fehlenden 3´-Hydroxygruppe kein weiteres Nukleotid angefügt werden kann. Somit entstehen DNA-Fragmente unterschiedlicher Kettenlänge, die in einem Polyacrylamidgel aufgetrennt werden (Elektrophorese wurde von Herrn Dipl.-Ing. M. Selbert im PEI durchgeführt). Passieren die fluoreszenzmarkierten Fragmente einen Laserstrahl, so kommt es zur Anregung der Fluorochrome. Die Emissionen werden durch eine rechnergestützte Auswertung als Fluorogramm dargestellt, bei dem jeder „farbige Peak" einem der vier Nukleotide entspricht. Die erhaltenen Daten wurden mit unterschiedlichen Softwareprogrammen wie Chromas 1.45 (Conor McCarthy, School of Health Science, Southport, AUS), Clone Manager 5 (Sientific & Educational Software, Durham, NC, USA) oder Lasergene 5 (DNASTAR, Madison, WI, USA) ausgewertet.

Je 250 ng Plasmid-DNA oder PCR-Produkt wurden mit 10 pMol Primer (→ 2.7), 2 µl „Big Dye Terminator Premix“ aus oben genanntem Kit und $Aqua_{bidest}$ in einem Sequenzierreaktionsansatz von 10 µl im Thermocycler einem vom Kit-Hersteller empfohlenen Temperaturprogramm (30 sec 96°C, 15 sec 45-50°C, 4 min 60°C) von 30 Zyklen unterzogen. Anschließend wurde die DNA mit Hilfe des „DyeEx Spin Kit“ gereinigt und das Pellet in einer SpeedVac getrocknet. Das DNA-Pellet wurde dann in 2 µl Elektrophoresepuffer (DNA-Sequenzierung) aufgenommen und direkt für die Elektrophorese eingesetzt.

3.3.5 „Rapid Amplification of 5′-cDNA-ends“ (5′-RACE)

Die 5′-RACE-Technik ermöglichte es, ausgehend von Bereichen bekannter Nukleotidsequenz, unbekannte Bereiche am 5′-Ende der cDNA gezielt zu amplifizieren und deren Sequenz zu bestimmen (Frohman et al., 1988). Dafür wurde das „GeneRacer Kit“ nach Angaben des Herstellers mit folgender Modifikation verwendet: Zur Auflösung von Sekundärstrukturen wurde die RNA vor jedem enzymatischen Schritt für 5 min auf 80°C erhitzt und danach sofort auf Eis gestellt. Zur Reduzierung von Sekundärstrukturen in GC-reichen RNA-Regionen wurde der RT-Reaktion sowie der anschließenden PCR 5 % DMSO zugesetzt.

Etwa 250 ng mRNA aus *F. culmorum* wurde mit einer Phosphatase (CIP) behandelt, wodurch die Phosphatreste am 5′-Ende von verkürzter mRNA, rRNA und tRNA entfernt wurden. Davon ausgenommen waren lediglich die Phosphatreste intakter mRNA-Moleküle, welche durch die 5′-Cap-Struktur vor Dephosphorylierung geschützt waren. Im zweiten Schritt wurden die 5′-Cap-Strukturen von der intakten mRNA durch eine Pyrophosphatase (total acid phosphatase, TAP) entfernt, wodurch diese Moleküle einen freien Phosphatrest am 5′-Ende erhielten. Mit Hilfe dieses Restes konnte durch das Enzym T4-RNA-Ligase ein aus 44 Basen bestehendes synthetisches RNA-Oligonukleotid (GeneRacer-Oligo: 5′-CGACUGGAGCACGAGGACACUGACAUGGACUGAA GGAGUAGAAAA-3′) an den 5′-Bereich intakter mRNA-Moleküle angehängt werden. Durch den Einsatz reverser genspezifischer Primer (→ Tab. 2-1a, GSP1) wurde durch reverse Transkription mit dem Enzym „SUPERSCRIPT II Reverse Transkriptase“ spezifisch die modifizierte mRNA in einzelsträngige cDNA umgeschrieben. In einem letzten Schritt konnte mit einem zweiten reversen genspezifischen Primer (→ Tab. 2-1a, GSP2) und einem zu dem synthetischen RNA-Oligonukleotid komplementären forward-Primer (→ Tab. 2-1b, GeneRacer 5′-Primer oder GeneRacer 5′-Nested-Primer) die fehlende Sequenz durch PCR amplifiziert werden (PCR-Bedingungen → Tabelle 3-7). Die Größe der erhaltenen PCR-Produkte wurden durch Agarosegelelektrophorese (→ 3.3.15) ermittelt und die DNA aus dem Gel extrahiert (→ 3.3.13). Für die Sequenzierung der erhaltenen cDNA-Fragmente wurden diese in TOPO-Vektoren inseriert (→ 3.3.9).

Tabelle 3-7: *Reaktionsansätze und PCR-Bedingungen für die 5'RACE.*

Bestandteil	**Menge pro Reaktion**
Aqua$_{bidest}$	39,5 µl
10fach *Taq*-Puffer	5,0 µl
dNTPs (je 25mM)	1,0 µl
RT-Template	2,0 µl
Reverser GSP2-Primer (100 ng/µl)	1,0 µl
GeneRacer-5'-Primer (100 ng/µl)	1,0 µl
Taq-Polymerase (2,5 U/µl)	0,5 µl
Gesamtvolumen	50,0 µl

Segment	**Zyklen**	**Temperatur**	**Zeit**
1	1	94°C	2 min
		94°C	30 sec
2	35	Primer T_m – 10-15°C	30 sec
		72°C	2 min
3	1	72°C	10 min

3.3.6 Amplifikation proteinkodierender cDNA-Sequenzen mittels PCR

Auf der Basis der cDNA-Sequenzen, die durch die 5'-RACE-Technik erhalten worden waren, wurden Primer-Sequenzen abgeleitet (Tabelle 2-1a), um die vollständigen proteinkodierenden Bereiche IgE-reaktiver cDNA-Klone amplifizieren und in geeignete Expressionsvektoren (→ 3.3.8) klonieren zu können. Dabei wurden die genspezifischen Primer-Sequenzen um Schnittstellen für Restriktionsendonukleasen erweitert (→ 2.7).

Synthese einzelsträngiger cDNA aus F. culmorum-mRNA

Zur Amplifikation proteinkodierender Sequenzen wurde mRNA aus *F. culmorum* wie unter 3.3.2 beschrieben isoliert und 250 ng mit Hilfe des „First-Strand cDNA Synthesis Kit" unter Verwendung des im Kit enthaltenen Oligo(dT)-Primers nach Angaben des Herstellers in einzelsträngige cDNA umgeschrieben.

Amplifikation der kodierenden cDNA-Sequenzen von Fus c 1, Fus c 2, Fus c 3 und Fus c 4

Einzelsträngige cDNA diente als Template in einer PCR mit genspezifischen Primern (Tabelle 2-1a) und der *Pfu*-DNA-Polymerase. Die *Pfu*-Polymerase wurde verwendet, da sie, im Gegensatz zur *Taq*-DNA-Polymerase, 3'- 5'-Exonuklease-Aktivität aufweist und deshalb auch als „proof-reading DNA-Polymerase" bezeichnet wird. Das Enzym hat dadurch die geringste Fehlerrate aller bekannten thermostabilen DNA-Polymerasen, wodurch die Wahrscheinlichkeit von Falscheinbauten einzelner Nukleotide während der DNA-Synthese deutlich herabgesetzt werden kann (Flaman et al., 1994; Lundberg et al., 1991). Das PCR-Protokoll musste auf die besonderen Eigenschaften des Enzyms ausgerichtet werden. Da Primer und Template dem Abbau durch die *Pfu*-Polymerase ausgesetzt sind, mussten hier die Konzentrationen sehr hoch angesetzt werden. Des Weiteren betrug die Elongationszeit 2 min/kBp. Der Reaktionsansatz sowie die PCR-Bedingungen

(Tabelle 3-8) waren in allen Fällen gleich, lediglich die Annealing-Temperaturen wurden den jeweiligen Primer-Paaren angepasst und lagen jeweils etwa 10°C unter den Schmelztemperaturen der Primer.

Tabelle 3-8: *Reaktionsansatz und Reaktionsbedingungen für PCR mit Pfu-Polymerase.*

Bestandteil			**Menge pro Reaktion**
$Aqua_{bidest}$			71,0 µl
10fach *Pfu*-Puffer			10,0 µl
dNTPs (je 25mM)			2,0 µl
RT-Template			5,0 µl
Primer #1 (100 ng/µl)			5,0 µl
Primer #2 (100 ng/µl)			5,0 µl
Pfu-Polymerase (2,5 U/µl)			2,0 µl
Gesamtvolumen			100,0 µl
Segment	**Zyklen**	**Temperatur**	**Zeit**
1	1	96°C	60 sec
2	30	96°C	60 sec
		Primer T_m – 10-15°C	45 sec
		72°C	120 sec
3	1	72°C	10 min

Nach erfolgter PCR wurde die amplifizierte DNA über Agarosegelelektrophorese getrennt (→ 3.3.15), aus dem Gel ausgeschnitten und gereinigt (→ 3.3.13). Die gereinigte DNA wurde verdaut (→ 3.3.7), in Expressionsvektoren inseriert (→ 3.3.8) und sequenziert (→ 3.3.4).

3.3.7 Restriktionsverdau doppelsträngiger DNA-Moleküle

Das Reaktionsvolumen betrug in allen Fällen 25 µl und setzte sich wie in Tabelle 3-9 gezeigt zusammen. Die Inkubation erfolgte bei 37°C im Brutschrank für ca. 5 Stunden. Expressionsvektoren wurden nach dem Verdau durch Zugabe von 1 µl (10 units) alkalischer Phosphatase (CIP) und Inkubation bei 37°C für eine Stunde dephosphoryliert, um Religationen bei der späteren Ligationsreaktion (→ 3.3.8) zu verhindern. Die Inaktivierung der Enzyme erfolgte durch Zugabe von 5 µl DNA-Ladepuffer. Die Reinigung der geschnittenen DNA erfolgte wie unter 3.3.13 beschrieben.

Tabelle 3-9: *Reaktionsansätze für den Verdau doppelsträngiger DNA-Moleküle.*

Einfachverdau mit *Eco*RI:	
Vektor	x µl (1-2 µg)
Enzym #1	1 µl *Eco*RI (20 units)
Puffer (10fach)	2,5 µl *Eco*RI-Puffer
$Aqua_{bidest}$	y µl
Gesamtvolumen	25 µl
Doppelverdau mit *Nde*I und *Bam*HI:	
Vektor oder cDNA-Fragment	x µl (1-2) µg
Enzym #1	1 µl *Nde*I (20 units)
Enzym #2	1 µl *Bam*HI (20 units)
Puffer (10fach)	2,5 µl *Bam*HI-Puffer
BSA (100fach)	0,25 µl
$Aqua_{bidest}$	y µl
Gesamtvolumen	25 µl
Doppelverdau mit *Nco*I und *Bam*HI:	
Vektor oder cDNA-Fragment	x µl (1-2 µg)
Enzym #1	1 µl *Nco*I (10 units)
Enzym #2	1 µl *Bam*HI (20 units)
Puffer (10fach)	2,5 µl *Bam*HI-Puffer
BSA (100fach)	0,25 µl
$Aqua_{bidest}$	y µl
Gesamtvolumen	25 µl

3.3.8 Insertion von cDNA-Fragmenten in Expressionsvektoren über „sticky ends“

Aufgrund interner Erkennungssequenzen für Restriktionsenzyme in den *F. culmorum*-cDNA-Sequenzen, die zur Klonierung eingesetzt werden sollten, waren bestimmte Vektor-cDNA-Kombinationen ausgeschlossen. Durch die Wahl der Vektoren pET11a, pET16b und pIVEX2.4a war es dennoch möglich alle cDNA-Sequenzen sowohl als Nichtfusionsprotein als auch als Histidin-tag-Protein zu exprimieren (Tabelle 3-10).

Tabelle 3-10: *Vektor-Insert-Kombinationen für die Expression der F. culmorum-cDNA-Sequenzen als Nichtfusions- bzw. Histidin-tag-Fusionsproteine.*

cDNA	pET11a	pET16b	pIVEX2.4a
Fus c 1	Nichtfusion	Histidin-tag	------------
Fus c 2	Nichtfusion	Histidin-tag	------------
Fus c 3	unmöglich	Nichtfusion	Histidin-tag
Fus c 4	unmöglich	Nichtfusion	Histidin-tag

Ligationsreaktionen wurden jeweils durch Inkubation der verdauten und gereinigten cDNA-Fragmente zusammen mit den linearisierten und gereinigten Vektoren pET11a, pET16b und pIVEX2.4a in Gegenwart des Enzyms T4-DNA-Ligase bei Raumtemperatur für ca. 5 Stunden durchgeführt. Der Reaktionsansatz war in allen Fällen gleich und ist in Tabelle 3-11 gezeigt. Als

Religationskontrolle diente ein Ansatz mit Vektor ohne Insert. Ein Ansatz mit Vektor ohne Insert und ohne Ligase diente als Kontrolle für den Anteil ungeschnittener Vektoren. Die Vektorkarten der rekombinanten Vektoren finden sich im Anhang-Plasmidkarten.

Tabelle 3-11: *Reaktionsansätze für die Ligation doppelsträngiger DNA-Moleküle über „sticky ends".*

Ligation mit T4-DNA-Ligase:	
Vektor	x µl (100 ng)
T4-DNA-Ligase	1 µl (400 units)
Ligase-Puffer (10fach) mit 10 mM ATP	2 µl
cDNA	y µl (300 ng)
$Aqua_{bidest}$	z µl
Gesamtvolumen	20 µl

Nach Beendigung der Ligationsreaktion wurden 10 µl des Ansatztes direkt für die Transformation in *E. coli* genutzt (→ 3.3.10) und die verbleibenden 10 µl bei –20°C gelagert.

3.3.9 Insertion von PCR-Produkten über TA-Überhänge

Für die Sequenzierung von cDNA-Sequenzen, die über 5′-RACE (→ 3.3.5) erhalten wurden, diente das „TOPO-TA Cloning Kit (Version P)". Die gereinigten PCR-Produkte (→ 3.3.12) besitzen einen Adenin-Überhang, welcher durch die Transferase-Aktivität der *Taq*-Polymerase unspezifisch an die 3′-Überhänge angehängt wurde. Über diesen Überhang wurden sie durch das Enzym Topoisomerase in den mit 3′-Thymidin-Überhängen ausgestatteten pCRII-TOPO-Vektor des Kits inseriert (Shuman, 1994). Es wurde nach Herstellerangaben verfahren, wobei jeweils 4 µl gereinigtes PCR-Produkt eingesetzt wurden. Die Transformation erfolgte in chemisch kompetente TOP10-Zellen (Bestandteil des Kits, vgl. 2.4.2). Die Sequenzierung (→ 3.3.4) der Insertsequenzen erfolgte nach Isolation der Plasmid-DNA (→ 3.3.11) und Kontrollverdau mit dem Restriktionsenzym *Eco*RI (→ 3.3.7) mit den vektorspezifischen Primern SP6 und T7prom (→ Tab. 2-1b).

3.3.10 Transformation rekombinanter Plasmide in *E. coli* und Anlegen von Gefrierkulturen

Die im Verlauf der Arbeit hergestellten rekombinanten Plasmide (Selektionsmarker: Ampicillinresistenz) wurden zur Replikation und zum Anlegen von Gefrierkulturen in Novablue chemischkompetente Zellen nach folgendem Protokoll transformiert: 10 µl eines Ligationsansatzes bzw. der Ligationskontrollen (→ 3.3.8) oder 1 ng ungeschnittener Vektor pET11a, pET16b oder pIVEX2.4a (Transformationskontrolle) wurden zu 50 µl kompetenter Zellen (auf Eis aufgetaut) pippetiert, vorsichtig gemischt und für 5 min auf Eis inkubiert. Als Negativkontrolle wurden 50 µl kompetente Zellen ohne Plasmid-DNA mitgeführt. Es folgten 45′ sec Hitzeschock bei 42°C und erneute

Inkubation für 5 min auf Eis. Es wurde mit 250 µl LB-Medium aufgefüllt und bei 37°C für 45 min unter leichtem Schütteln inkubiert. 150 µl der Bakteriensuspension wurden dann auf eine auf 37°C vorgewärmte LB_{amp}-Agarplatte ausplattiert und über Nacht bei 37°C auf dem Kopf stehend inkubiert. Einzelne Kolonien wurden von der Platte abgenommen und damit 10 ml Flüssigkulturen in LB_{car}-Medium angeimpft. Diese wurden über Nacht bei 37°C unter Schütteln kultiviert und daraus die Plasmid-DNA wie unter 3.3.11 beschrieben isoliert. Durch Kontrollverdau mit den Restriktionsenzymen, über deren Schnittstellen kloniert worden war, wurden die positiven Klone bestimmt. Von positiven Klonen wurden Gefrierkulturen angelegt indem 850 µl Bakterienkultur mit 150 µl sterilem Glycerol gemischt, in flüssigem Stickstoff schockgefroren und bei –80°C gelagert wurden (Sambrook et al., 1989).
Die Transformation von Plasmid-DNA in chemisch kompetente *E. coli*-Zellen des Expressionsstammes BL21(DE3) wurde nach dem gleichen Protokoll durchgeführt. Diese Zellen wurden nicht zum Anlegen von Gefrierkulturen herangezogen, sondern jeweils frisch transformiert.

3.3.11 Isolierung von Plasmid-DNA

Die Plasmidisolation erfolgte unter Verwendung des „QIAprep Spin Miniprep Kits" nach Herstellerangaben. Zu diesem Zweck wurden von den gewünschten Klonen 10 ml Übernacht-Kulturen angelegt (entweder durch Animpfen mit einer einzelnen Kolonie von einer Agarplatte oder durch Abkratzen geringer Mengen einer Gefrierkultur). Die Kultur wurde abzentrifugiert, der Überstand verworfen und das Bakterienpellet in Lysispuffer (P1, Bestandteil des Kits) resuspendiert. Chromosomale DNA, Proteine und Membranbestandteile wurden durch hohe Salzkonzentration denaturiert und präzipitiert (Puffer P2 und N3 aus dem Kit). Durch Zentrifugation wurde die in Lösung gebliebene Plasmid-DNA von den restlichen Bestandteilen getrennt und durch Binden an eine Säulenmatrix isoliert und gereinigt (Puffer PB und PE aus dem Kit). Die Elution erfolgte in Tris-Puffer (EB aus dem Kit). Die Bestimmung der DNA-Konzentration sowie der Reinheit erfolgte photometrisch (→ 3.3.14) und durch Agarosegelelektrophorese (→ 3.3.15).

3.3.12 Reinigung von PCR-Produkten

Die Reinigung von PCR-Produkten wurde mit dem „QIAquick PCR Purification Kit" nach Herstellerangaben durchgeführt. Es war damit möglich, DNA-Fragmente der Größen 100 Bp-10 kBp durch Binden bei hohen Salzkonzentrationen (Puffer PB aus dem Kit) an eine Silika-Matrix, von Enzymen, Salzen und überschüssigen Oligonukleotiden durch nachfolgende Waschschritte (Puffer PE des Kits) zu trennen. Die Elution erfolgte in allen Fällen mit Puffer EB (aus dem Kit).

Die Bestimmung der Reinheit, Menge und Größe der DNA erfolgte durch Agarosegelelektrophorese (→ 3.3.15) und photometrisch (→ 3.3.14).

3.3.13 DNA-Extraktion aus Agarosegelen

Die gewünschte DNA-Bande wurde aus dem Agarosegel sauber ausgeschnitten, in ein Eppendorf-Reaktionsgefäß überführt und gewogen. Die Isolierung der DNA aus dem Gel erfolgte mit Hilfe des „QIAEX II Gel Extraction Kit“ nach Angaben des Herstellers durch Binden der DNA bei hohen Salzkonzentrationen (Puffer QX1 aus dem Kit) an eine Silika-Matrix und Entfernung von Agarose, Salzen, Proteinen und des Ethidiumbromids durch nachfolgende Waschschritte (Puffer PE des Kits). Die Elution erfolgte in Puffer EB (aus dem Kit). Die Bestimmung der Reinheit, Menge und Größe der DNA erfolgte durch Agarosegelelektrophorese (→ 3.3.15) und photometrisch (→ 3.3.14).

3.3.14 Photometrische Konzentrationsbestimmung von Nukleinsäuren

Die Konzentrationsbestimmung isolierter RNA bzw. DNA erfolgte photometrisch nach Sambrook et al. (1989) mit einem Probenvolumen von 7 µl und einer Schichtdicke (d) von 10 mm in einer Quarzglas-Präzisionsküvette. Die Konzentrationen wurden mit folgenden Formelen berechnet:

ssRNA [µg/ml] = OD_{260nm} x 40; OD_{260nm} = 1 entspricht 40 µg/ml ssRNA bei d = 10 mm
dsDNA [µg/ml] = OD_{260nm} x 50; OD_{260nm} = 1 entspricht 50 µg/ml dsDNA bei d = 10 mm
ssDNA [µg/ml] = OD_{260nm} x 40; OD_{260nm} = 1 entspricht 40 µg/ml ssDNA bei d = 10 mm

Die Reinheit der Nukleinsäurelösungen wurde durch die Absorptionswerte von OD_{260nm} und OD_{280nm} abgeschätzt. Eine reine DNA-Lösung weist ein Verhältnis (ratio) OD_{260nm}/OD_{280nm} von > 1,8 auf, eine reine RNA-Lösung von > 2,0 (Sambrook et al., 1989). Niedrigere Werte (< 1,8 bzw. 2,0) deuten auf Verunreinigungen mit Proteinen oder Phenol hin.

3.3.15 Agarosegelelektrophorese

Agarose-Gelsysteme sind die Standardmethode zur Trennung, Identifizierung, präparativen Reinigung und Isolierung von DNA- bzw. RNA-Fragmenten oder Plasmid-DNA. Unter den elektrophoretischen Bedingungen liegen die Nukleinsäuren als Polyanionen vor, da die Phosphatgruppen ionisiert sind und sich somit im elektrischen Feld von der Kathode zur Anode bewegen. Ihre Beweglichkeit hängt im Wesentlichen von der Molekülgröße, aber auch von ihrer Konformation (linear, ringförmig oder superhelikal) ab (Sambrook et al., 1989). Die Trennbereiche für lineare DNA-Fragmente variieren mit der Agarosekonzentration, dargestellt in Tabelle 3-12. Die Agarosegelelektrophorese wurde in horizontalen Flachbettkammern durchgeführt. Die für eine gute Trennung der Nukleinsäuren benötigte Menge Agarose wurde unter Aufkochen in TAE-Elektrophoresepuffer gelöst, Ethidiumbromid (1 µg/ml) als zwischen die Basen der Nukleinsäuren interkalierender Farbstoff zugesetzt und nach Abkühlung auf etwa 60°C in die vorbereitete Kammer gegossen. Die Proben wurden mit DNA-Ladepuffer versetzt, um durch Dichteerhöhung der Probenlösung eine Diffusion in den Elektrophoresepuffer zu verhindern, und zur Auftrennung in die Taschen des ausgehärteten Gels gebracht. Der im DNA-Ladepuffer enthaltene Farbstoff Bromphenolblau wandert während der Elektrophorese in Abhängigkeit der Agarosekonzentration mit den Nukleinsäuren zur Anode und macht somit den Elektrophoreselauf sichtbar. Zur Größenbestimmung der getrennten Nukleinsäuren wurden 0,5 µg pro Geltasche der in Tabelle 3-13 angegebenen RNA- bzw. DNA-Molekulargewichtsstandards (Marker) aufgetragen. Die Elektrophoresebedingungen variierten je nach Art und Größe der zu trennenden Moleküle zwischen 50-120 V für 1-4 h. Die Sichtbarmachung der Ethidiumbromid-gefärbten Nukleinsäuren als orange Banden erfolgte durch Anregung mit UV-Licht bei 312_{nm} (366_{nm} zur Vermeidung von Thymidin-Dimeren wenn die DNA für Klonierungen eingesetzt werden sollte). Die Dokumentation der getrennten Nukleinsäuren erfolgte fotografisch.

Tabelle 3-12: *Trennbereiche für lineare DNA in Agarose-Gelen (Sambrook et al., 1989).*

Agarosekonzentration (w/v) [%]	**Kettenlänge [kBp]**
0,7	0,8-10
0,9	0,5-7
1,2	0,4-6
1,5	0,2-3
2,0	0,1-2

Tabelle 3-13: *Fragmentgrößen der verwendeten RNA-Marker und DNA-Marker. Nt = Nukleotide, Bp = Basenpaare.*

„Perfect RNA-Marker“ [Nt]	**„100 bp DNA ladder“ [Bp]**	**„1 kb ladder“ [Bp]**
10000	1517	10000
6000	1200	8000
4000	**1000**	6000
3000	900	5000
2000	800	4000
1500	700	**3000**
1000	600	2000
500	**517/500**	1500
200	400	1000
	300	500
	200	
	100	

3.4 Klinische Methoden der Quorn-Studie

In Zusammenarbeit mit Frau PD Dr. B. K. Ballmer-Weber, Herrn PD Dr. R. M. Trüeb und Herrn Prof. Dr. B. Wüthrich von der Dermatologischen Klinik des UniversitätsSpitals Zürich, Schweiz wurde eine Fallstudie zur Kreuzreaktivität von rFus c 1 mit einem Protein aus dem Lebensmittel "Quorn" durchgeführt.

3.4.1 Krankengeschichte des Patienten

Ein 41 Jahre alter Mann wurde wegen eines akuten Asthmaanfalls mit Urtikaria/Angioödem durch seinen Hausarzt in die Dermatologische Klinik des UniversitätsSpitals Zürich überwiesen. Der Patient hatte eine 30-jährige Krankengeschichte mit ganzjährigem Bronchialasthma, wogegen er dauerhaft das Betasympathomimetikum Salbutamol und unregelmäßig das Glukokortikoid Fluticason einnahm. Zur Zeit der Einweisung hatte er mehr als zwei mal in der Woche Asthma-attacken und mehrmals im Monat nächtliche Anfälle, was die tägliche Einnahme von Salbutamol erfordete. Etwa eine Stunde nach dem Verzehr eines Quornproduktes mit Kartoffeln zum Mittag-essen entwickelte er unerwartet Heuschnupfen, Urtikaria/Angioödem, ein Kehlkopfödem und einen Asthmaanfall, während er dabei war, eine Rigipsplatte (Fermacell) zu bearbeiten. Nach der intra-venösen Gabe von 4 mg Dimetinden (H1-Antihistaminikum) und 100 mg Prednisolon (Gluko-kortikoid) durch den Hausarzt sowie nach Inhalation von 0,2 mg Salbutamol gingen die Symptome unmittelbar zurück. Der Hausarzt fragte, ob der Patient möglicherweise auf den Staub der Rigipsplatte reagiert hatte, da nach seinem Wissen der Verzehr von Quorn zu gastrointestinalen Symptomen führt, die der Patient jedoch nicht hatte. Eine eingehende Befragung des Patienten ergab, dass er Schimmelpilz-assoziierte Nahrungsmittel wie Edelschimmelkäse, fermentierte Soja-Produkte oder Pilze im Allgemeinen bis zu diesem Zeitpunkt ohne Einschränkung und ohne Symptome gegessen hatte.

3.4.2 Skin-Prick-Test und CAP-FEIA zur Bestimmung spezifischer Anti-körper im Patientenserum

Skin-Prick-Test

Ein Hauttest (Skin-Prick-Test) wurde auf der Innenseite des Unterarms des Patienten von Herrn PD Dr. R. M. Trüeb mit einer standardisierten Prick-Nadel (Stallerpoint, Stallergènes, Antony, F) durchgeführt. Getestet wurde auf die Hausstaubmilben *Dermatophagoides pteronyssinus* und *Dermatophagoides farinae*, Gräserpollenmix, Roggenpollen, Baumpollenmix, Beifußpollen, Küchenschabe, Tierepithelien (Hund, Katze, Pferd), Kuhmilch, Kartoffeln (roh und gekocht), Eiweiß, Eigelb, Naturseide, Latex, *Candida albicans* (Soluprick SQ, ALK, Horsholm, Dänemark) sowie die Schimmelpilzarten *Alternaria ssp.*, *Aspergillus ssp.*, *Botrytis ssp.*, *Chaetomium ssp.*, *Cladosporium ssp.*, *Epicoccum ssp.*, *Fusarium ssp.*, *Helminthosporium ssp.*, *Merulius ssp.*, *Mucor ssp.*, *Penicillium ssp.*, *Pullularia ssp.*, *Rhizopus ssp.*, *Stemphylium ssp.* und *Trichotecium ssp.* (Alyostal, Stallergènes Lab., Antony Cedex, Frankreich). Histamin-Dihydrochlorid (10 mg/ml) wurde als Positiv- und die glycerolhaltige Verdünnungslösung der Pricktestlösungen als Negativkontrolle eingesetzt. Die Reaktionen wurden nach 15 min ausgewertet, wobei eine Quaddel mit einem Durchmesser ≥ 3 mm als positive Reaktion gewertet wurde. Zusätzlich wurde ein "Scratch"-Test mit Rigipsstaub (Fermacell), nativem Mykoprotein (Quorn) und gesammeltem Hausstaub aus der Wohnung des Patienten durchgeführt.

CAP-FEIA

Der CAP-FEIA wurde wie unter 3.2.4 beschrieben durchgeführt. Getestet wurde dabei auf IgE-Antikörper gegen die Schimmelpilze *Alternaria ssp.*, *Aspergillus ssp.*, *Aureobasidium ssp.*, *Botrytis ssp.*, *Cladosporium ssp.*, *Curvularia ssp.*, *Epicoccum ssp.*, *Fusarium ssp.*, *Helminthosporium ssp.*, *Mucor ssp.*, *Penicillium ssp.*, *Phoma ssp.*, *Rhizopus ssp.*, *Stemphylium ssp.*, *Trichoderma ssp.* und einen Schimmelpilzextraktmix.

3.4.3 Doppelt-blind-Plazebo-kontrollierte Nahrungsmittelprovokation

Eine doppelt-blind-Plazebo-kontrollierte Nahrungsmittelprovokation (double-blind-placebo-controlled food challenge, DBPCFC) des Patienten wurde von Frau PD Dr. B. K. Ballmer-Weber nach einer Methode, wie sie für eine Studie zur Sellerieallergie entwickelt wurde, angewandt (Ballmer-Weber et al., 2000). Dazu wurden ein Verum- und ein Plazebo-Lebensmittel hergestellt, die durch eine sensorische Prüfung nicht zu unterscheiden waren. Zwei verschiedene Yoghurt-Getränke mit identischer Farbe, Struktur und Geschmack wurden aus 15 g getrocknetem Mykoprotein, 50 g gekochtem Broccoli, 12,5 g Broccoli-Fond, 5 g saurer Sahne, 50 g Yoghurt ohne Geschmacksstoffe, 25 g Wasser und 1 g Salz durch Pürrieren in einem Mixer hergestellt. Der Plazebotrunk bestand aus denselben Zutaten ohne Mykoprotein. Ein Milliliter des Verum-Getränks beinhaltete 0,07 g Mykoprotein. Abgesehen von dem Mykoprotein war von allen Inhaltsstoffen bekannt, dass sie der Patient vertrug. Die Provokation war auf zwei Phasen ("spit and swallow") angelegt, um die Gefahr heftiger Reaktionen zu minimieren. In der "spit"-Phase (lokale Mundschleimhaut-Provokation) behielt der Patient 5 ml der Probe für eine Minute im Mund und spuckte sie danach wieder aus. Die Menge wurde in den folgenden Schritten bis 40 ml jeweils verdoppelt. In der "swallow"-Phase sollte der Patient die Proben herunterschlucken wobei wiederum die Menge in jedem Schritt verdoppelt wurde (13, 26 und 52 ml).

4 Ergebnisse

4.1 Einfluss von Proteasen des Pilzes *Fusarium culmorum* auf die Stabilität von Pollenallergenen in Allergenextraktmischungen – Stabilitätsstudie

Die im Folgenden vorgestellte Studie wurde aufgrund der in Kapitel 1.3.3 der Einleitung beschriebenen Problematik von Allergenextraktmischungen nicht kreuzreagierender Allergene, wie sie für die spezifische Immuntherapie zum Einsatz kommen, durchgeführt. Mischungen aus Pollenallergenextrakten und Schimmelpilzallergenextrakten sind ein Beispiel für sogenannte „Individualrezepturen“, zu deren therapeutischer Wirksamkeit noch keine ausreichende wissenschaftliche Datenbasis vorlag. Im Vordergrund dieser Studie standen dabei die Auswirkungen proteolytisch aktiver Enzyme des Pilzes *F. culmorum* auf die Stabilität sowie die allergene Potenz von Pollenallergenen.

4.1.1 Herstellung eines *F. culmorum*-Allergenextraktes

Für die Extraktion von Proteinen aus lyophilisierter *F. culmorum*-Kultur wurde die Methode der Tieftemperaturextraktion, die für die Extraktion besonders labiler Allergene aus Obst und Gemüsen entwickelt wurde angewandt (→ 3.1.1). Durch die Proteinbestimmung nach Bradford (→ 3.1.5) wurde eine Ausbeute von ca. 2 mg Protein/500 mg Pilzkultur ermittelt. Durch Trennung des Proteingemisches mittels SDS-PAGE und anschließender Silberfärbung (→ 3.1.6 und 3.1.8) zeigte sich, dass der Extrakt Proteine im Massenbereich von ca. 66-10 kDa enthielt (vgl. Abb 4-7). Eine Degradierung der Proteine, die durch Peptidfragmente im Molekulargewichtsbereich < 10 kDa gekennzeichnet gewesen wäre, wurde nicht beobachtet. Durch Gefriertrocknung des Extraktes war die Stabilität über mehrere Monate Lagerung bei –20°C gewährleistet, was durch SDS-PAGE und Silberfärbung nach 6 Monaten verifiziert wurde (Daten nicht gezeigt). Daneben deuteten die durch den Immunblot erhaltenen Daten darauf hin, dass der selbst hergestellte Extrakt für die Identifizierung IgE-bindender Komponenten gut geeignet war (vgl. Abb. 4-7).

4.1.2 Proteolytische Aktivität in Allergenextrakten

Nachweis von Metalloproteasen durch Gelatinase-Zymografie

Wässrige Allergenextrakte aus *F. culmorum*, Wiesenlieschgraspollen (*Phleum pratense*) und Birkenpollen (*Betula verrucosa*) wurden auf ihre Metalloproteaseaktivität mittels Gelatinase-Zymografie (→ 3.1.11) untersucht. Gesamtprotein der Extrakte wurde in einem gelatinehaltigen SDS-PAA-Gel unter denaturierenden Bedingungen getrennt und anschließend in Gelatinasepuffer bei 37°C über Nacht inkubiert. Der proteolytische Verdau der Gelatine durch Metalloproteasen (Gelatinasen) wurde durch Coomassiefärbung sichtbar gemacht (entfärbte Zonen im Gel repräsentierten den Abbau der Gelatine). Für den Birkenpollenextrakt konnte keine und für den Wiesenlieschgraspollenextrakt lediglich eine geringe proteolytische Aktivität bei ca. 80 kDa nachgewiesen werden (Abb. 4-1). Im Gegensatz dazu zeigte der *F. culmorum*-Extrakt eine sehr hohe Proteaseaktivität, die durch den Abbau der Gelatine vom oberen Rand des Gels bis ca. 60 kDa und einer diskreten Bande bei ca. 45 kDa gekennzeichnet war.

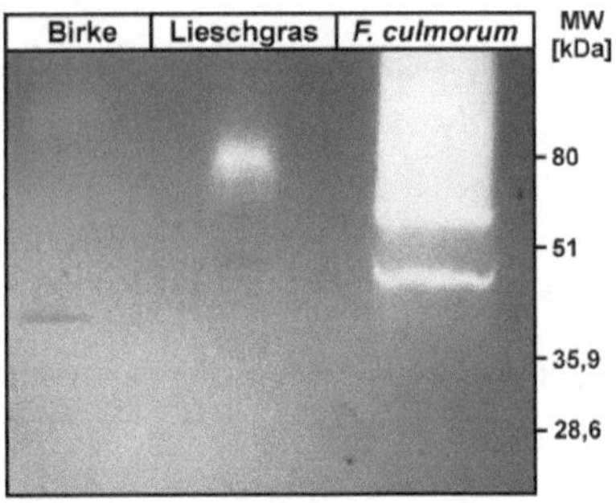

Abbildung 4-1: Nachweis von Metalloproteasen in Allergenextrakten: *5 µg Protein der Allergenextrakte aus Birken- bzw. Wiesenlieschgraspollen und F. culmorum wurden in einem 12,5%igem SDS-PAA-Gel + 0,1 % Gelatine getrennt. Nach Inkubation des Gels bei 37°C über Nacht in Gelatinasepuffer und anschließender Färbung mit Coomassie-Brilliant-Blau wurde die proteolytische Aktivität von Metalloproteasen am Abbau der Gelatine erkennbar (entfärbte Zonen).*

Nachweis proteolytischer Aktivität mittels PepTag-Protease-Assay

Da mittels der oben beschriebenen Zymografie lediglich die Aktivität der in den Extrakten enthaltenen Metalloproteasen nachgewiesen werden konnte, wurde zusätzlich ein kommerzielles Testsystem verwendet, durch das verschiedenste spezifische und unspezifische Proteasen in Lösung nachgewiesen werden können (→ 3.1.12). Des Weiteren sollten die Lagerungsbedingungen bei 4°C, wie sie für Allergenextrakte üblich sind, simuliert werden. Gesamtprotein der Extrakte wurde dazu mit den synthetischen farbstoffgekoppelten Peptiden A1 bzw. C1 bei 6°C für 30 min inkubiert. Der proteolytische Verdau dieser Peptide führte zu unterschiedlichen Peptid-Fragmenten mit veränderter Größe, Ladung und spezifischem Laufverhalten in einer angeschlossenen Agarosegelelektrophorese, was durch UV-Licht sichtbar gemacht wurde. Unter diesen Testbedingungen konnte für den Birkenpollenextrakt keine proteolytische Aktivität nachgewiesen werden, da jeweils beide Peptide, ebenso wie bei der Negativkontrolle, in intakter Form vorlagen (Abb. 4-2). Für den Wiesenlieschgraspollenextrakt war eine Reduzierung der jeweiligen Peptidmenge zu beobachten, jedoch konnten keine Peptidfragmente nachgewiesen werden. Eine starke proteolytische Aktivität des *Fusarium culmorum*-Extraktes war durch die Spaltung der Peptide A1 und C1 in die Fragmente F1 bzw. F1 und F2 gekennzeichnet. Der Kontrollverdau beider Peptide mit alkalischer Protease lieferte die Fragmente F1′ bzw. F1 und schwächer das F2-Fragment (Positivkontrolle).

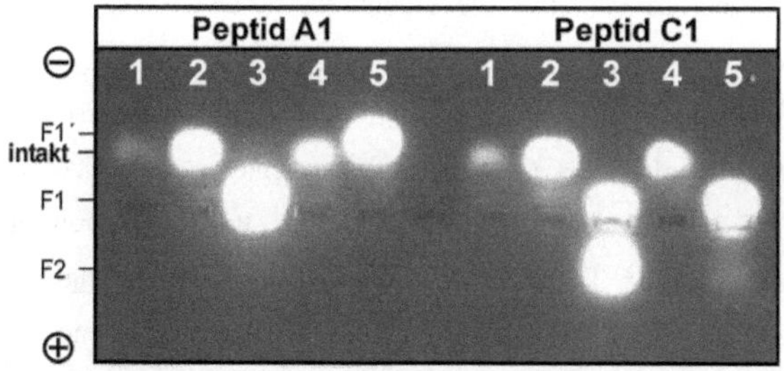

Extraktproben:
1 Wiesenlieschgraspollen
2 Birkenpollen
3 *Fusarium culmorum*
4 Negativkontrolle (intaktes A1- bzw. C1-Peptid)
5 Positivkontrolle (mit alk. Protease verdautes A1- bzw. C1-Peptid)

Abbildung 4-2: Allgemeiner Nachweis der proteolytischen Aktivität von Allergenextrakten: *2,5 µg Protein der Allergenextrakte aus Birkenpollen, Wiesenlieschgraspollen und F. culmorum wurden mit jeweils 1,2 µg der synthetischen farbstoffgekoppelten Peptide A1 bzw. C1 für 30 min im Kühlschrank inkubiert. Die Sichtbarmachung der durch proteolytische Spaltung entstandenen Peptidfragmente erfolgte durch Trennung in einem 1,5%igen Agarosegel und mittels UV-Licht. Proteolytische Aktivität war durch Entstehung der Peptid-Fragmente F1, F1′ und F2 gekennzeichnet, die aufgrund ihrer Nettoladung ein verändertes Laufverhalten gegenüber den intakten Peptiden aufwiesen. Als Positivkontrolle diente jeweils die Inkubation mit 50 ng alkalischer Protease, was durch die Entstehung der Fragmente F1′ bzw. F1 und F2 gekennzeichnet war.*

4.1.3 Untersuchungen zur Proteindegradation in Allergenextrakten und Allergenextraktmischungen

Um den Einfluss von Proteasen des Schimmelpilzes *F. culmorum* auf die Stabilität von Pollenallergenen zu untersuchen, wurde Gesamtprotein aus Birkenpollenextrakt bzw. Wiesenlieschgraspollenextrakt allein oder in Mischung mit einer entsprechenden Menge *F. culmorum*-Gesamtprotein für 60 Tage bei 6°C im Kühlschrank gelagert (→ 3.1.2). Nach 1, 3, 6, 15, 30 und 60 Tagen Lagerung wurden jeweils Proben entnommen und den unten beschriebenen Analysen unterzogen.

Nachweis der Proteindegradation durch SDS-PAGE

Zur Visualisierung des Abbaus von Proteinen in den Allergenextrakten bzw. Allergenextraktmischungen über den angegebenen Lagerungszeitraum von 60 Tagen wurden je 5 µg der Einzelextrakte bzw. 10 µg der Proteingemische über SDS-PAGE getrennt und die Bandenmuster mittels Silberfärbung sichtbar gemacht (→ 3.1.6 und 3.1.8). Die Ergebnisse sind in Abb. 4-3a-c zusammengefasst.

Der Birkenpollenextrakt (Abb. 4-3a) war durch zwei dominante Banden mit geschätzten Molekulargewichten von 17 und 35 kDa und drei weiteren schwachen Proteinbanden (40, 34 und 14 kDa) charakterisiert. Während des Lagerungszeitraums von 60 Tagen wurde keine signifikante Veränderung dieses Banden-Musters im Einzelextrakt festgestellt, wohingegen die Mischung mit *F. culmorum*-Extrakt zum Verschwinden aller sichtbaren Birkenproteine innerhalb von drei Tagen führte. Das galt auch für die intensivste Bande des Birkenextraktes, einem Protein mit ca. 17 kDa, das bezogen auf die verwendete Silberfärbung etwa die Hälfte des gesamten Proteingehaltes ausmachte.

Alle sichtbaren Proteine des Wiesenlieschgraspollenextraktes (Abb. 4-3b) im Massenbereich zwischen ca. 50 und 14 kDa zeigten innerhalb der 60 Tage Lagerung einen geringen Abbau im Einzelextrakt (erkennbar an den 45 und 32 kDa Banden). Dieselben Proteine waren in der Mischung mit *F. culmorum* spätestens nach 6 Tagen nahezu komplett degradiert. Lediglich eine dominante Doppelbande bei etwa 38 kDa zeigte erst nach 15 Tagen einen deutlichen Abbau.

Bei der Lagerung von *F. culmorum* als Einzelextrakt war ein massiver Abbau der *F. culmorum*-Proteine im gesamten Molekulargewichtsbereich innerhalb der ersten drei Tage zu beobachten (Abb. 4-3c). Als relativ stabil erwiesen sich lediglich Protein-Banden im hochmolekularen Bereich zwischen ca. 50 und 60 kDa sowie bei etwa 18, 20 und 45 kDa und eine Dreifachbande um 15 kDa. Nach 60 Tagen zeigte sich auch bei diesen Proteinen ein leichter Abbau.

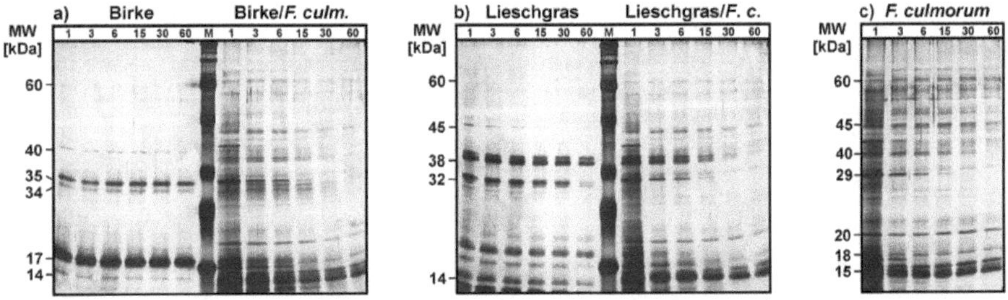

Abbildung 4-3: Nachweis der Proteindegradation aufgrund proteolytischer Aktivität in Allergenextrakten und Allergenextraktmischungen während eines Lagerungszeitraums von 60 Tagen: *Gesamtprotein der Allergenextrakte (Birkenpollen-, Wiesenlieschgraspollen- und F. culmorum-Extrakt jeweils 5 µg/Spur) und Allergenextraktmischungen (10 µg/Spur) wurden über SDS-PAGE getrennt und die Proteine durch Silber-Nitrat-Färbung sichtbar gemacht. Während für den Birkenpollenextrakt keine Veränderung des Bandenmusters über den gesamten Lagerungszeitraum zu erkennen war, zeigte der Wiesenlieschgraspollenextrakt nach 60 Tagen und der F. culmorum-Extrakt bereits nach 3 Tagen einen deutlichen Verlust verschiedener Proteine. Ein Verlust sämtlicher Birkenproteine war in der Mischung mit F. culmorum-Extrakt bereits nach einem Tag Lagerung zu beobachten. Ähnliches galt für die Mischung des Wiesenlieschgraspollenextrakts mit F. culmorum, wobei eine dominate Doppelbande bei ca 38 kDa noch bis zum 15. Tag nachweisbar war. Die Zahlen über den Spuren geben die Lagerungszeit in Tagen an. M = Molekulargewichtsstandard.*

4.1.4 Untersuchungen zur Stabilität spezifischer Pollenallergene und IgE-reaktiver *F. culmorum*-Proteine

Der Nachweis der Pollenallergene erfolgte mittels Immunblotting (→ 3.2.1). Dazu standen monoklonale Antikörper gegen das Hauptallergen aus Birkenpollen, Bet v 1 (mP16), sowie gegen das Nebenallergen Bet v 6 (14D11) und gegen die Allergene aus Wiesenlieschgraspollen Phl p 1 (IG12), Phl p 5 (Bo1) sowie Phl p 13 (AF6) zur Verfügung. Die Detektion des Nebenallergens Profilin (Phl p 12) aus Wiesenlieschgraspollen erfolgte mittels eines durch Immunisierung von Kaninchen mit rekombinantem Birnenprofilin (rPyr c 4) erhaltenen kreuzreagierenden Antiserums. Außerdem wurden Poolseren von allergischen Patienten eingesetzt, die spezifische IgE-Antikörper gegen die Allergene Bet v 1 und Bet v 6 (Poolserum 1) bzw. Phl p 1 und Phl p 5 (Poolserum 2) enthielten. Die Resultate sind in Abb. 4-4a-j dargestellt.

Im Birkenpollenextrakt wurde sowohl mit dem Poolserum 1 als auch mit den monoklonalen Antikörpern bei 17 kDa Bet v 1 (Ferreira et al., 1993) und bei 35 kDa Bet v 6 (Karamloo et al., 1999) in allen Proben bis zu einer Lagerungszeit von 60 Tagen ohne signifikante Verminderung der Signalstärke detektiert (Abb. 4-4a, b, c). Die Detektion mit dem anti-Bet v 1-mAk ergab in den Einzelextraktproben ein zusätzliches Signal bei etwa 34 kDa, welches schwächer auch mit dem Poolserum 1 erhalten wurde.

In der Mischung mit *F. culmorum*-Extrakt war Bet v 1 bis zum 15. Tag mit dem anti-Bet v 1-mAk (Abb. 4-4b) und in deutlich geringerem Ausmaß auch mit dem Poolserum 1 (Abb. 4-4a) detektierbar. Eine weitere Reaktivität bei etwa 30 kDa ergab sich bei der Detektion mit dem anti-Bet v 1-mAk mit sinkender Signalintensität bis zum 15. Tag in der Mischung. Bet v 6 war weder mit dem Poolserum 1 noch mit dem mAk nachweisbar, auch nicht am ersten Tag nach der Herstellung der Extraktmischung (Abb. 4-4c).

In reinem Wiesenlieschgraspollenextrakt waren die Isoformen von Phl p 1 bei 37 und 35 kDa (Grobe et al., 1999) und die 38 und 32 kDa-Isoformen (Petersen et al., 1993) von Phl p 5 ohne Intensitätsverlust bis zum 30. Tag der Lagerung sowohl mit den mAk (Abb. 4-4e-f) als auch mit dem Poolserum 2 (Abb. 4-4d) detektierbar. Nach einer Lagerungszeit von 60 Tagen war das Signal des anti-Phl p 5-mAk leicht geschwächt (Abb. 4-4f), während der mAk gegen Phl p 1 die gleiche Signalintensität wie am ersten Tag ergab (Abb. 4-4e). Die Mischung mit *F. culmorum*-Extrakt führte zum völligen Verschwinden des anti-Phl p 5-mAk-Signals am ersten Tag (Abb. 4-4f); hingegen war Phl p 1 bis zum 15. Tag ohne erhebliche Schwächung der Bandenintensität sowohl durch den mAk und schwächer auch durch das Poolserum 2 detektierbar. Ferner wurde eine zusätzliche Bande bei ca. 33 kDa vom 1.-15. Tag der Lagerung durch den anti-Phl p 1-mAk detektiert (Abb. 4-4e). Die Detektion des Wiesenlieschgras-Profilins Phl p 12 bei 14 kDa (Valenta et al., 1994) durch das kreuzreagierende anti-rPyr c 4-Kaninchenserum zeigte keine Reduzierung der Signalintensität im Einzelextrakt, während es in der Mischung schon nach einem Tag Lagerung nicht mehr detektierbar war (Abb. 4-4g). Die Detektion von Phl p 13 (Suck et al., 2000) im Pollenextrakt durch den anti-Phl p 13-mAk war durch zwei Banden bei ca. 45 und 48 kDa charakterisiert, deren Signalstärke mit zunehmender Lagerungszeit deutlich vermindert war (Abb. 4-4 h). Beide Banden waren in der Mischung nicht nachweisbar.

Zwei bis heute noch uncharakterisierte IgE-reaktive *Fusarium culmorum*-Proteine (ungefähr 58 und 17 kDa) waren mit Seren von *F. culmorum*-sensibilisierten Patienten (→ 4.2, Serum 39 und 49) lediglich bis zum dritten bzw. ersten Tag detektierbar (Abb 4-4i-j).

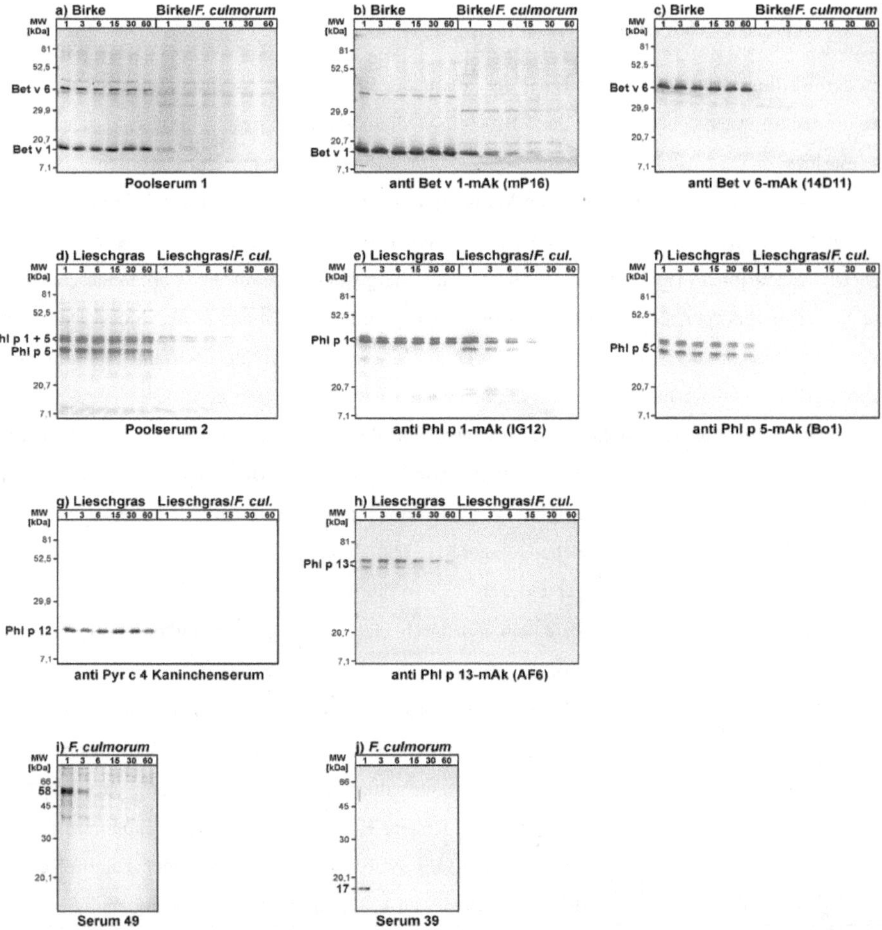

Abbildung 4-4: Nachweis der Stabilität spezifischer Pollenallergene und IgE-reaktiver F. culmorum-Proteine in Allergenextrakten und Allergenextraktmischungen während eines Lagerungszeitraums von 60 Tagen mittels Immunblot: *Je 10 µg/Spur Birkenpollen- (a-c), Wiesenlieschgraspollen- (d-h) und F. culmorum-Extrakt (i, j) bzw. 20 µg/Spur der Allergenextraktmischungen wurden durch SDS-PAGE getrennt, auf Nitrozellulosemembranen transferiert und die IgE-Reaktivität spezifischer Allergene durch Detektion mit den angegebenen monoklonalen Antikörpern und polyklonalen Seren untersucht. Die Zahlen über den Spuren geben die Lagerungszeit in Tagen an. Es zeigte sich, dass sämtliche untersuchten Pollenallergene aufgrund der proteolytischen Aktivität des F. culmorum-Extraktes in den Mischungen bereits nach kürzester Zeit vollständig abgebaut waren bzw. keine IgE-Reaktivität mehr zeigten, wohingegen dieselben Proteine in den Einzelextrakten in der Regel stabil waren. Eine Ausnahme bildeten hierbei die Allergene Phl p 5 und Phl p 13, die bereits im Wiesenlieschgraspollenextrakt unstabil und nach 60 Tagen in ihrer IgE-Bindung beeinträchtigt waren. Gleiches galt für die sehr labilen IgE-reaktiven F. culmorum-Proteine. Als relativ stabil gegenüber dem proteolytischen Verdau erwiesen sich lediglich Bet v 1 sowie Phl p 1, welche in der Mischung noch nach 6 bzw. 15 Tagen Lagerung nachweisbar waren.*

4.1.5 Untersuchungen zur Allergenität von Allergenextraktmischungen mittels RBL-Zell-Mediator-Freisetzungstest

Um den Einfluss des Allergenabbaus auf die Potenz der Extrakte zur Auslösung allergischer Typ-I-Reaktionen zu untersuchen, wurde der RBL-Zell-Mediator-Freisetzungstest eingesetzt, der am PEI als murines *in-vitro*-Modell der Soforttyp-Reaktion entwickelt wurde. Dazu wurden RBL-2H3-Zellen passiv entweder mit IgE-haltigem Mausserum gegen Birkenpollenextrakt, Wiesenlieschgraspollenextrakt oder *F. culmorum*-Extrakt sensibilisiert. Die anti-Pollenextraktseren waren von Herrn PD. Dr. A. Hoffmann (PEI) für eine frühere Studie hergestellt und auf das Vorhandensein spezifischer IgE-Antikörper mittels Immunblot untersucht worden (Hoffmann et al., 2000). Der Nachweis *F. culmorum*-spezifischer IgE-Antikörper im Mausserum erfolgte ebenfalls im Immunblot (Abb. 4-5). Die Auswertung zeigte, dass in den Mäusen IgE-Antikörper gegen drei Extraktkomponenten des *F. culmorum*-Extraktes mit geschätzten Molekulargewichten von 29, 40 und 50 kDa induziert worden waren. Die gelagerten Pollenextrakte und die korrespondierenden Mischungen wurden zur dosisabhängigen Stimulation der sensibilisierten Zellen eingesetzt. Die durch die Quervernetzung der rezeptorgebundenen IgE-Antikörper freigesetzten Mediatoren wurden im Zellüberstand durch enzymatische Messung der β-Hexosaminidase quantifiziert (→ 3.2.6).

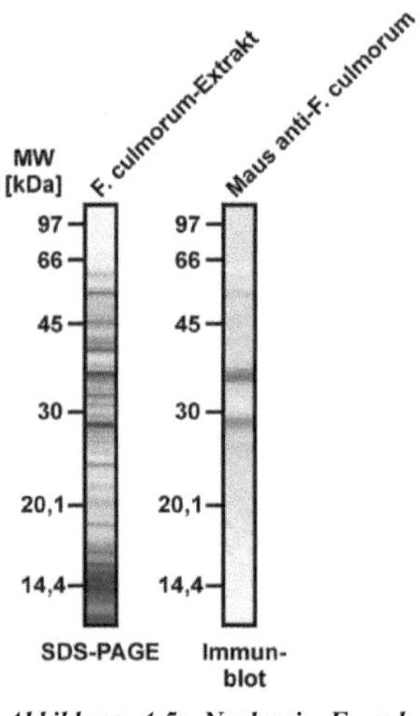

Abbildung 4-5: Nachweis F. culmorum-spezifischer IgE-Antikörper im Mausserum mittels Immunblot: *BALB/c Mäuse wurden durch 5 Injektionen mit je 10 µg F. culmorum-Extrakt (in der Abb. links durch SDS-PAGE getrennt und mit Silber-Nitrat gefärbt) immunisiert und die gebildeten IgE-Antikörper im Immunblot mit F. culmorum-Extrakt bei ca. 29, 40 und 50 kDa nachgewiesen (in der Abb. rechts).*

Die Mediatorfreisetzung bei einer Stimulatorkonzentration von 0,1 µg/ml reflektierte in optimaler Weise den Allergenabbau und wurde daher für die grafische Darstellung herangezogen (Abb. 4-6a-c). Höhere Konzentrationen des *F. culmorum*-Extraktes wirkten auf die Zellen toxisch, was zu einer Totalfreisetzung des Mediators führte. Niedrigere Konzentrationen bewirkten dagegen lediglich schwache Mediatorfreisetzungen. Die reinen Pollenextrakte zeigten während der Lagerung keinen Verlust an allergenem Potenzial in diesem Modellsystem. Die durch die Stimulation mit 0,1 µg/ml Wiesenlieschgraspollenprotein hervorgerufene Mediatorfreisetzung lag nach 60 Tagen Lagerung des Extraktes noch auf demselben Niveau wie nach einem Tag Lagerung (32 % der Totalfreisetzung). Ähnliches galt für den Birkenpollenextrakt, bei dem nach einem Tag Lagerung eine Freisetzung von 21 % und nach 60 Tagen von 24 % zu beobachten war. Im Gegensatz dazu verlor der Wiesenlieschgraspollenextrakt in der Mischung mit *F. culmorum* nach 3 Tagen etwa 52 % (von 21 % auf 10 % Mediatorfreisetzung) seiner allergenen Aktivität (Abb. 4-6a). Der Birkenpollenextrakt zeigte ebenfalls eine Reduzierung der Allergenität. Nach 60 Tagen hatte der Birkenpollenextrakt nahezu 70 % (von 16 % auf 5 % Mediatorfreisetzung) seines allergenen Potenzials eingebüßt (Abb. 4-6b). Die allergene Potenz des *Fusarium culmorum*-Extraktes (Abb. 4-6c) war vergleichsweise stabil und lag nach 60 Tagen bei etwa 53 % des Ausgangswertes (von 36 % auf 19 % Mediatorfreisetzung).

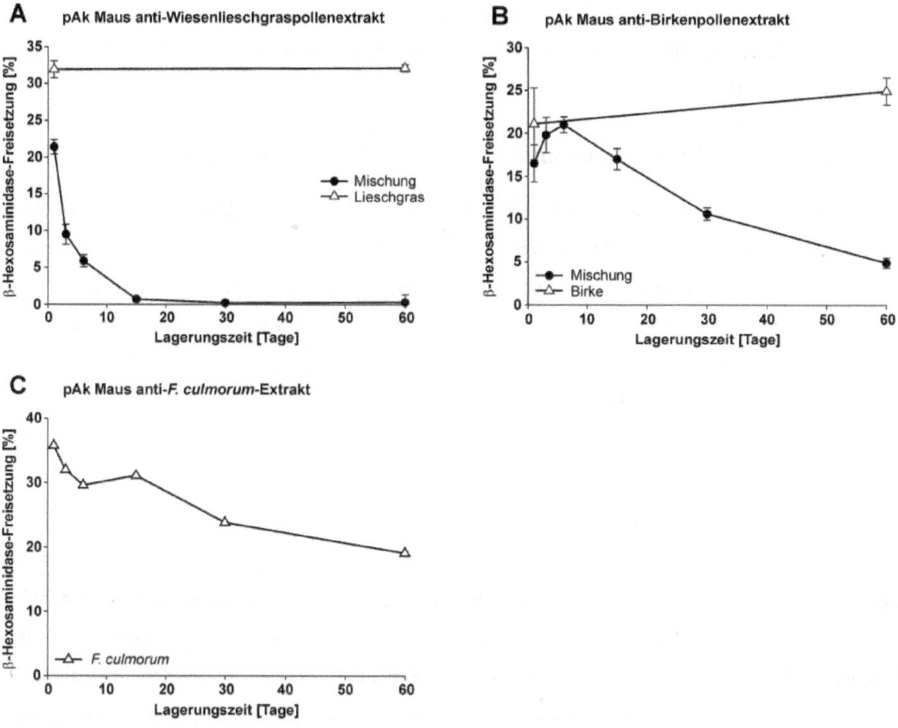

Abbildung 4-6: Bestimmung der allergenen Potenz von Allergenextrakten und Allergenextraktmischungen während eines Lagerungszeitraums von 60 Tagen durch den RBL-Zell-Test: *RBL-Zellen wurden passiv mit allergenspezifischen Poolseren aus Mäusen sensibilisiert (**A**, anti-Wiesenlieschgraspollen-; **B**, anti-Birkenpollen- und **C**, anti-F. culmorum-Extrakt). Die gelagerten Extraktproben wurden zur dosisabhängigen Stimulation der sensibilisierten RBL-Zellen benutzt und die Mediatorfreisetzung bezogen auf die Totalfreisetzung ermittelt. Die Mediatorfreisetzung bei einer Stimulatorkonzentration von 0.1 µg/ml erwies sich dabei als optimal und wurde für die grafische Darstellung ausgewählt. Die angegebenen Fehlerbalken stellen die Standardabweichung dar (für F. culmorum nicht darstellbar, da Werte zu gering). Die Pollenextrakte zeigten über den Lagerungszeitraum von 60 Tagen keinen Verlust ihrer Potenz zur Auslösung von Typ-I-Reaktionen, wohingegen die Potenz des F. culmorum-Extrakts stetig abnahm. In der Mischung mit F. culmorum waren die Pollenextrakte bereits nach wenigen Tagen Lagerung in ihrer allergenen Potenz stark reduziert.*

4.2 Sensibilisierung gegen *Fusarium culmorum* – Vergleich der IgE-Reaktivität zweier Allergenextrakte

4.2.1 Auswahl humaner Seren

Um die Relevanz von *F. culmorum* als potenzielle Inhalationsallergenquelle zu untersuchen, wurden aus unterschiedlichen Quellen 52 Seren von Probanden, bei denen Hinweise auf eine klinisch relevante Schimmelpilzallergie vorlagen, bezogen (→ 2-8). Als Kontrollen dienten verschiedene Seren von Nichtallergikern. Die ausführlichen Patientencharakteristika sind in Tabelle A1 im Anhang zusammengefasst.

4.2.2 Nachweis *F. culmorum*-spezifischer IgE-Antikörper mittels EAST

Für den semiquantitativen Nachweis *F. culmorum*-spezifischer IgE-Antikörper in den Patientenseren wurde ein selbst hergestellter *F. culmorum*-Extrakt (PEI-Extrakt → 3.1.1) im EAST (→ 3.2.3) eingesetzt. Mit diesem Extrakt wurden bei 18/52 Patienten (35 %) *F. culmorum*-spezifische IgE-Antikörper nachgewiesen (Tabelle 4-1). Die EAST-Klassen waren dabei unter den positiven Seren (EAST-Klasse ≥ 1) wie folgt verteilt:

Klasse 1 (≥ 0,35 U/ml): 8/18 Seren (44 %),
Klasse 2 (≥ 0,70 U/ml): 6/18 Seren (33 %),
Klasse 3 (≥ 3,50 U/ml): 4/18 Seren (22 %),
Klasse 4 (≥ 17,5 U/ml): 0/18 Seren (0 %).

Parallel zu dem mit selbst hergestelltem *F. culmorum*-Extrakt durchgeführten EAST wurden die Patientenseren zusätzlich mit selbst hergestellten Allergenscheiben eines industriell hergestellten, aber nicht als Allergenprodukt zugelassenen, *F. culmorum*-Extraktes (HAL-Extrakt, → 2.10) untersucht. Mit diesem Extrakt waren nur bei 5/52 Patienten (10 %) spezifische IgE-Antikörper gegen *F. culmorum* nachweisbar (Tabelle 4-1). Davon hatten vier Seren eine EAST-Klasse 2 und ein Serum Klasse 1. Bei den Klasse-2-Seren handelte es sich um die Seren 20, 48, 49 und 50, welche mit dem PEI-Extrakt die höchste EAST-Klasse (Klasse 3) erreichten. Bis auf Serum 52, welches mit dem HAL-Extrakt noch eine EAST-Klasse 1 hatte, waren alle Seren, die mit dem PEI-Extrakt eine EAST-Klasse ≤ 2, hatten mit dem HAL-Extrakt negativ. Des Weiteren wurden mit dem HAL-Extrakt keine zusätzlichen Seren als *F. culmorum*-positiv getestet.

4.2.3 Nachweis *F. culmorum*-spezifischer IgE-Antikörper im Immunblot

Beide *F. culmorum*-Extrakte (PEI und HAL) wurden auf ihre IgE-Bindungseigenschaften im Immunblot untersucht (→ 3.2.1). Mit dem selbst hergestellten Extrakt konnten in 23/52 Seren (44 %) spezifische IgE-Antikörper nachgewiesen werden (Abb. 4-7a). Die Signalintensitäten der Seren 15, 36 und 41 waren zwar gering und wurden durch die elektronische Bildverarbeitung noch weiter abgeschwächt, jedoch im Vergleich zur Negativkontrolle (Nichtallergikerserum) deutlich positiv. Insgesamt war das Verteilungsmuster der IgE-Reaktivitäten der Einzelseren mit dem PEI-Extrakt sehr heterogen, wobei grob zwei Gruppen unterschieden werden konnten:

1. IgE-Reaktivitäten mit einer Vielzahl von Extraktkomponenten überwiegend im hochmolekularen Bereich zwischen etwa 35 und 80 kDa (z. B. Serum 48) bei 10/23 (43 %) der Seren. Die Intensität der IgE-Reaktivitäten mit den einzelnen Extraktkomponenten war dabei für die Einzelseren jeweils sehr homogen. Ein Vergleich mit den EAST-Daten zeigte, dass es sich bei diesen Seren häufig um Seren mit hohen EAST-Klassen (≥ 2) handelte.
2. IgE-Reaktivitäten mit meist nur einer oder wenigen distinkten Extraktkomponenten vorwiegend im niedermolekularen Bereich zwischen etwa 15 und 35 kDa (z. B. Seren 2, 14, 39) oder im hochmolekularen Bereich um ca. 60 kDa (Serum 42) bei 13/23 Seren (57 %). Die Intensitäten der IgE-Reaktivitäten einzelner Seren mit verschiedenen Extraktkomponenten waren uneinheitlich. Diese Seren waren in der Regel durch niedrige EAST-Klassen (≤ 2) gekennzeichnet.

Auffällig waren eine IgE-reaktive Extraktkomponente bei ca. 29 kDa, die durch 5/23 Seren (22 %) detektiert wurde (Seren 1, 2, 43, 45 und 51) und eine weitere bei ca. 35 kDa, die durch 6/23 Seren (26 %) detektiert wurde (Seren 20, 30, 44, 48, 49 und 50). Weiterhin war bei 9/23 Seren (39 %) eine dominante Reaktivität bei ca. 45 kDa zu beobachten (Seren 19, 23, 24, 30, 40, 43 48, 49 und 50). Innerhalb dieser Patientengruppen zeigten diese Extraktkomponenten jeweils starke IgE-Antikörper-Bindungskapazitäten.

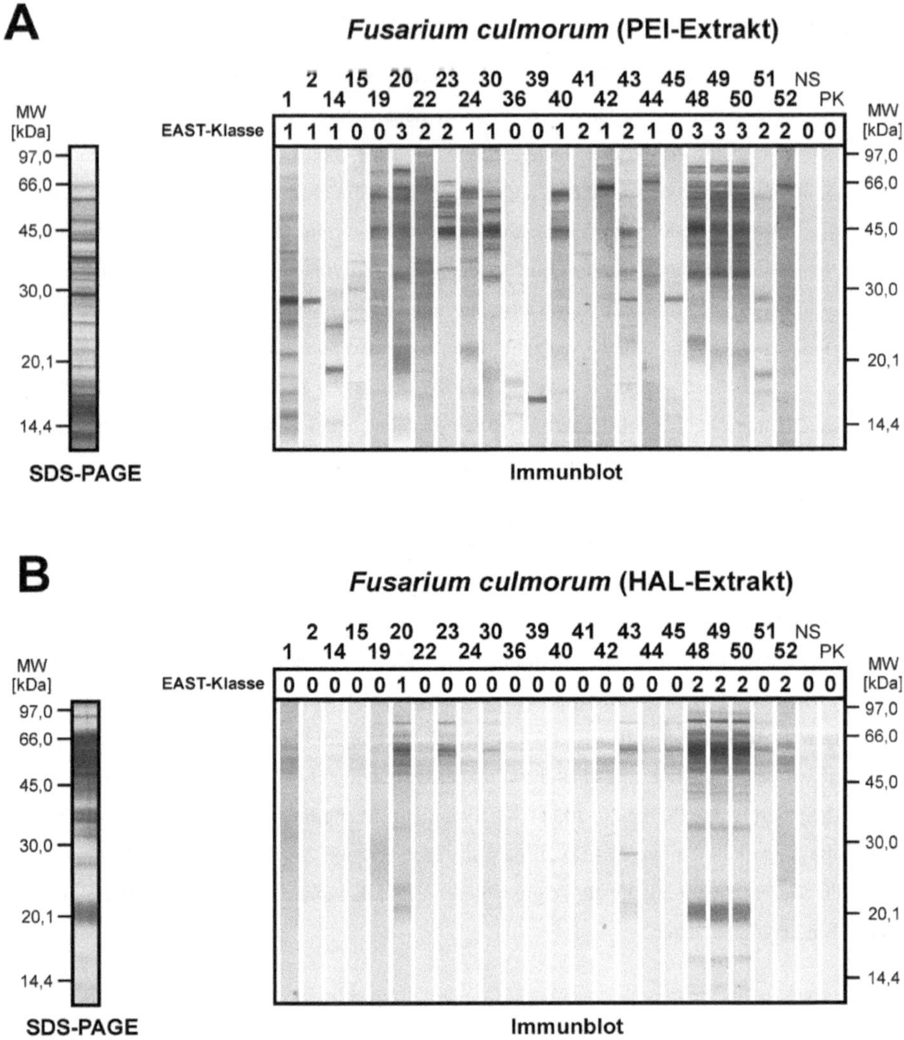

Abbildung 4-7: Vergleich der IgE-Bindungseigenschaften zweier F. culmorum-Allergenextrakte im Immunblot: *Die IgE-Reaktivitäten des selbst hergestellten F. culmorum-Allergenextraktes (**A**, PEI-Extrakt) und eines kommerziellen Extraktes (**B**, HAL-Extrakt) wurden im Immunblot mit Patientenseren verglichen. Dargestellt sind die Seren, bei denen F. culmorum-spezifische IgE-Antikörper mit dem PEI-Extrakt nachgewiesen worden waren. Jeweils links neben den Blots sind die Protein-Bandenmuster der Extrakte dargestellt, wie sie durch SDS-PAGE und Silber-Nitrat-Färbung erhalten wurden. NS = Nichtallergikerserum, PK = Pufferkontrolle. Zum Vergleich sind über den Blotsstreifen die jeweiligen EAST-Klassen der einzelnen Seren angegeben.*

Im Gegensatz zu dem PEI-Extrakt waren mit dem kommerziellen Extrakt (HAL-Extrakt) nur in 9/52 Seren (17 %) *F. culmorum*-spezifische Antikörper nachweisbar. IgE-Reaktivitäten waren fast ausschließlich im hohen Massenbereich mit einer Vielzahl von Extraktkomponenten zu beobachten. Im niedermolekularen Bereich fanden sich nahezu keine IgE-Reaktivitäten. Eine Ausnahme bildeten lediglich eine starke IgE-Reaktivität der Seren 48, 49 und 50 bei ca. 21 kDa sowie die von Serum 43 detektierte Extraktkomponente bei ca. 29 kDa, die jedoch nicht, wie beim PEI-Extrakt, von den Seren 1, 2, 45 und 51 detektiert wurde. Die Resultate sind in Abb. 4-7a-b und Tabelle 4-1 zusammengefasst. Zur besseren Übersicht sind in der Abb. 4-7 nur die 23 Seren, die im Immunblot positiv mit dem PEI-Extrakt reagierten, dargestellt (Abb. 4-7a). Zum direkten Vergleich sind die IgE-Reaktivitäten dieser Seren mit dem HAL-Extrakt gezeigt (Abb. 4-7b). Die neun Seren, bei denen durch den HAL-Extrakt spezifische IgE-Antikörper nachgewiesen werden konnten, sind darin eingeschlossen, d.h. es wurden mit diesem Extrakt keine weiteren positiven Seren gefunden.

Die Verteilung der IgE-Antikörper-Reaktivitäten beider *F. culmorum*-Extrakte über den gesamten Massenbereich sind in Form von Allergogrammen in der Abbildung 4-8 zusammengefasst. Darin sind die Extraktkomponenten mit starken IgE-Antikörper-Bindungskapazitäten einzelner Seren (z. B. für Serum 39 bei ca. 17 kDa, vgl. Abb. 4-7a) oder Extraktkomponenten, die von mehreren Seren detektiert wurden, erfasst. IgE-Reaktivitäten im Massenbereich > 45 kDa waren in der Regel keinen einzelnen Extraktkomponenten zuzuordenen und wurden daher zusammengefasst. Seren die durch sehr schwache IgE-Reaktivitäten gekennzeichnet waren, wurden nicht berücksichtigt.

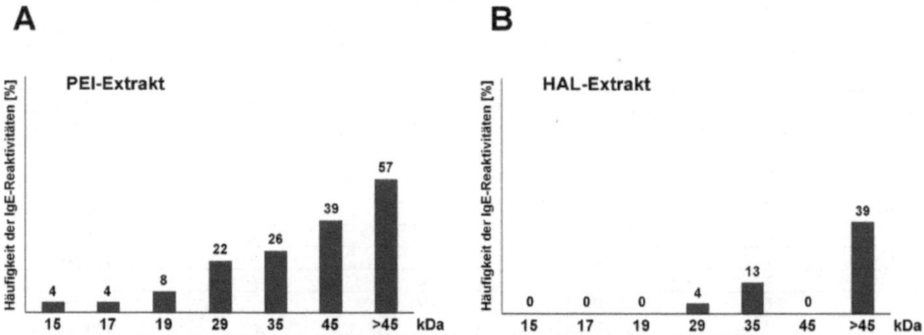

Abbildung 4-8: Allergogramm: *IgE-Reaktivitäten F. culmorum-sensibilisierter Patienten mit dem PEI-Extrakt **(A)** und HAL-Extrakt **(B)** im Immunblot. Angegeben sind besonders starke IgE-Reaktivitäten gegen einzelne Extraktkomponenten bzw. Extraktkomponenten die durch mehrere Seren detektiert wurden.*

Tabelle 4-1: *Vergleich der IgE-Antikörper-Reaktivitäten gegen F. culmorum (PEI- und HAL-Extrakt) bei 52 Seren von Patienten mit Verdacht auf Schimmelpilzallergie untersucht mittels EAST (EAST-Klassen 0-4) und Immunblot (++ = sehr starke Reaktivität; + = starke Reaktivität; +/- = schwache Reaktivität; - = keine Reaktivität). Die Summe positiver Ergebnisse ist unter Σ zusammengefasst.*

Serum	**EAST**		**Immunblot**		**IgE-Nachweis**
Nr.	**PEI-Extrakt**	**HAL-Extrakt**	**PEI-Extrakt**	**HAL-Extrakt**	**(EAST + Immunblot)**
1	**1**	0	+	-	**positiv**
2	**1**	0	+	-	**positiv**
3	0	0	-	-	negativ
4	0	0	-	-	negativ
5	0	0	-	-	negativ
6	0	0	-	-	negativ
7	0	0	-	-	negativ
8	0	0	-	-	negativ
9	0	0	-	-	negativ
10	0	0	-	-	negativ
11	0	0	-	-	negativ
12	0	0	-	-	negativ
13	0	0	-	-	negativ
14	**1**	0	+	-	**positiv**
15	0	0	+/-	-	**positiv**
16	0	0	-	-	negativ
17	0	0	-	-	negativ
18	0	0	-	-	negativ
19	0	0	+	-	**positiv**
20	**3**	**1**	++	-/+	**positiv**
21	0	0	-	-	negativ
22	**2**	0	-/+	-	**positiv**
23	**2**	0	+	-/+	**positiv**
24	**1**	0	+	-	**positiv**
25	0	0	-	-	negativ
26	0	0	-	-	negativ
27	0	0	-	-	negativ
28	0	0	-	-	negativ
29	0	0	-	-	negativ
30	**1**	0	+	-	**positiv**
31	0	0	-	-	negativ
32	0	0	-	-	negativ
33	0	0	-	-	negativ
34	0	0	-	-	negativ
35	0	0	-	-	negativ
36	0	0	-/+	-	**positiv**
37	0	0	-	-	negativ
38	0	0	-	-	negativ
39	0	0	+	-	**positiv**
40	**1**	0	+	-	**positiv**
41	**2**	0	-/+	-	**positiv**
42	**1**	0	-/+	-	**positiv**
43	**2**	0	+	-/+	**positiv**
44	**1**	0	-/+	-	**positiv**
45	0	0	+	-/+	**positiv**
46	0	0	-	-	negativ
47	0	0	-	-	negativ
48	**3**	**2**	++	+	**positiv**
49	**3**	**2**	++	+	**positiv**
50	**3**	**2**	++	+	**positiv**
51	**2**	0	+	-/+	**positiv**
52	**2**	**2**	-/+	-/+	**positiv**
Σ	**18/52 (35 %)**	**5/52 (10 %)**	**23/52 (44 %)**	**9/52 (17 %)**	**23/52 (44 %)**

4.2.4 Nachweis spezifischer IgE-Antikörper gegen allergologisch relevante Schimmelpilze bei *F. culmorum*-sensibilisierten Patienten

Unter anderem Kersten und Hoek (1980) haben in ihrer Studie zur Prävalenz von Schimmelpilzsensibilisierungen festgestellt, dass bei den untersuchten Patienten in der Regel Mehrfachsensibilisierungen gegen eine Reihe der eingesetzten Schimmelpilzspezies zu beobachten waren.

Die 23 Seren *F. culmorum*-sensibilisierter Patienten (vgl. Tabelle 4-1) sowie 3 Seren von Patienten, die ausschließlich gegen das rekombinante *F. culmorum*-Protein rFus c 2 (→ 4.6) sensibilisiert waren, wurden daher mit Hilfe des kommerziellen Fluoreszenz-Enzyimmunoassays (CAP-FEIA) auf den Gehalt an spezifischen IgE-Antikörpern gegen die, als allergologisch besonders relevant angesehenen, Schimmelpilzspezies *Alternaria alternata, Cladosporium herbarum, Aspergillus fumigatus* und *Penicillum notatum* untersucht (Tabelle 4-2). Da der Nachweis *F. culmorum*-spezifischer IgE-Antikörper im CAP-FEIA nicht möglich war, wurden die Seren zusätzlich auf IgE gegen die phylogenetisch nahestehende Art *Fusarium moniliforme* getestet. Die Verteilung der durch den CAP-FEIA gefundenen Sensibilisierungen unter den 26 getesteten Seren war 25/26 (96 %) *F. moniliforme*, 24/25 (96 %) *P. notatum*, 24/25 (96 %) *A. fumigatus*, 23/25 (92 %) *A. alternata* und 23/25 (92 %) *C. herbarum*. An dieser Stelle soll darauf hingewiesen werden, dass der CAP-FEIA im Vergleich zu anderen *in-vitro*-Testsystemen zur Bestimmung allergenspezifischer IgE-Antikörper, wie z. B. EAST bzw. RAST deutlich sensitiver ist, da höhere Allergenmengen an der Festphase gebunden sind und daher per se niedrigere Antikörpermengen nachweisbar sind bzw. höhere Testresultate erreicht werden (Ewan und Coote, 1990; Leimgruber et al., 1991). Daher sind die EAST- und CAP-Klassen nicht direkt vergleichbar.

Tabelle 4-2: *Nachweis spezifischer IgE-Antikörper (halb-quantitativ in CAP-Klassen) gegen relevante Schimmelpilzallergene in Seren von F. culmorum-sensibilisierten Patienten (ng = nicht getestet). Die Seren 13, 21 und 32 (grau unterlegt) waren ausschließlich mit dem rekombinanten F. culmorum-Protein rFus c 2 reaktiv (→ 4.6) und sind der besseren Übersichtlichkeit wegen in die Tabelle integriert. Zum Vergleich sind die EAST-Klassen der Seren mit dem selbst hergestellten F. culmorum-Extrakt (PEI-Extrakt) dargestellt.*

Allergen		**Serumnummer**																								
		1	**2**	**14**	**15**	**19**	**20**	**22**	**23**	**24**	**30**	**36**	**39**	**40**	**41**	**42**	**43**	**44**	**45**	**48**	**49**	**50**	**51**	**52**	**13**	**21**	**32**
A. alternata	**CAP-Klasse**	6	2	4	3	2	1	3	2	3	0	3	3	ng	4	4	0	3	4	3	3	3	3	4	3	4	3
C. herbarum		5	5	3	3	2	1	3	3	4	0	3	4	ng	4	3	1	3	3	2	2	2	3	3	0	2	3
A. fumigatus		5	4	3	1	2	2	3	3	4	1	2	2	ng	2	3	1	2	2	3	3	3	3	3	1	2	0
P. notatum		4	4	3	1	1	3	3	3	5	3	1	2	ng	3	3	2	3	3	4	4	4	3	3	0	3	2
F. moniliforme		5	3	4	2	3	3	4	3	3	2	2	3	4	2	2	2	3	3	3	3	3	2	3	0	2	1
F. culm.-EAST		1	1	1	0	0	3	2	2	1	1	0	0	1	2	1	2	1	0	3	3	3	2	2	0	0	0

4.2.5 Immunblot-Inhibition zur Untersuchung der Kreuzreaktivität zwischen *F. culmorum*, *A. alternata* und *C. herbarum*

Die in der vorliegenden Arbeit durch den CAP-FEIA erhaltenen Daten zeigten, dass sämtliche *F. culmorum*-sensibilisierten Patienten ebenfalls gegen mindestens zwei weitere allergologisch relevante Schimmelpilzspezies sensibilisiert waren. Dieser Befund deutete auf eventuelle kreuzreaktive IgE-Epitope hin, welche insbesondere für viele pflanzliche Allergene (Ebner et al., 1995; Hoffmann-Sommergruber et al., 1999; Neudecker et al., 2001; Petersen et al., 1996; Reindl et al., 2002; Scheurer et al., 1999; Scheurer et al., 2000; Scheurer et al., 2001b; Vieths et al., 1998; Vieths et al., 2002) aber auch für verschiedene Pilzallergene (De Zubiria et al., 1990; O'Neil et al., 1990; Simon-Nobbe et al., 2000; Verma und Gangal, 1994) beschrieben wurden. Um zu untersuchen, ob *F. culmorum* gemeinsame IgE-bindende Epitope mit Allergenen der umfangreich charakterisierten Schimmelpilze *Alternaria alternata* und *Cladosporium herbarum* hat, wurden Immunblot-Inhibitionen durchgeführt (→ 3.2.2). Dazu wurden zwei Seren, nämlich Serum 49, welches im *F. culmorum*-Immunblot mit einer Vielzahl von Extraktkomponenten überwiegend im hochmolekularen Bereich reagierte, und Serum 14, welches zwei Extraktkomponenten im niedermolekularen Bereich detektierte eingesetzt (vgl. Abb. 4-7). Die Preinkubation von Serum 14 mit 100 µg Protein aus *A. alternata* vor der Immundetektion führte zu einem völligen Verschwinden der IgE-Reaktivität bei ca. 18 und 27 kDa (Abb. 4-9). Demgegenüber führte die Inhibition mit *C. herbarum*-Extrakt nur zu einer Verringerung der Intensität, aber nicht zum völligen Verlust der Signale (im Original deutlich zu erkennen). Die IgE-Reaktivitäten des Serums 49 waren nur teilweise durch *A. alternata* und überhaupt nicht durch *C. herbarum* inhibierbar. Durch Preinkubation der Seren mit 100 µg *F. culmorum*-Protein wurde in beiden Fällen eine 100%ige Inhibition der IgE-Reaktivität erreicht, wohingegen die Inkubation mit Magermilchextrakt (Negativkontrolle) keine Auswirkungen auf die IgE-Reaktivität der untersuchten Seren hatte.

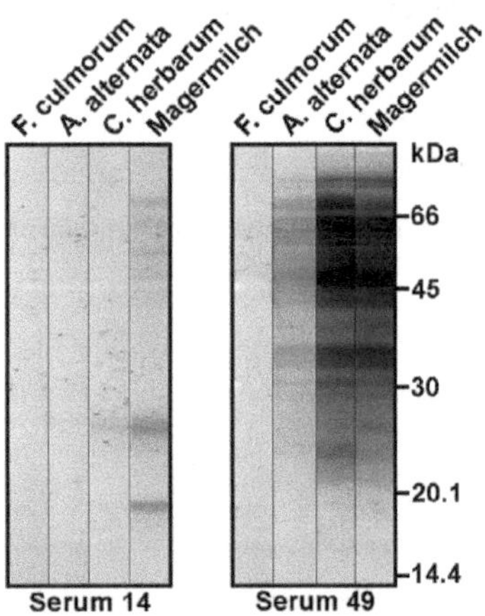

Abbildung 4-9: Nachweis der Kreuzreaktivität zwischen F. culmorum und A. alternata bzw. C. herbarum durch Immunblot-Inhibition: *F. culmorum-Extrakt wurde über SDS-PAGE getrennt und auf eine Nitrozellulosemembran transferiert. Die IgE-Bindung an F. culmorum-Extrakt wurde durch Inkubation der zur Detektion eingesetzten Patientenseren mit 100 µg A. alternata-Extrakt als Inhibitor nahezu vollständig bzw. durch C. herbarum-Extrakt teilweise unterdrückt. 100 µg F. culmorum-Extrakt diente als Positivkontrolle und 100 µg Magermilchextrakt diente als Negativkontrolle.*

4.2.6 Nachweis IgE-reaktiver Kohlenhydratstrukturen auf Glykoproteinen von *F. culmorum* durch Perjodatoxidation

Für Glykoproteine aus Pflanzen wurde beschrieben, dass sie bestimmte Kohlenhydratstrukturen (crossreacting carbohydrate determinants, CCDs) tragen können (→ Abb. 1-4), gegen die IgE-Antikörper gerichtet sein können (Aalberse et al., 1981; Ballmer-Weber et al., 2001; Fötisch und Vieths, 2001; van Ree und Aalberse, 1999; Vieths et al., 2002). Im Immunblot mit Allergenextrakten aus z. B. Sellerie oder Apfel zeigten diese IgE-Antikörper charakteristische Reaktivitäten, die überwiegend im hohen Massenbereich und mit jeweils vergleichbarer Intensität auftraten. Im Immunblot mit *F. culmorum*-Extrakt reagierten etwa die Hälfte aller Patienten, die auf *F. culmorum*-sensibilisiert waren, hauptsächlich im hochmolekularen Bereich mit einer Vielzahl von Extraktkomponenten (→ Abb. 4-7). Dabei waren die IgE-Reaktivitätsmuster mehrerer Seren sehr ähnlich. Daher lag der Verdacht nahe, dass es sich hierbei um Reaktivitäten mit Kohlenhydratepitopen auf Glykoproteinen handelt, da in diesem Fall eine einzige IgE-reaktive Struktur auf mehreren Proteinen vorkommen könnte und dadurch sehr viele verschiedene Extraktkomponenten durch ein und denselben IgE-Antikörper detektiert würden.

Immunblot-Inhibitionsversuche mit einem pflanzlichen Glykopeptid (MXF, → Abb. 1-4) als Inhibitor der IgE-Bindung an *F. culmorum*-Extrakt verliefen erwartungsgemäß negativ (Daten nicht gezeigt), da sich die Glykosylierungsmuster von Pflanzen und Pilzen unterscheiden. Aufgrund der beschriebenen IgE-Reaktivitätsmuster war es trotzdem wahrscheinlich, dass bestimmte Patientenseren gegen Kohlenhydratepitope gerichtete IgE-Antikörper enthalten. Da für etwaige Inhibitionsstudien keine gereinigten Glykopeptide aus *F. culmorum* zur Verfügung standen, sollte der im folgenden beschriebene Versuchsansatz einen Hinweis darauf geben. Dazu wurden *F. culmorum*-Extrakt-Blotstreifen mit verschiedenen Konzentrationen von Natriumperjodat inkubiert (→ 3.1.13). Durch diese Behandlung wurden die Kohlenhydrate auf den Glykoproteinen oxidiert und somit mögliche Epitopstrukturen zerstört. Es wurde dann mit dem Serum 49, welches hauptsächlich im hochmolekularen Bereich mit sehr vielen Extraktkomponenten reagierte (vgl. Abb. 4-7), detektiert. Zum Vergleich wurde ein Serum (Serum 14, vgl. Abb. 4-7) eingesetzt, das sich durch sein IgE-Reaktivitätsmuster von Serum 49 unterscheidet. Da es im *F. culmorum*-Extrakt ausschließlich zwei Extraktkomponenten mit unterschiedlicher Signalintensität detektierte, konnte man annehmen, dass es proteinepitopspezifische IgE-Antikörper enthält. Durch den verwendeten sauren Oxidationspuffer und das starke Oxidationsmittel Natriummetaperjodat konnte eine Zerstörung von Proteinepitopen nicht grundsätzlich ausgeschlossen werden. Als Kontrolle wurde daher rekombinantes (d.h. nicht glykosyliertes) Protein (rFus c 1, siehe Kapitel 4.6) geblottet, die Membranstreifen ebenfalls der Perjodatoxidation unterzogen und anschließend mit Serum 44 bei ca. 15 kDa (vgl. Abb. 4-23) detektiert. Die Ergebnisse sind in Abbildung 4-10 dargestellt.

Es zeigte sich, dass durch die Behandlung der *F. culmorum*-Blotstreifen mit steigenden Perjodat-Konzentrationen ab 5 mM die IgE-Bindung von Serum 49 völlig unterdrückt wurde. Demgegenüber hatte selbst die höchste Perjodat-Konzentration keine Auswirkungen auf die IgE-Reaktivität von Serum 44 mit rFus c 1 (die schwache IgE-reaktive Bande bei ca. 25 kDa stellte ein rFus c 1-Dimer dar) und nur sehr geringe auf die IgE-Reaktivität der Extraktkomponenten bei ca. 20, 27 und 28 kDa, die mit dem Serum 14 detektiert wurden.

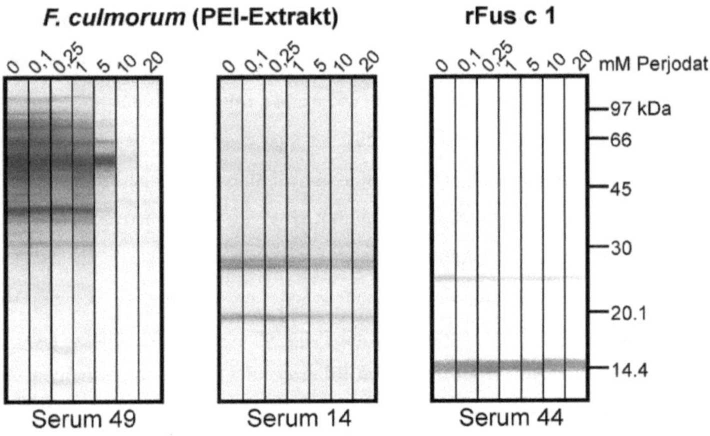

Abbildung 4-10: Nachweis IgE-reaktiver Kohlenhydratstrukturen durch Perjodatoxidation: *F. culmorum-Extrakt wurde durch SDS-PAGE getrennt und auf eine Nitrozellulosemembran transferiert. Die Membran wurde in Streifen geschnitten und mit den angegebenen Konzentrationen Natriumperjodat behandelt. Kohlenhydratstrukturen auf Glykoproteinen wurden dadurch oxidiert und zerstört. Die anschließende Immundetektion mit Serum 49, welches mit vermeintlichen Kohlenhydratepitopen reagiert zeigte, dass die IgE-Bindung völlig unterdückt werden konnte. Im Gegensatz dazu hatte die Perjodatoxidation keinen Effekt auf die IgE-Reaktivität des Extraktes mit Serum 14, welches vermeintlich mit Proteinepitopen reagiert. Ein identischer Ansatz mit rFus c 1 zeigte, dass die Oxidation keinen Einfluss auf die Proteinstruktur hatte.*

4.3 Generierung einer *F. culmorum*-cDNA-Expressionsbibliothek und Isolierung IgE-reaktiver Klone

Aufgrund der mangelnden Qualität von Allergenextrakten aus Schimmelpilzen ist die Diagnose von Schimmelpilzallergien generell problematisch, was sich in stark variierenden Angaben zur Prävalenz widerspiegelt (→ 1.5.3). Eine mögliche Lösung dieser Problematik wird dem Einsatz von rekombinanten Allergenen in der Diagnostik zugesprochen. Daher wurde im Rahmen der vorliegenden Arbeit versucht, wichtige Allergene aus der Spezies *F. culmorum* zu identifizieren und rekombinant herzustellen, um damit eine Möglichkeit eines standardisierten Referenzmaterials für die Diagnose von *F. culmorum*-Sensibilisierungen zu schaffen. Dazu sollte zunächst mit dem λSCREEN-1-Vektor-System eine λ-Phagen-Expressionsbibliothek angelegt und diese mit Seren von *F. culmorum*-sensibilisierten Patienten nach IgE-reaktiven Klonen „gescreent" werden.

4.3.1 Gesamt-RNA-Isolation aus *Fusarium culmorum*

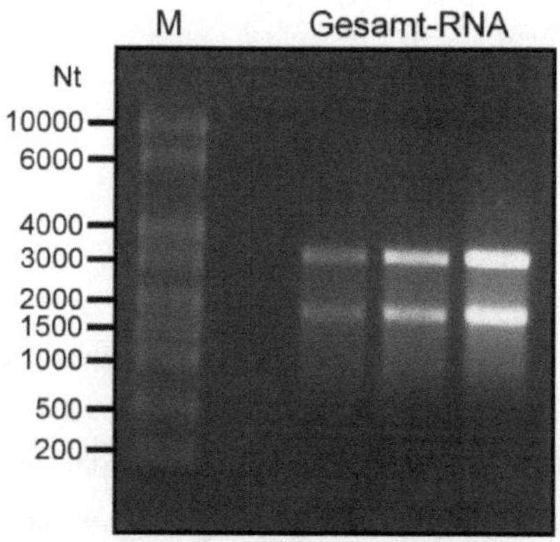

Abbildung 4-11: Agarosegelelektrophorese der Gesamt-RNA aus F. culmorum: *Verschiedene Mengen (375, 750, und 1500 ng) Gesamt-RNA wurden mittels nicht denaturierendem 1,5%igen Agarosegel getrennt und mit Ethidiumbromid gefärbt. Die beiden dominanten Banden bei ca. 3300 bzw. 1800 Nt stellen die 28S- bzw. 18S-rRNA dar, die als interne Marker für die Gesamt-RNA-Präparation dienten. M = RNA-Standard.*

Aus einem Gramm lyophilisierten Pilz-Material (Konidien und Mycel) der Spezies *Fusarium culmorum* (→ 2.10) wurde durch Extraktion mittels GTC und isopyknischer Zentrifugation im CsCl-Gleichgewichtsgradienten Gesamt-RNA isoliert (→ 3.3.1). Die RNA-Ausbeute betrug etwa 7 mg RNA (ratio $OD_{260nm}/OD_{280nm} = 2,4$). Der Grad der Degradierung der isolierten RNA wurde mittels Auftrennung verschiedener Mengen im Agarosegel überprüft (Abb. 4-11). Die Präparation war durch zwei distinkte RNA-Banden mit Kettenlängen von ca. 3300 Nukleotiden (Nt) (28S-rRNA) und ca. 1800 Nt (18S-rRNA) charakterisiert, wobei die obere Bande etwas intensiver erschien als die untere (gut zu erkennen bei 750 ng).

4.3.2 mRNA-Isolation

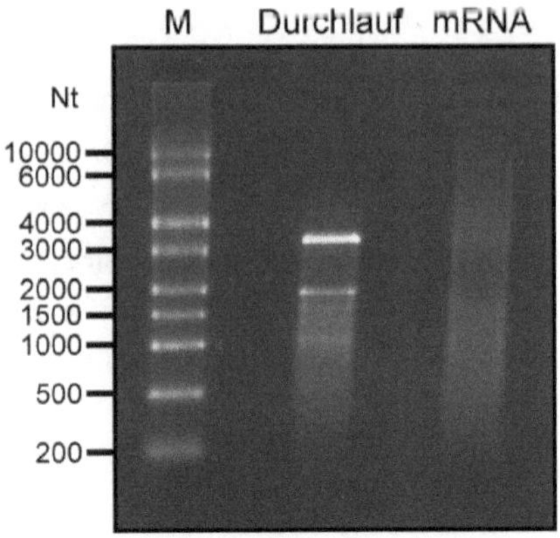

Abbildung 4-12: Agarosegelelektrophorese der mRNA aus F. culmorum: *500 ng mRNA wurden mittels nicht-denaturierendem Agarosegel (1,5 %) getrennt und mit Ethidiumbromid gefärbt. M = RNA-Standard. Mit Durchlauf ist die nach der mRNA-Isolation verbliebene Gesamt-RNA bezeichnet.*

Für die Generierung der *F. culmorum*-cDNA-Bank wurde aus Gesamt-RNA mRNA isoliert (→ 3.3.2). Um eine Kontamination mit ribosomaler RNA soweit wie möglich zu reduzieren, wurde die isolierte mRNA ein zweites Mal mit dem verwendeten Kit gereinigt. Aus 6,5 mg Gesamt-RNA wurden 7 µg mRNA (ratio $OD_{260nm}/OD_{280nm} = 1{,}7$) erhalten, die lediglich eine sehr geringe Kontamination mit 28S-rRNA aufwies (Abb. 4-12). Die mRNA-Präparation war durch einen „Schmier" von etwa 300 Nt bis 10000 Nt gekennzeichnet, wobei eine relative Häufung der mRNA-Moleküle bei ca. 1000-2000 Nt zu beobachten war.

4.3.3 cDNA-Synthese

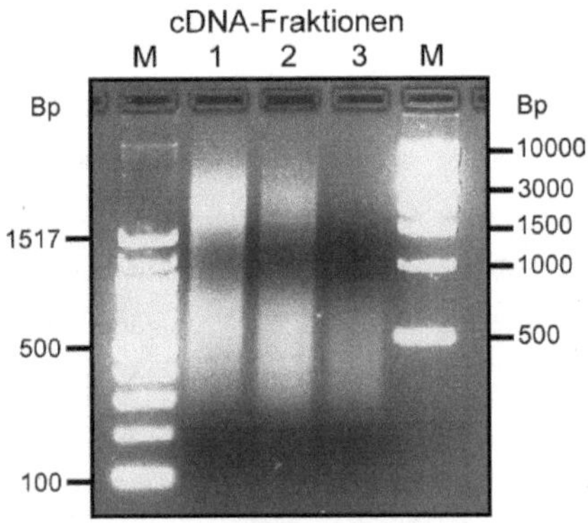

Abbildung 4-13: Agarosegelelektrophorese der fraktionierten cDNA aus F. culmorum: *500 ng cDNA je Fraktion (1-3) wurden zur Größenbestimmung in einem 1,5%igen Agarosegel getrennt und mit Ethidiumbromid gefärbt. M = DNA-Standard.*

4,5 µg der mRNA wurden unter Einsatz von Oligo(dT)-Primern in doppelsträngige cDNA umgeschrieben (→ 3.3.3). Eine Fraktionierung der cDNA mittels Gelfiltration war notwendig, um sehr kleine cDNA-Fragmente (unvollständige Transkripte) sowie überschüssige Linker (würden bei der späteren Ligationsreaktion stören, siehe unten) aus der Präparation zu entfernen. Es wurden 3 Elutions-Fraktionen erhalten (1. und 2. Fraktion jeweils 1 µg, 3. Fraktion 800 ng). Die Größe der cDNA in den einzelnen Fraktionen wurde in einem Agarosegel ermittelt (Abb. 4-13). In der ersten Fraktion (ratio $OD_{260nm}/ OD_{280nm} = 1{,}6$) waren die größten cDNA-Moleküle durch einen „Schmier" von ca. 300-8000 Bp repräsentiert. Diese Fraktion wurde für die Insertion in den λSCREEN-1-Vektor (siehe unten) ausgewählt.

4.3.4 Insertion der *F. culmorum*-cDNA in den λSCREEN-1-Vektor

F. culmorum-cDNA wurde in einem Ligationsansatz mit linearisierter λSCREEN-1-Vektor-DNA wie in Tabelle 3-5 gezeigt eingesetzt. Das optimale molare Verhältnis zwischen cDNA (Insert) und Vektor war durch Vorversuche ermittelt worden und betrug 4,3:1. Als Ligationskontrolle diente ein Kontrollinsert (vom Hersteller) im molaren Verhältnis Insert:Vektor von 5,7:1. Als Religationskontrolle wurde linearisierte Vektor-DNA ohne Insert eingesetzt. Zur Kontrolle der anschließenden *in-vitro*-Verpackungsreaktion der rekombinanten Vektoren in die Phagenhüllen wurde eine vom Hersteller vorgegebene Kontrolle eingesetzt. Die Titer rekombinanter infektiöser Phagen (primäre Rekombinante) wurden, wie in Abschnitt 3.3.3 beschrieben, für jeden Ansatz ermittelt. Die Ergebnisse sind in Tabelle 4-3 dargestellt. Der ermittelte Titer der primären Rekombinanten des cDNA-Ansatzes betrug unter Berücksichtigung der Religantionsrate $4{,}52 * 10^5$ pfu/ml. Durch Amplifikation (→ 3.3.3) wurde eine endgültige *F. culmorum*-cDNA-Bank mit einem Titer von ca. $1 * 10^8$ pfu/ml generiert.

Tabelle 4-3: *Titer der primären Rekombinanten.*

Reaktionsansatz	„plaque forming units" (pfu/ml)
Ligationskontrolle	$3{,}16 * 10^6$
Religationskontrolle	$3{,}00 * 10^3$
F. culmorum-cDNA Ligationsansatz (Religanten bereits abgezogen)	$4{,}52 * 10^5$
in vitro-Verpackungskontrolle	$> 10^7$

4.3.5 Screening der *F. culmorum*-cDNA-Bank mit humanen Seren

Für die Anreicherung IgE-reaktiver Klone aus der *F. culmorum*-cDNA-Bank wurden im Verlauf der vorliegenden Arbeit vier Seren (in der Reihenfolge 14, 39, 50 und 43; → Tabelle 4-1 und Abb. 4-7) von *F. culmorum*-sensibilisierten Patienten ausgewählt und eingesetzt. Die Auswahlkriterien waren neben einer deutlichen IgE-Reaktivität mit *F. culmorum*-Extrakt im Immunblot bzw. EAST vor allem eine ausreichende Verfügbarkeit (> 4 ml). Des Weiteren wurde versucht durch die Wahl dieser Seren ein möglichst breites IgE-Antikörperspektrum abzudecken.

Da die Screeningprozedur (→ 3.3.3 und Anhang) in allen Fällen gleich war, sind die Ergebnisse exemplarisch anhand des Serums 14 in Abb. 4-14 dargestellt. Die Detektion IgE-reaktiver Klone auf der Nitrozellulosemembran erfolgte analog dem Immunblot (→ 3.2.1). Mit IgE-Antikörpern des Serums 14 reagierte ein Klon deutlich positiv (Abb. 4-14, Pfeil). Dieser Klon wurde isoliert, wobei darauf geachtet wurde, eine Kontamination mit „negativen" Phagen zu minimieren, und durch weitere „Screeningrunden" angereichert, bis alle Klone auf der Platte IgE-reaktiv waren. Die

Spezifität wurde durch Mitführen einer Negativkontrolle (Nichtallergikerserum) ab der zweiten Runde überprüft.

Auf diese Weise konnten mit allen Seren erfolgreich IgE-reaktive Klone (im Weiteren Klon 14, 39, 50 und 43) aus der cDNA-Bank angereichert werden. Mit den Seren 39 und 50 wurden bereits in der ersten Screening-Runde 2 (Klon 39-1/2), bzw. 4 IgE-reaktive Klone (Klon 50-1/2/3/4) identifiziert. Diese wurden jeweils isoliert und für die weiteren Anreicherungsrunden getrennt eingesetzt. In allen Fällen war die mitgeführte Negativkontrolle negativ.

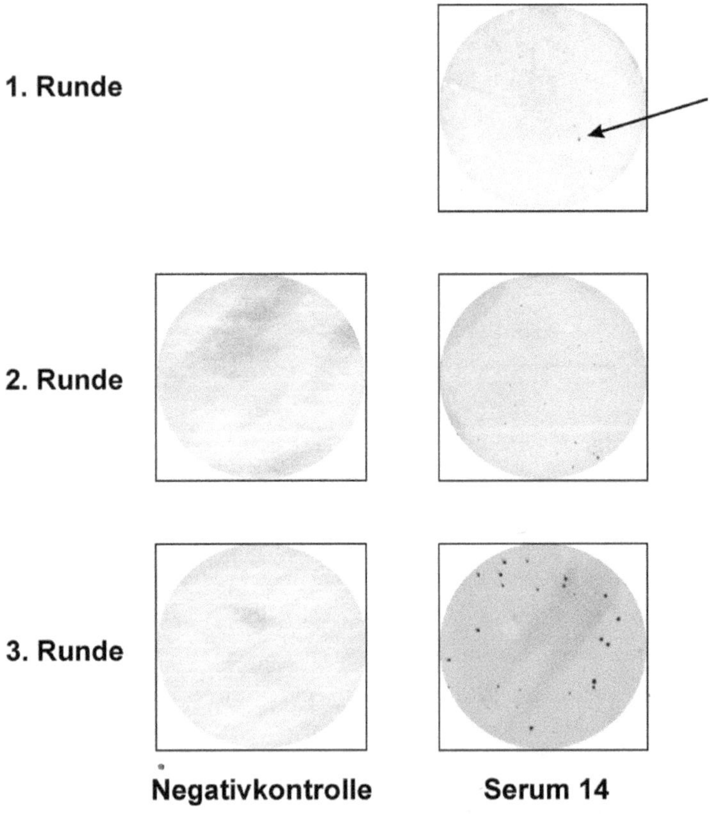

Abbildung 4-14: Screening der F. culmorum-cDNA-Bank mit Serum 14 (exemplarisch): *Für das Screening wurden für die erste Anreicherungsrunde ca. $2*10^4$ pfu eingesetzt. Die Detektion IgE-reaktiver Klone erfolgte über „Plaque-Lifts" und anschließender Immundetektion. Ein IgE-reaktiver Plaque wurde isoliert (Pfeil) und damit E. coli-Zellen infiziert. Diese Anreicherung wurden so lange wiederholt bis alle Plaques IgE-reaktiv waren. Einzelne Plaques wurden dann für eine Phagen-PCR (→ 4.4.1) eingesetzt, um die Insertgrößen zu bestimmen. Ab der zweiten Anreicherungsrunde wurde jeweils parallel zum Patientenserum als Negativkontrolle ein Nichtallergikerserum eingesetzt.*

4.4 Ermittlung der cDNA-Sequenzen IgE-reaktiver Klone

4.4.1 „Phagen-PCR“ zur Ermittlung der cDNA-Insertgrößen

Um zu ermitteln, ob es sich bei den angereicherten Phagen tatsächlich jeweils um einen Klon handelte, und um abschätzen zu können wie groß die in den λSCREEN-1-Vektoren enthaltenen *F. culmorum*-cDNA-Fragmente (Inserts) der IgE-reaktiven Klone 14, 39-1/2, 50-1/2/3/4 und 43 waren, wurden jeweils vier Plaques der letzten Screeningrunde von der entsprechenden Platte isoliert, die Phagen eluiert und die Phagen-DNA als Template in einer PCR mit vektorspezifischen Primerpaaren (T7prom oder SP6 und T7term) eingesetzt (→ 3.3.3). In Abb. 4-15 sind die im Agarosegel ermittelten ungefähren Größen der PCR-Produkte für die Klone 14, 39-1/2, 50-1/2/3/4 und 43 gezeigt. In nahezu allen Fällen wurden für die jeweiligen PCR-Produkte eines Klones identische Größen (cDNA + Vektorsequenz) ermittelt.

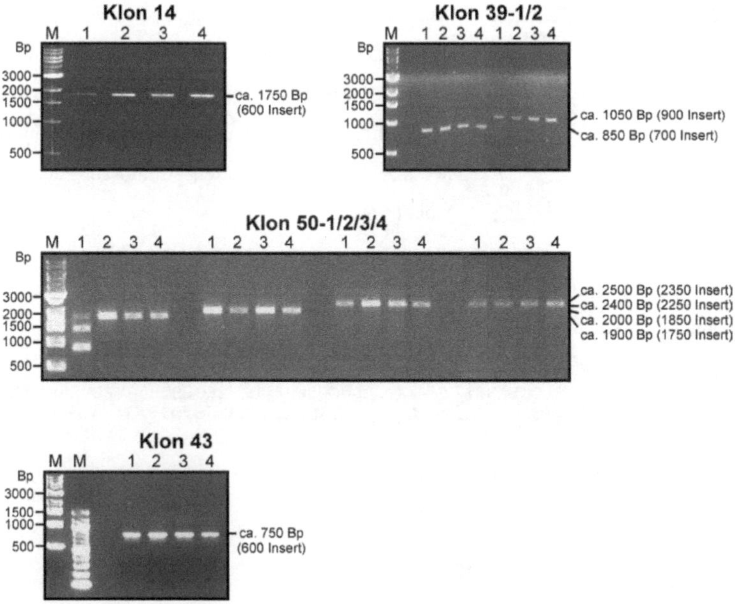

Abbildung 4-15: Ermittlung der cDNA-Insertgrößen der IgE-reaktiven Klone: *Jeweils vier Plaques der letzten Screeningrunde wurden pro potenziellem Klon für eine PCR-Analyse herangezogen und die Fragmentgrößen durch Agarosegelelektrophorese und Ethidiumbromidfärbung ermittelt. Die ungefähren Größen der cDNA-Inserts in Basenpaaren (Bp) sind in Klammern angegeben. M = DNA-Standards. Für die Amplifikation der Insertsequenz des Klons 14 kam das Primerpaar T7prom und T7term zum Einsatz, so dass sich in diesem Fall ein Vektoranteil am PCR-Produkt von ca. 1150 Bp ergab. Demgegenüber betrug der durch die Amplifikation mit dem Primerpaar SP6 und T7term erhaltene Vektoranteil am PCR-Produkt lediglich ca. 150 Bp (Klon 39, 50 und 43)*

Eine Ausnahme bildete lediglich Ansatz 1 von Klon 50-1, bei dem, neben dem 1900 Bp-Amplifikat, noch zwei zusätzliche Amplifikate mit Größen von ca. 1500 und 900 Bp erhalten wurden, deren Ursprung unklar, jedoch für das weitere Vorgehen nicht von Bedeutung war.

4.4.2 Sequenzierung der cDNA-Inserts

Die Nukleinsäuresequenzen sämtlicher oben gezeigter PCR-Produkte wurden durch Sequenzierreaktionen (→ 3.3.4) ermittelt (bei Klon 50-1 nur Produkte 2, 3 und 4) und waren für die untersuchten Klone jeweils identisch. Die gefundenen tatsächlichen cDNA-Insertgrößen sind in Tabelle 4-4 zusammengefasst.

Für alle Sequenzen wurden am 3´-Ende Poly(A)-Schwänze mit variierenden Längen gefunden. Durch Sequenzabgleiche (Alignments) mit dem Programm „MultAlin" (http://prodes.toulouse.inra.fr/multalin/multalin.html) zeigte sich, dass die Klone 39-1 und 2 demselben Transkript zuzuordnen waren. Das gleiche galt für die Klone 50-1/2/3/4, deren Nukleinsäuresequenzen überlappend waren, so dass sich die Sequenzen der Klone 50-1/2/3 vollständig in der des Klon 50-4 wiederfanden. Ausgehend vom Leserahmen des λSCREEN-1-Vektors wurden die durch die Nukleinsäuren der cDNA-Inserts kodierten Aminosäuresequenzen abgeleitet (Abb. 4-16).

Tabelle 4-4: *Exakte Größen der cDNA-Insertsequenzen IgE-reaktiver Klone.*

Klon	Größe der cDNA-Inserts
Klon14	567 Bp
Klon39-1	652 Bp
Klon39-2	661 Bp
Klon50-1	1654 Bp
Klon50-2	1867 Bp
Klon50-3	2245 Bp
Klon50-4	2281 Bp
Klon43	551 Bp

Klon 14 (118 AS):
MAISDPNSSVDSKQTTIKMKHLAAYLLLGLGGNTSPSAADVKAVLTSVGIDADEDRLNKLISELEGKDIQQLIAEGSEKL
ASVPSGGAGGASGGAAAAGGAAEEAKEEEKEEEKEESDEDMGFGLFD**STOP**

Klon 39 (126 AS):
MAISDPNSSNTLRKMVHHITSNDELQKLLSSTTYVVVDFFADWCPPCKAIAPVYEQLSTKHSVPDVLAFAKVNVDHVQDA
AQQYGITAMPTFMFFKEGKQVAVNGQAVIKGADPRTLGAAAEKLGGLAQKRVAGA**STOP**

Klon 50 (430 AS):
MAISDPNSSMIAPTPPGQFPHQQPISSPNRTSRNTPLRPESTEIETHHHANHPPALPVLGMQLPVPGTVPESSRAQSRAS
LNLDIDLDLHAPSHPSHLSHGAPHEQEHAHEIQRHRAHSAQSSAGLPPTGFASHLPPASSGPVSLGWNMYHVPPNLHLNA
NQFNFEVPGHMNVSGHPTHLEHSSTNPNSFHYEHNIVSPSSIHPSTAHFDGEVPSQWDDSLGHGASTPKVRTPSHHVSSN
PWAEINEPTGGDNDNLAPVTRPRKPARARRQKKEPRKLSDASQGARSSSTGGTAHSVSDAASPSSTSHQSRASLTSKSAS
MTSAASTASSRKSKLRSASRTSKNTLDKPNDTAEDRRTRASHNLVEKQYRNRLNAQFESLLHALPEQIRHGDNGGGNGNV
DNESEQANDLDRRVSKGEVLEMARRHIEALERERNQLGT**STOP**

Klon 43 (59 AS):
MAISDPNSSVADAAERLLESVEHEDGEKWKNSVFLSLMRDFRDGRKDIIDNEIRETPENETNIAQDAQ**STOP**

Abbildung 4-16: Abgeleitete Aminosäuresequenzen der cDNA-Insertsequenzen der IgE-reaktiven Klone 14, 39, 50 und 43 ausgehend vom Leserahmen des λSCREEN-1-Vektors, die durch Sequenzierung erhalten wurden: *Die durch Teile der „Multi-Cloning-Site" des Vektors (→ Anhang-Plasmidkarten) sowie des Linkers (→ 3.3.3) kodierte Aminosäuresequenz MAISDPNSS ist grau unterlegt. In Klammern ist die Zahl der durch die cDNA bis zum ersten potenziellen Stopkodon (**STOP**) kodierten Aminosäuren angegeben.*

4.4.3 Vervollständigung der 5′-Bereiche der cDNA-Sequenzen

Bei den durch die Sequenzierung der cDNA-Inserts erhaltenen Nukleinsäuresequenzen bzw. den daraus abgeleiteten Aminosäuresequenzen handelte es sich lediglich um Teilsequenzen (potenziell unvollständige kodierende Bereiche + vollständige 3′-UTRs). Zur Identifizierung der fehlenden 5′-Bereiche wurde die Methode der 5′-RACE angewandt (→ 3.3.5). Ausgehend von den bekannten Sequenzen wurden genspezifische „reverse" Primer (GSP1, → Tab. 2-7a) entworfen mit deren Hilfe zunächst aus *F. culmorum*-mRNA einzelsträngige cDNA synthetisiert wurde. Mit einem „forward"-Primer des verwendeten „GeneRacer"-Kits sowie einem weiteren genspezifischen „reversen" Primer (GSP2, → Tab. 2-7a) konnten die fehlenden 5′-Bereiche dann aus der cDNA amplifiziert werden. Die erhaltenen PCR-Produkte wurden über Agarosegelelektrophorese getrennt (Abb. 4-17), aus den Gelen eluiert und zur Sequenzierung in den pCRII-TOPO-Vektor inseriert (→ 3.3.9). Die durch Sequenzierung ermittelten exakten Größen der unbekannten 5′-Sequenzen sind in Tabelle 4-5 zusammengestellt. Mit den durch die 5′-RACE erhaltenen Sequenzen konnten die vollständigen kodierenden Bereiche der cDNA-Sequenzen aller Klone abgeleitet werden, die in Abb 4-18a-d dargestellt sind. Die kompletten cDNA-Sequenzen mit 5′- und 3′-UTRs sind im Anhang wiedergegeben.

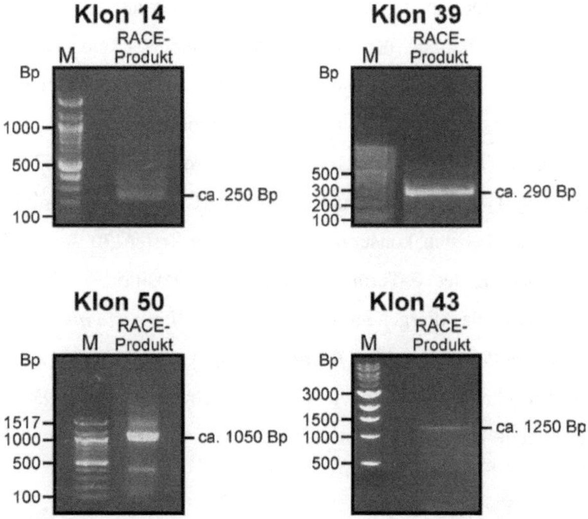

Abbildung 4-17: Ermittlung der ungefähren Größen der 5′-RACE-Produkte der Klone 14, 39, 50 und 43: *Agarosegelelektrophorese und Ethidiumbromidfärbung. M = DNA-Standards*

Tabelle 4-5: *Größen der durch Sequenzierung erhaltenen RACE-Produkte.*

Klon	Größe des RACE-Produktes
Klon 14	119 Bp bekannte Sequenz + **86 Bp unbekannte Sequenz**
Klon 39	216 Bp bekannte Sequenz + **39 Bp unbekannte Sequenz**
Klon 50	205 Bp bekannte Sequenz + **734 Bp unbekannte Sequenz**
Klon 43	110 Bp bekannte Sequenz + **1061 Bp unbekannte Sequenz**

Im Folgenden werden aus Gründen der Übersichtlichkeit die Sequenzen der später exprimierten und immunologisch charakterisierten IgE-reaktiven rekombinanten *Fusarium culmorum*-Proteine, die sich aus den oben beschriebenen Klonen ableiten, als Fus c 1 (Klon 14), Fus c 2 (Klon 39), Fus c 3 (Klon 50) und Fus c 4 (Klon 43) angegeben. Die Bezeichnungen richten sich dabei nach der gängigen Allergennomenklatur (vgl. Kapitel 1.4)

4.4.4 Sequenzvergleiche mit bekannten Protein- und Nukleinsäuresequenzen

Fus c 1

Sequenzvergleiche auf Aminosäureebene, die mit dem Programm „Standard protein-protein BLAST [blastp]" (http://www.ncbi.nlm.nih.gov/BLAST/) nach Altschul et al. (1997) durchgeführt wurden, zeigten, dass Fus c 1 homolog mit dem hochkonservierten 60S ribosomalen Phosphoprotein P2 ist. Zusammen mit den ribosomalen Phosphoproteinen P1 und P0 bildet P2 auf der großen (60S) ribosomalen Untereinheit einen Komplex, der im Verlauf der Translation von mRNA-Molekülen mit der GTPase-Domäne der 28S rRNA interagiert (Remacha et al., 1995). Das ribosomale Protein P2 ist über alle Organismenreiche hochkonserviert, so dass noch sehr hohe Sequenzidentitäten von Fus c 1 mit dem ribosomalen Protein P2 von phylogenetisch weiter entfernten Arten, z. B. *Homo sapiens* (Mensch) sowie *Zea mays* (Mais) von 62 % oder *Drosophila melanogaster* (Fruchtfliege) von 53 % erhalten wurden. Charakterisiert sind die ribosomalen Proteine P2 durch die am höchsten konservierte Region der ersten 70 Aminosäuren, sowie der letzten etwa 15 Aminosäuren des C-Terminus. Die AS an Position 71-99 sind weniger stark konserviert. P2 wurde bereits als Allergen aus den Pilzspezies *Alternaria alternata* Alt a 6 (P42037, X78227; Achatz et al., 1995), *Aspergillus fumigatus* Asp f 8 (Q9UUZ6, nicht publiziert) und *Cladosporium herbarum* Cla h 4 (P42039, X78223; Achatz et al., 1995) beschrieben. Ein Aminosäuresequenzabgleich von Fus c 1 mit ausgewählten Proteinsequenzen ist in Abb. 4-19 dargestellt.

Fus c 2

Die Polypeptidsequenz von Fus c 2 zeigte hohe Identitäten mit bekannten Proteinen der Thioredoxin-Familie. Die Aminosäuren an den Position 30-44 und 81-92 des Fus c 2-Moleküls wurden als am höchsten konservierte Bereiche dieser an Redox-Prozessen beteiligten Enzyme identifiziert, deren aktives Zentrum CXXC in der Sequenz von Fus c 2 durch CPPC an Position 30-33 charakterisiert (Abb. 4-18b) war. Hohe Identitäten zeigte Fus c 2 vornehmlich mit Thioredoxinen anderer Pilzpezies, z. B. 42 % bzw. 38 % mit Thioredoxinen von *Podospora anserina* und *Penicillium notatum* (ermittelt mittels „Standard protein-protein BLAST [blastp]"). Die höchste Identität zeigte Fus c 2 zu Thioredoxin aus *Neurospora crassa* (60 %). Die Sequenzidentität mit einem Thioredoxin-ähnlichen Protein aus dem Basidiomyceten *Coprinus comatus*, welches als Inhalationsallergen Cop c 2 (Q9UW02, nicht publiziert) beschrieben wurde, betrug 37 %. Die Identitäten mit Proteinen von Arten anderer Organismenreiche waren z. B. 37 % mit Thioredoxin aus *Homo sapiens* und *Arabidopsis thaliana* (Ackerschmalwand). Ein Aminosäuresequenzabgleich von Fus c 2 mit ausgewählten Proteinsequenzen ist in Abb. 4-19 dargestellt.

Fus c 3

Für die Aminosäuresequenz von Fus c 3 wurden sowohl mit dem „Standard protein-protein BLAST [blastp]" als auch durch Sequenzabgleich der Aminosäuresequenz gegen translatierte Nukleinsäuredatenbanken mit dem Programm „Protein query - Translated db [tblastn]" (http://www.ncbi.nlm.nih.gov/BLAST/) nach Altschul et al. (1997) Identitäten zwischen 25 und 39 % mit bekannten Proteinsequenzen von Transkriptionsfaktoren (hauptsächlich vom N-myc-Typ) verschiedenster Organismen gefunden. Auffällig war dabei, dass die gefundenen Identitäten auf den C-terminalen Teil (Position 356-429) des Polypetids beschränkt waren. Ein Vergleich auf Nukleinsäureebene mit den Programmen „Standard nucleotide-nucleotide BLAST [blastn]„ und „Nucleotide query - Protein db [blastx]" (http://www.ncbi.nlm.nih.gov/ BLAST/) nach Altschul et al. (1997) lieferten keine weiterführenden Ergebnisse.

Da die Sequenzvergleiche mit bekannten Proteinen keine eindeutigen Ergebnisse erbracht hatten, wurden Sekundärstrukturanalysen mit den Programmen „Predict Protein" (http://cubic.bioc.columbia.edu/predictprotein/) und „ScanProsite" (http://www.expasy.org/tools/scanprosite/) durchgeführt, um Hinweise auf die mögliche biologische Funktion des Polypeptids zu erhalten. Für Fus c 3 wurde mit diesen Programmen ein C-terminales potenzielles Helix-Loop-Helix-Motiv vom Myc-Typ (Position 367-442) mit einer möglichen Dimerisierungsdomäne (Position 426-441) sowie ein potenzielles Kern-Lokalisations-Signal (Position 278-289) vorhergesagt. Des Weiteren wurden auf diese Weise vier potenzielle N-Glykosylierungsstellen (Abb. 4-18c) lokalisiert.

Fus c 4

Durch Sequenzvergleiche mittels „Standard protein-protein BLAST [blastp]" wurden für die Sequenz von Fus c 4 Identitäten (max. 30 %) hauptsächlich mit Serin/Threonin-Proteinkinasen aus verschiedenen Pflanzen gefunden. Der Bereich hoher Identität war hierbei auf den zentralen Teil des Moleküls (Position 188-296) beschränkt. Eine Ausnahme bildete die Identität (39 %) mit dem Peroxisomen-Biogenese-Faktor 20 aus *Neurospora crassa*, die sich jedoch auf den N-Terminus (Position 1-46) beschränkte. Sequenzabgleiche gegen translatierte Nukleinsäuredatenbanken mit dem Programm „Protein query - Trans-lated db [tblastn]" sowie Sequenzabgleiche auf Nukleinsäureebene mit den Programmen „Standard nucleotide-nucleotide BLAST [blastn]„ und „Nucleotide query - Protein db [blastx]" lieferten keine weiteren Hinweise auf die Identität von Fus c 4. Durch das Programm „WU-blastp" des EMBL-European Informatics Institute (http://www. ebi.ac.uk/blast2/) wurden Identitäten von bis zu 31 % mit Tropomyosin verschiedener Organismen festgestellt, die sich jedoch auf 97 Aminosäuren des Mittelteils des Moleküls (Position 203-300) beschränkten (lediglich 20 % Identität mit dem Gesamtprotein). Tropomyosin wurde als Allergen Der p 10 (O18416) aus der Hausstaubmilbe *Dermatophagoides pteronyssinus* und weiteren Invertebraten, vor allem aus der Familie der *Crustaceae*, beschrieben (Asturias et al., 1998; Asturias et al., 1999; Reese et al., 1997; Shanti et al., 1993). Auf die Darstellung eines Sequenzabgleichs von Fus c 4 mit Tropomyosin wurde aufgrund der geringen Aussagekraft verzichtet. Durch das Programm „PredictProtein" wurden weiterhin drei potenzielle N-Glykosylierungsstellen gefunden (Abb. 4-18d).

```
Bp 114  ATG AAG CAC CTC GCA GCT TAC CTT CTT CTC GGC CTC GGA GGC AAC ACC TCC
AA   1   M   K   H   L   A   A   Y   L   L   L   G   L   G   G   N   T   S
   165  CCC TCT GCC GCC GAT GTC AAG GCC GTC CTT ACC TCA GTC GGT ATT GAC GCT
    18   P   S   A   A   D   V   K   A   V   L   T   S   V   G   I   D   A
   216  GAC GAG GAC CGC CTG AAC AAG CTT ATC TCT GAG CTC GAG GGC AAG GAC ATC
    35   D   E   D   R   L   N   K   L   I   S   E   L   E   G   K   D   I
   267  CAG CAG CTC ATC GCT GAG GGT TCC GAG AAG CTC GCT TCC GTT CCT TCT GGT
    52   Q   Q   L   I   A   E   G   S   E   K   L   A   S   V   P   S   G
   318  GGT GCC GGT GGC GCT TCC GGT GGT GCC GCC GCC GCT GGT GGT GCC GCT GAG
    69   G   A   G   G   A   S   G   G   A   A   A   A   G   G   A   A   E
   369  GAG GCC AAG GAG GAG GAG AAG GAG GAG GAG AAG GAG GAG TCC GAC GAG GAT
    86   E   A   K   E   E   E   K   E   E   E   K   E   E   S   D   E   D
   420  ATG GGC TTC GGT CTT TTC GAC TAA
   103   M   G   F   G   L   F   D   -
```

Abbildung 4-18a: *Kodierender Bereich von Fus c 1 (Klon 14) mit abgeleiteter Aminosäuresequenz (Bp = Basenpaare, AA = Aminosäureanzahl).*

```
Bp  55  ATG GTT CAC CAC ATT ACT TCA AAC GAC GAG CTA CAG AAG CTC CTC TCA TCA
AA   1   M   V   H   H   I   T   S   N   D   E   L   Q   K   L   L   S   S
   106  ACA ACA TAC GTC GTC GTT GAC TTC TTC GCA GAC TGG TGT CCT CCC TGC AAG
    18   T   T   Y   V   V   V   D   F   F   A   D   W [ C   P   P   C ] K
   157  GCC ATC GCC CCC GTC TAC GAG CAA CTC TCC ACC AAG CAC AGC GTC CCC GAC
    35   A   I   A   P   V   Y   E   Q   L   S   T   K   H   S   V   P   D
   208  GTT TTG GCC TTT GCC AAA GTC AAC GTG GAC CAT GTC CAG GAC GCC GCA CAA
    52   V   L   A   F   A   K   V   N   V   D   H   V   Q   D   A   A   Q
   259  CAA TAT GGT ATC ACT GCC ATG CCC ACC TTT ATG TTC TTC AAG GAA GGA AAG
    69   Q   Y   G   I   T   A   M   P   T   F   M   F   F   K   E   G   K
   310  CAG GTT GCC GTC AAC GGC CAG GCC GTG ATC AAG GGT GCT GAT CCC AGA ACG
    86   Q   V   A   V   N   G   Q   A   V   I   K   G   A   D   P   R   T
   361  CTG GGA GCG GCA GCT GAG AAG CTG GGC GGT CTA GCA CAA AAG CGA GTT GCT
   103   L   G   A   A   A   E   K   L   G   G   L   A   Q   K   R   V   A
   412  GGC GCT TAA
   120   G   A   -
```

Abbildung 4-18b: *Kodierender Bereich von Fus c 2 (Klon 39) mit abgeleiteter Aminosäuresequenz (Bp = Basenpaare, AA = Aminosäureanzahl).* ☐ *= Sequenz des „aktiven Zentrums" von Thioredoxin.*

Bp	261	ATG	GCA	GGG	GAT	CAC	GCT	GGA	GAC	CAG	TCA	TTC	TAT	GAC	TTT	CTC	ATA	GAA
AA	**1**	**M**	**A**	**G**	**D**	**H**	**A**	**G**	**D**	**Q**	**S**	**F**	**Y**	**D**	**F**	**L**	**I**	**E**
	312	GAG	CCA	GAG	ATG	ATA	GCG	CCA	ACG	CCA	CCC	GGC	CAA	TTC	CCG	CAT	CAA	CAG
	18	**E**	**P**	**E**	**M**	**I**	**A**	**P**	**T**	**P**	**P**	**G**	**Q**	**F**	**P**	**H**	**Q**	**Q**
	363	CCC	ATT	TCA	TCG	CCG	AAT	CGT	ACC	AGT	CGC	AAC	ACG	CCG	CTG	CGG	CCA	GAA
	35	**P**	**I**	**S**	**S**	**P**	**N**	**R**	**T**	**S**	**R**	**N**	**T**	**P**	**L**	**R**	**P**	**E**
	414	TCG	ACC	GAA	ATC	GAG	ACC	CAC	CAC	CAT	GCG	AAC	CAC	CCG	CCA	GCT	TTG	CCG
	52	**S**	**T**	**E**	**I**	**E**	**T**	**H**	**H**	**H**	**A**	**N**	**H**	**P**	**P**	**A**	**L**	**P**
	465	GTA	CTC	GGA	ATG	CAA	CTA	CCG	GTT	CCA	GGG	ACG	GTA	CCC	GAG	TCA	TCA	CGT
	69	**V**	**L**	**G**	**M**	**Q**	**L**	**P**	**V**	**P**	**G**	**T**	**V**	**P**	**E**	**S**	**S**	**R**
	516	GCT	CAG	TCA	CGA	GCT	TCC	CTC	AAC	CTC	GAC	ATC	GAC	CTC	GAC	TTA	CAC	GCG
	86	**A**	**Q**	**S**	**R**	**A**	**S**	**L**	**N**	**L**	**D**	**I**	**D**	**L**	**D**	**L**	**H**	**A**
	567	CCA	TCT	CAC	CCA	TCA	CAT	CTC	TCG	CAT	GGA	GCT	CCC	CAT	GAG	CAA	GAG	CAC
	103	**P**	**S**	**H**	**P**	**S**	**H**	**L**	**S**	**H**	**G**	**A**	**P**	**H**	**E**	**Q**	**E**	**H**
	618	GCC	CAC	GAA	ATT	CAG	AGG	CAC	AGA	GCT	CAT	TCA	GCA	CAG	AGT	TCA	GCG	GGT
	120	**A**	**H**	**E**	**I**	**Q**	**R**	**H**	**R**	**A**	**H**	**S**	**A**	**Q**	**S**	**S**	**A**	**G**
	669	TTG	CCA	CCC	ACT	GGG	TTT	GCA	AGT	CAT	CTC	CCT	CCT	GCA	TCA	TCA	GGT	CCC
	137	**L**	**P**	**P**	**T**	**G**	**F**	**A**	**S**	**H**	**L**	**P**	**P**	**A**	**S**	**S**	**G**	**P**
	720	GTG	TCG	TTG	GGT	TGG	AAC	ATG	TAC	CAT	GTC	CCT	CCA	AAT	CTT	CAC	CTA	AAC
	154	**V**	**S**	**L**	**G**	**W**	**N**	**M**	**Y**	**H**	**V**	**P**	**P**	**N**	**L**	**H**	**L**	**N**
	771	GCA	AAT	CAG	TTT	AAT	TTC	GAG	GTT	CCA	GGA	CAT	ATG	AAT	GTA	TCT	GGG	CAC
	171	**A**	**N**	**Q**	**F**	**N**	**F**	**E**	**V**	**P**	**G**	**H**	**M**	**N**	**V**	**S**	**G**	**H**
	822	CCA	ACC	CAT	CTG	GAA	CAT	TCA	TCC	ACA	AAT	CCA	AAC	TCG	TTC	CAC	TAC	GAA
	188	**P**	**T**	**H**	**L**	**E**	**H**	**S**	**S**	**T**	**N**	**P**	**N**	**S**	**F**	**H**	**Y**	**E**
	873	CAC	AAC	ATT	GTT	TCA	CCG	TCA	AGC	ATA	CAT	CCA	AGC	ACT	GCC	CAC	TTT	GAC
	205	**H**	**N**	**I**	**V**	**S**	**P**	**S**	**S**	**I**	**H**	**P**	**S**	**T**	**A**	**H**	**F**	**D**
	924	GGA	GAA	GTT	CCA	AGC	CAA	TGG	GAT	GAC	TCC	CTA	GGT	CAT	GGC	GCG	AGC	ACT
	222	**G**	**E**	**V**	**P**	**S**	**Q**	**W**	**D**	**D**	**S**	**L**	**G**	**H**	**G**	**A**	**S**	**T**
	975	CCA	AAA	GTG	CGG	ACT	CCC	TCG	CAT	CAT	GTC	TCG	AGC	AAT	CCT	TGG	GCT	GAG
	239	**P**	**K**	**V**	**R**	**T**	**P**	**S**	**H**	**H**	**V**	**S**	**S**	**N**	**P**	**W**	**A**	**E**
	1026	ATA	AAC	GAG	CCC	ACA	GGC	GGC	GAC	AAC	GAC	AAC	TTG	GCC	CCT	GTT	ACC	CGG
	256	**I**	**N**	**E**	**P**	**T**	**G**	**G**	**D**	**N**	**D**	**N**	**L**	**A**	**P**	**V**	**T**	**R**
	1077	CCA	CGA	AAG	CCC	GCT	CGA	GCA	AGA	CGG	CAA	AAG	AAA	GAG	CCT	CGC	AAG	CTC
	273	**P**	**R**	**K**	**P**	**A**	**R**	**A**	**R**	**R**	**Q**	**K**	**K**	**E**	**P**	**R**	**K**	**L**
	1128	TCA	GAT	GCT	TCT	CAG	GGA	GCA	AGG	AGC	AGC	AGT	ACA	GGT	GGC	ACC	GCT	CAT
	290	**S**	**D**	**A**	**S**	**Q**	**G**	**A**	**R**	**S**	**S**	**S**	**T**	**G**	**G**	**T**	**A**	**H**
	1179	TCT	GTT	TCT	GAT	GCT	GCA	AGT	CCA	AGT	TCT	ACA	TCC	CAC	CAG	AGC	CGT	GCC
	307	**S**	**V**	**S**	**D**	**A**	**A**	**S**	**P**	**S**	**S**	**T**	**S**	**H**	**Q**	**S**	**R**	**A**
	1230	AGT	CTC	ACC	TCC	AAA	TCT	GCC	TCA	ATG	ACG	TCC	GCA	GCC	TCG	ACA	GCT	TCG
	324	**S**	**L**	**T**	**S**	**K**	**S**	**A**	**S**	**M**	**T**	**S**	**A**	**A**	**S**	**T**	**A**	**S**
	1281	AGC	CGA	AAA	AGC	AAG	CTC	CGA	AGC	GCC	TCT	AGA	ACT	TCC	AAG	AAT	ACT	CTA
	341	**S**	**R**	**K**	**S**	**K**	**L**	**R**	**S**	**A**	**S**	**R**	**T**	**S**	**K**	**N**	**T**	**L**
	1332	GAT	AAA	CCA	AAC	GAC	ACA	GCC	GAA	GAC	CGT	CGA	ACC	CGA	GCA	TCG	CAT	AAT
	358	**D**	**K**	**P**	**N**	**D**	**T**	**A**	**E**	**D**	**R**	**R**	**T**	**R**	**A**	**S**	**H**	**N**
	1383	CTT	GTT	GAA	AAA	CAA	TAT	CGA	AAC	CGA	CTC	AAC	GCC	CAA	TTT	GAA	TCG	CTC
	375	**L**	**V**	**E**	**K**	**Q**	**Y**	**R**	**N**	**R**	**L**	**N**	**A**	**Q**	**F**	**E**	**S**	**L**
	1434	CTA	CAT	GCA	CTA	CCC	GAA	CAA	ATA	CGA	CAC	GGT	GAT	AAT	GGA	GGT	GGC	AAT
	392	**L**	**H**	**A**	**L**	**P**	**E**	**Q**	**I**	**R**	**H**	**G**	**D**	**N**	**G**	**G**	**G**	**N**
	1485	GGG	AAC	GTG	GAC	AAC	GAA	TCC	GAA	CAG	GCG	AAC	GAT	CTT	GAC	CGA	CGA	GTC
	409	**G**	**N**	**V**	**D**	**N**	**E**	**S**	**E**	**Q**	**A**	**N**	**D**	**L**	**D**	**R**	**R**	**V**
	1536	AGT	AAG	GGC	GAG	GTG	CTT	GAA	ATG	GCT	CGC	AGG	CAT	ATC	GAA	GCA	CTA	GAG
	426	**S**	**K**	**G**	**E**	**V**	**L**	**E**	**M**	**A**	**R**	**R**	**H**	**I**	**E**	**A**	**L**	**E**
	1587	CGT	GAA	CGA	AAC	CAG	CTG	GGA	ACT	TGA								
	443	**R**	**E**	**R**	**N**	**Q**	**L**	**G**	**T**	**-**								

Abbildung 4-18c: *Kodierender Bereich von Fus c 3 (Klon 50) mit abgeleiteter Aminosäuresequenz (Bp = Basenpaare, AA = Aminosäureanzahl).* ☐ *= Sequenz eines möglichen Helix-Loop-Helix-Motivs,* ▒ *= potenzielle N-Glykosylierungsstellen,* ___ *= potenzielle Dimerisierungsdomäne. Das potenzielle Kernlokalisationssignal ist unterstrichen.*

Bp	213	ATG	GCG	GAC	GCT	TCA	TGT	AGC	GGA	GGT	ACT	CCC	TTC	AAG	CGA	CTC	ATC	GAT
AA	**1**	**M**	**A**	**D**	**A**	**S**	**C**	**S**	**G**	**G**	**T**	**P**	**F**	**K**	**R**	**L**	**I**	**D**
	264	CAT	CAG	GCC	CGG	GAT	GTC	AGT	CAT	CAT	CAG	GAC	CGA	CTC	ACA	GAT	CGC	GCC
	18	**H**	**Q**	**A**	**R**	**D**	**V**	**S**	**H**	**H**	**Q**	**D**	**R**	**L**	**T**	**D**	**R**	**A**
	315	GGT	CCT	CAA	GGC	CAT	GCT	TCC	TTC	AGA	TCT	ATA	CCA	CAG	CAT	ATG	CAA	GGC
	35	**G**	**P**	**Q**	**G**	**H**	**A**	**S**	**F**	**R**	**S**	**I**	**P**	**Q**	**H**	**M**	**Q**	**G**
	366	GCG	GAT	GGT	TTC	GGT	GCA	TTC	ATG	AAA	GGC	CAG	TCA	ACA	CTT	CCG	GGA	GTT
	52	**A**	**D**	**G**	**F**	**G**	**A**	**F**	**M**	**K**	**G**	**Q**	**S**	**T**	**L**	**P**	**G**	**V**
	417	CCC	CAG	CAT	CAC	CAC	GCA	GCA	GGA	AGA	TTA	GCA	GCC	CAT	GCT	GCT	GTT	CTT
	69	**P**	**Q**	**H**	**H**	**H**	**A**	**A**	**G**	**R**	**L**	**A**	**A**	**H**	**A**	**A**	**V**	**L**
	468	GAG	CAA	GGA	CAT	CCA	CAT	GCA	TTC	CAT	GCC	GCG	CAA	ACA	CAA	CAC	TTC	AAC
	86	**E**	**Q**	**G**	**H**	**P**	**H**	**A**	**F**	**H**	**A**	**A**	**Q**	**T**	**Q**	**H**	**F**	**N**
	519	CAA	GCA	CAG	CAC	TCC	CCT	TCA	GTA	GAT	ACG	AGT	AAC	TGG	GCA	GCC	GAC	TTC
	103	**Q**	**A**	**Q**	**H**	**S**	**P**	**S**	**V**	**D**	**T**	**S**	**N**	**W**	**A**	**A**	**D**	**F**
	570	AGC	CGC	TTT	TCG	AAT	CAG	TCG	CAG	CAA	CGA	CAA	CCT	GTC	CAA	AAT	GGC	TTC
	120	**S**	**R**	**F**	**S**	**N**	**Q**	**S**	**Q**	**Q**	**R**	**Q**	**P**	**V**	**Q**	**N**	**G**	**F**
	621	TCG	CAA	GCC	GCG	CCT	CAA	ATG	CAC	CAA	CCA	GCC	CCT	CAG	ATG	AAC	TTC	CAC
	137	**S**	**Q**	**A**	**A**	**P**	**Q**	**M**	**H**	**Q**	**P**	**A**	**P**	**Q**	**M**	**N**	**F**	**H**
	672	ACT	GCA	TTC	ATG	CAG	CCC	AAC	ACT	GCT	TTC	TCG	CCT	ATG	TAT	AAC	CGG	TCT
	154	**T**	**A**	**F**	**M**	**Q**	**P**	**N**	**T**	**A**	**F**	**S**	**P**	**M**	**Y**	**N**	**R**	**S**
	723	GCC	GGC	ACT	CTT	ATG	GAC	AAC	ATC	GCA	GCG	CCG	GCA	CAG	GAA	GCT	GGT	TTC
	171	**A**	**G**	**T**	**L**	**M**	**D**	**N**	**I**	**A**	**A**	**P**	**A**	**Q**	**E**	**A**	**G**	**F**
	774	GAC	GAC	GAA	ATG	TCA	AAG	TGG	ATG	GCG	ACC	AAT	GGT	GGA	GGA	ATG	GAG	GAA
	188	**D**	**D**	**E**	**M**	**S**	**K**	**W**	**M**	**A**	**T**	**N**	**G**	**G**	**G**	**M**	**E**	**E**
	825	GTA	GAC	GCC	ATG	ATG	GAC	AAG	ATG	GCT	CGC	GAA	CTA	GAA	CTC	AAT	GAC	GCA
	205	**V**	**D**	**A**	**M**	**M**	**D**	**K**	**M**	**A**	**R**	**E**	**L**	**E**	**L**	**N**	**D**	**A**
	876	GCG	GTA	GCG	CAG	GCA	GAA	GCC	GAA	CGT	GCC	TCA	CAG	CAG	GAA	ACC	ATC	GTC
	222	**A**	**V**	**A**	**Q**	**A**	**E**	**A**	**E**	**R**	**A**	**S**	**Q**	**Q**	**E**	**T**	**I**	**V**
	927	GAG	CCA	AGG	CTG	GAA	CCG	AAT	CCT	CTC	AAA	CTT	GTC	ACG	GAC	GAT	ATT	TCC
	239	**E**	**P**	**R**	**L**	**E**	**P**	**N**	**P**	**L**	**K**	**L**	**V**	**T**	**D**	**D**	**I**	**S**
	978	AAT	CTT	GCC	ATC	GAG	GCA	GAG	CGA	GAG	GCC	ATC	CTT	CAA	GAA	CCT	GAA	CCA
	256	**N**	**L**	**A**	**I**	**E**	**A**	**E**	**R**	**E**	**A**	**I**	**L**	**Q**	**E**	**P**	**E**	**P**
	1029	GAA	CCC	GTC	GAG	GTC	GCA	AAG	ACA	AAG	TCC	GAA	GTC	GCA	GAT	GCT	GCT	GAA
	273	**E**	**P**	**V**	**E**	**V**	**A**	**K**	**T**	**K**	**S**	**E**	**V**	**A**	**D**	**A**	**A**	**E**
	1080	CGA	CTT	CTC	GAA	TCA	GTC	GAG	CAC	GAA	GAT	GGT	GAG	AAG	TGG	AAG	AAC	TCG
	290	**R**	**L**	**L**	**E**	**S**	**V**	**E**	**H**	**E**	**D**	**G**	**E**	**K**	**W**	**K**	**N**	**S**
	1131	GTA	TTC	CTG	TCT	CTC	ATG	CGA	GAT	TTC	CGC	GAT	GGG	AGA	AAG	GAT	ATT	ATC
	307	**V**	**F**	**L**	**S**	**L**	**M**	**R**	**D**	**F**	**R**	**D**	**G**	**R**	**K**	**D**	**I**	**I**
	1182	GAC	AAT	GAG	ATT	CGC	GAA	ACG	CCC	GAG	AAC	GAG	ACA	AAT	ATT	GCA	CAA	GAT
	324	**D**	**N**	**E**	**I**	**R**	**E**	**T**	**P**	**E**	**N**	**E**	**T**	**N**	**I**	**A**	**Q**	**D**
	1233	GCT	CAG	TGA														
	341	**A**	**Q**	**-**														

Abbildung 4-18d: *Kodierender Bereich von Fus c 4 (Klon 43) mit abgeleiteter Aminosäuresequenz (Bp = Basenpaare, AA = Aminosäureanzahl).* ▒ *= potenzielle N-Glykosylierungsstellen.*

Die molekularen Eigenschaften aller Klone mit biologischer Funktion (wenn bekannt) sowie die Identitäten mit bekannten Allergenen sind in Tabelle 4-6 zusammengefasst. Alle Nukleinsäuresequenzen mit den daraus abgeleiteten Aminosäuresequenzen wurden in die GenBank Datenbank der NCBI eingegeben („Accession numbers" → Tabelle 4-6).

Tabelle 4-6: *Molekulare Eigenschaften der Polypeptide Fus c 1, Fus c 2, Fus c 3 und Fus c 4.*

Name	**biologische Funktion**	**cDNA [Bp]**	**AA**	**MW [kDa]**	**IP**	**N-Glyk.**	**Identität mit bekannten Allergenen**	**Acc. Nr.**
Fus c 1 **(Klon 14)**	ribosomales Protein P2	653	109	11	3,97	——	**85 % Alt a 6** **77 % Asp f 8** **77 % Cla h 4**	AAL79930
Fus c 2 **(Klon 39)**	Thioredoxin	700	121	13	8,06	——	**37 % Cop c 2**	AAL79931
Fus c 3 **(Klon 50)**	unbekannt (HLH-Motif, KLS)	2601	450	49	6,75	vier	Keine signifikante Identität	AY167564
Fus c 4 **(Klon 43)**	unbekannt	1612	342	38	4,81	drei	**31 %** mit Teilsequenz (AS 156-254) von **Der p 10**. 20 % mit Gesamtsequenz	AY184384

[HLH- = Helix-Loop-Helix-, KLS = Kern-Lokalisations-Signal, AA = Aminosäureanzahl, N-Glyk. = potenzielle N-Glykosylierungsstelle, IP = isoelektrischer Punkt, Acc. Nr = Accession Number].

```
                        ID/SI 1        10        20        30        40        50
                         [%]  |--------+---------+---------+---------+---------|
                   Fus c 1    MKHLAAYLLLGLGGNTSPSAADVKAVLTSVGIDADEDRLNKLISELEGKD
      Alternaria alternata 85/89 MKHLAAYLLLGLGGNTSPSAADVKAVLESVGIEADSDRLDKLISELEGKD
     Cladosporium herbarum 77/88 MKYLAAFLLLGLAGNSSPSAEDIKTVLSSVGIDADEERLSSLLKELEGKD
     Aspergillus fumigatus 77/87 MKYLAAFLLLALAGNTSPSSEDVKAVLSSVGIDADEERLNKLIAELEGKD
                    Mensch 62/79 MRYVASYLLAALGGNSSPSAKDIKKILDSVGIEADDDRLNKVISELNGKN

                              51       60        70        80        90        100
                              |--------+---------+---------+---------+---------|
                   Fus c 1    IQQLIAEGSEKLASVPSGGAGG-A--SGGAAAAGGAA--EEAKEEEK-EE
      Alternaria alternata 85/89 INELIASGSEKLASVPSGGAGG-AAASGGAAAAGGSAQAEAAPEAAK-EE
     Cladosporium herbarum 77/88 INELISSGSEKLASVPSGGAGA-AS-AGGAAAAGGAA--EAAPEAERAEE
     Aspergillus fumigatus 77/87 LQELIAEGSTKLASVPSGGAAA-AAPAAAGAAAGGAA---APAAKEKNEE
                    Mensch 62/79 IEDVIAQGIGKLASVPAGGAVAVSAAPGSAAPAAGSAPAAAEEKKDEKKE

                              101      110 115
                              |--------+----|
                   Fus c 1    EKEESDEDMGFGLFD
      Alternaria alternata 85/89 EKEESDEDMGFGLFD
     Cladosporium herbarum 77/88 EKEESDDDMGFGLFD
     Aspergillus fumigatus 77/87 EKEESDEDMGFGLFD
                    Mensch 62/79 ESEESDDDMGFGLFD
```

```
                        ID/SI 1        10        20        30        40        50
                         [%]  |--------+---------+---------+---------+---------|
                   Fus c 2    M---VHHITSNDEL-QKLLSST--TYVVVDFFADWCPPCKAIAPVYEQLS
        Neurospora crassa 60/75 MSDGVKHINSAQEF-ANLLNTT--QYVVADFYADWCGPCKAIAPMYAQFA
          Coprinus comatus 37/64 M---VQVISNLDEF-NKLTNSG--KIIIIDFWATWCGPCRVISPIFEKFS
       Penicillium notatum 38/62 M--GVTPIKSVAEYKEKVTDAT--GPVVVDFHATWCGPCKAIAPALEKLS
                    Mensch 37/65 M---VKQIESKTAF-QEALDAAGDKLVVVDFSATWCGPCKMIKPFFHSLS

                              51       60        70        80        90        100
                              |--------+---------+---------+---------+---------|
                   Fus c 2    TKHSVPDVLAFAKVNVDHVQDAAQQYGITAMPTFMFFKEGKQVAVNGQAV
        Neurospora crassa 60/75 KTFSIPNFLAFAKINVDSVQQVAQHYRVSAMPTFLFFKNGKQVAVNGSVM
          Coprinus comatus 37/64 EKYGA-NNIVFAKVDVDTASDISEEAKIRAMPTFQVYKDGQKI--D-E-L
       Penicillium notatum 38/62 ETH-T--GIQFYKVDVDELSEVAASNGVSAMPTFHFYKGGERN--E-E-V
                    Mensch 37/65 EKY-S--NVIFLEVDVDDCQDVASECEVKCMPTFQFFKKGQKV--G-E-F

                              101      110       120       130
                              |--------+---------+---------|
                   Fus c 2    IKGADPRTLGAAAEKLGGLA-QKRVA-GA
        Neurospora crassa 60/75 IQGADVNSLRAAAEKMGRLAKEKAAAAGSS
          Coprinus comatus 37/64 V-GANPTAL-ES------LV-QKSLA
       Penicillium notatum 38/62 K-GANPAAI-QA----G--V--KAIL---E
                    Mensch 37/65 S-GANKEKL-EA------TI--NELV
```

Abbildung 4-19: Aminosäure-Sequenzabgleich (Alignment): *Vergleich der Aminosäuresequenz von Fus c 1 (oben) mit den 60S ribosomalen Proteinen P2 aus A. alternata, C. herbarum, A. fumigatus und Mensch sowie Fus c 2 (unten) mit Thioredoxin aus N. crassa, C. comatus, P. notatum, und Mensch. Rote Buchstaben symbolisieren identische Aminosäuren bzw. Aminosäuren mit chemisch gleichen Eigenschaften bezogen auf alle Sequenzen. Blau sind Aminosäuren gekennzeichnet, wenn an dieser Position mindestens 50 % der Sequenzen denselben oder einen vergleichbaren Rest aufweisen. „Lücken" in den Sequenzen, die aufgrund des gewählten Algorithmus eingeführt wurden, sind durch Striche gekennzeichnet. Mit ID (identity) sind die identischen Aminosäuren und mit SI (similarity) die identischen + die Aminosäuren mit vergleichbarem Rest der verschiedenen Polypeptidsequenzen bezogen auf die Sequenzen von Fus c 1 und Fus c 2 in % angegeben.*

4.5 Herstellung rekombinanter *F. culmorum*-Proteine

4.5.1 Amplifikation der proteinkodierenden cDNA-Sequenzen und Herstellung rekombinanter Expressionsvektoren

Aus einzelsträngiger *F. culmorum*-cDNA wurden mittels *Pfu*-DNA-Polymerase („proof-reading"-Funktion) die proteinkodierenden cDNA-Sequenzen für die zu exprimierenden Proteine Fus c 1, Fus c 2, Fus c 3 und Fus c 4 amplifiziert (→ 3.3.6). Aufgrund der geringen Größe wurden die Sequenzen von Fus c 1 und Fus c 2 mit je einem genspezifischen „forward"-Primer (→ Tab. 2-7a) und einem unspezifischen reversen Oligo(dT)-Primer (Fusc1-BamHI → Tab. 2-7a) amplifiziert. Dadurch wurden in diesen beiden Fällen die 3´-UTRs mitamplifiziert und in die Expressionsvektoren kloniert. Durch das natürliche Stoppkodon in den Amplifikaten war eine korrekte Proteinsynthese gewährleistet. Für die Amplifikation der offenen Leserahmen von Fus c 3 und Fus c 4 kamen jeweils genspezifische „forward"- und „reverse"-Primer zum Einsatz (→ Tab. 2-7a), so dass sich letztendlich folgende cDNA-Fragmentgrößen ergaben: Fus c 1 (330 Bp + 192 Bp 3´-UTR), Fus c 2 (366 Bp + 261 Bp 3´-UTR), Fus c 3 (1353 Bp) und Fus c 4 (1029 Bp). Mittels der Primersequenzen wurden durch die PCR spezifische Erkennungsstellen für Restriktionsendonukleasen in die Ziel-DNA eingeführt, die für die spätere gerichtete Insertion der cDNAs über „sticky ends" in Expressionsvektoren benötigt wurden. Die PCR-Produkte wurden über Agarosegelektrophorese getrennt (Abb. 4-20), aus dem Gel eluiert und mit den entsprechenden Restriktionsenzymen verdaut (→ 3.3.7). Nach erneuter Reinigung über ein Agarosegel (nicht gezeigt) wurden die geschnittenen cDNA-Fragmente in linearisierte Expressionsvektoren durch eine Ligationsreaktion (→ 3.3.8) inseriert. Das Ziel war es, mit Hilfe geeigneter Vektoren jede cDNA-Sequenz als Nichtfusionsprotein (favorisiert) bzw. als Histidin-tag-Protein zu exprimieren. Dies wurde durch die Verwendung der Vektoren pET11a, pET16b und pIVEX2.4a (→ Anhang-Plasmidkarten) ermöglicht. Zur Replikation der rekombinanten Expressionsvektoren wurden mit den Ligationsansätzen chemisch kompetente Zellen (Novablue → 2.4.2) transformiert (→ 3.3.10). Von den transformierten Zellen wurden je Ligationsansatz vier Kolonien „gepickt" und damit 10-ml-Flüssigkulturen angelegt. Die Plasmid-DNA wurde daraus isoliert (→ 3.3.11), positive Klone durch Verdau mit den Restriktionsenzymen, die für die Klonierung der cDNAs verwendet worden waren identifiziert und mit vektorspezifischen Primern (T7prom und T7term → Tab. 2-1b) sequenziert (nicht gezeigt). Auf diese Weise wurden die in Tabelle 4-7 angegebenen rekombinanten Expressionsvektoren hergestellt.

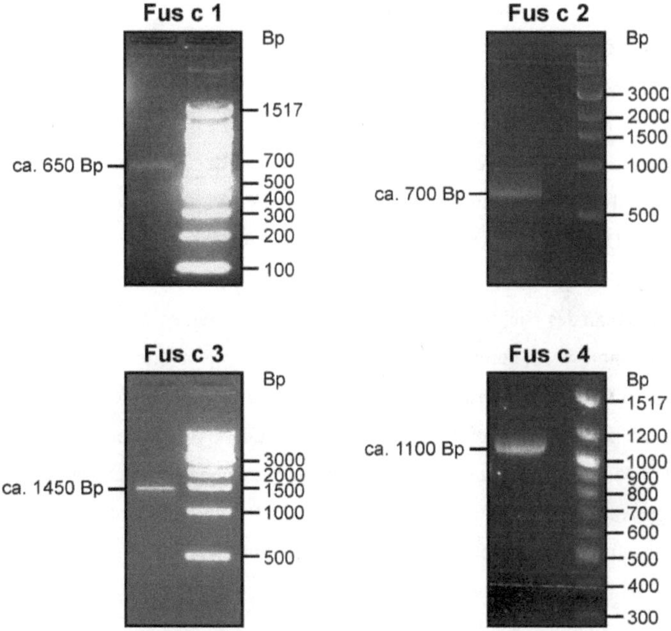

Abbildung 4-20: Amplifikation der kodierenden cDNA-Sequenzen von Fus c 1, Fus c 2, Fus c 3 und Fus c 4 mittels PCR: *Zur Kontrolle und anschließenden Reinigung wurden die, durch PCR mit genspezifischen Primern, erhaltenen cDNA-Amplifikate der kodierenden Bereiche von Fus c 1 und Fus c 2 (jeweils mit 3'-UTR amplifiziert) sowie Fus c 3 und Fus c 4 über Agarosegelelektrophorese getrennt und mit Ethidiumbromid gefärbt.*

Tabelle 4-7: *rekombinante Expressionsvektoren (Vektorkarten siehe Anhang).*

Vektor	Eigenschaft
pET11a-Fusc1	Fus c 1-Nichtfusion
pET16b-Fusc1	Fus c 1-Histidin-tag-Fusion
pET11a-Fusc2	Fus c 2-Nichtfusion
pET16b-Fusc2	Fus c 2-Histidin-tag-Fusion
pET16b-Fusc3	Fus c 3-Nichtfusion
pIVEX2.4a-Fusc3	Fus c 3-Histidin-tag-Fusion
pET16b-Fusc4	Fus c 4-Nichtfusion
pIVEX2.4a-Fusc4	Fus c 4-Histidin-tag-Fusion

4.5.2 Transformation rekombinanter Expressionsvektoren in *E. coli* und Proteinexpression

E. coli BL21(DE3)-Zellen wurden mit den rekombinant hergestellten Expressionsvektoren wie unter 3.3.10 beschrieben transformiert. Jeweils vier Kolonien eines Ansatzes wurden für einen Vorversuch „gepickt“, 10-ml-Flüssigkulturen angelegt und die Expressionsraten ermittelt (nicht gezeigt). Mit jeweils einem „positiven" Klon wurde dann eine 1-Liter-Flüssigkultur angelegt und die Proteinsynthese durch Induktion mit dem Galactoseanalogon IPTG induziert (→ 3.1.3). Als Negativkontrolle wurden 10 ml der Kultur uninduziert parallel kultiviert. Die Polypeptide rFus c 1, rFus c 2 und rFus c 4 wurden aufgrund befriedigender Expressionsraten als Nichtfusionsproteine über Elektroelution (→ 3.1.4) gereinigt (exemplarisch am Beispiel von rFus c 1 gezeigt, Abb. 4-21a). Aus einer 1-L-Bakterienkultur konnten auf diese Weise 3 mg rFus c 1 und 4 mg rFus c 2 gereinigt werden. Die Proteinkonzentrationen der Eluate, die mittels Bradford-Methode (→ 3.1.5) bestimmt wurden, betrugen 100 µg/ml für rFus c 1 und 150 µg/ml für rFus c 2. Demgegenüber war das Expressionsniveau des Nichtfusionsproteins rFus c 4 geringer, so dass aus einer 1-L-Bakterienkultur lediglich 1 mg Protein gereinigt werden konnte. Die Proteinkonzentration des Eluates betrug hierbei 40 µg/ml. Das Nichtfusionsprotein rFus c 3 konnte aufgrund der sehr geringen Expressionsrate nicht über Elektroelution gereinigt werden. Daher wurde dieses Protein als Histidin-tag-Fusion exprimiert (rHis-Fus c 3) und unter nativen Bedingungen über Metallchelat-Affinitätschromatografie gereinigt (Abb. 4-21b). Die Ausbeute betrug hierbei 1,2 mg aus einem Liter Bakterienkultur. Als Proteinkonzentration des Eluates (Eluate 2, 3, 4 vereinigt) wurden 150 µg/ml ermittelt.

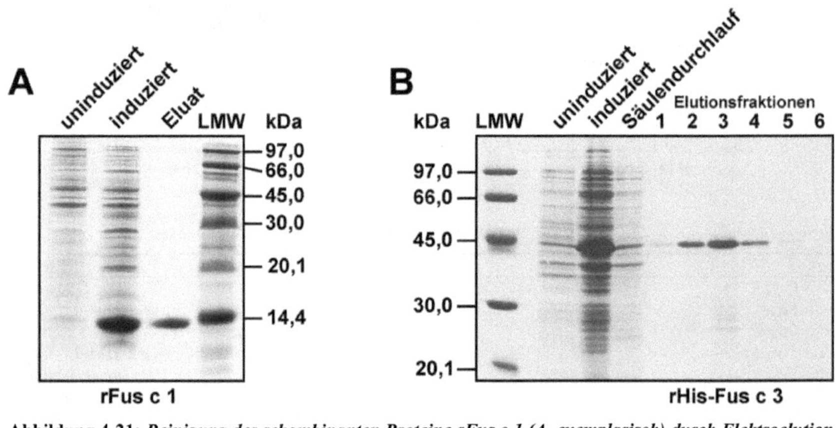

Abbildung 4-21: ***Reinigung der rekombinanten Proteine rFus c 1 (A, exemplarisch) durch Elektroelution und rHis-Fus c 3 (B) über Metallchelat-Affinitätschromatografie:*** *Gezeigt sind jeweils die Lysate uninduzierter sowie induzierter Bakterien, die Eluate und im Falle von rHis-Fus c 3 zusätzlich der Säulendurchlauf. Die Trennung erfolgte in einem 15%igen (rFus c 1) bzw. 7,5%igen (rHis-Fus c 3) PAA-Gel über SDS-PAGE (Coomassiefärbung). LMW = Molekulargewichtsmarker.*

Die Reinheit aller rekombinanten Proteine sowie deren Molekulargewichte wurden durch SDS-PAGE und Silber-Nitrat-Färbung überprüft (Abb. 4-22). Für die Proteine wurden in einem 15%igem PAA-Gel folgende Molekulargewichte ermittelt: ca. 15 kDa (rFus c 1, berechnet 11 kDa), ca. 12 kDa (rFus c 2, berechnet 13 kDa), ca. 49 kDa (rHis-Fus c 3, berechnet 51 kDa) und ca.

60 kDa (rFus c 4, berechnet 38 kDa). Die durch die SDS-PAGE ermittelten Molekulargewichte stimmten mit Ausnahme von rFus c 4 mit den berechneten annähernd überein. Die Proteine waren jeweils nahezu frei von Kontaminationen mit bakteriellen Proteinen, so dass sich geschätzte Reinheitsgrade für rFus c 1, rFus c 2 und rHis-Fus c 3 von nahezu 100 % und für rFus c 4 von etwa 80 % ergaben.

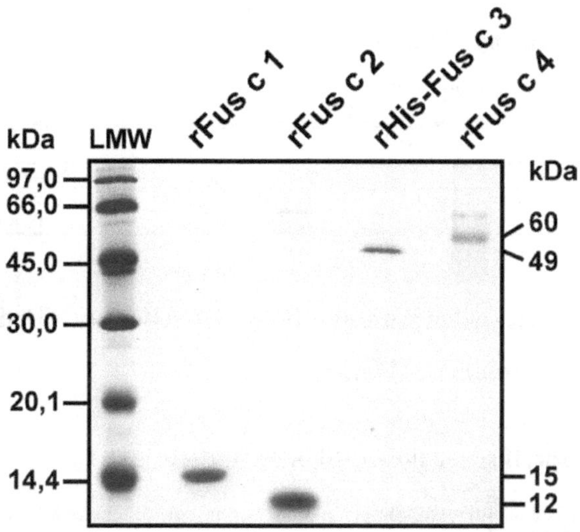

Abbildung 4-22: Überprüfung der Reinheit sowie der Molekulargewichte der gereinigten rekombinanten Proteine mittels SDS-PAGE und Silberfärbung: *Die gereinigten rekombinanten F. culmorum-Proteine rFus c 1, rFus c 2, rHis-Fus c 3 und rFus c 4 wurden in einem 15%igen PAA-Gel getrennt. Es wurden jeweils 100 ng Protein aufgetragen. LMW = Molekulargewichtsmarker.*

4.5.3 N-terminale Mikrosequenzierung

Um zu überprüfen, ob es sich bei den gereinigten Polypeptiden um die gewünschten Proteine handelte, sollten diese mittels Edmann-Abbau N-terminal (erste 12 Aminosäuren) ansequenziert werden. Dazu wurden von den gereinigten Proteinen rFus c 1 und rFus c 2 jeweils 30 µg/Geltasche über SDS-PAGE getrennt, auf eine PVDF-Membran transferiert, die Banden ausgeschnitten und direkt für die Sequenzierreaktion eingesetzt (→ 3.1.10). Da es sich bei rHis-Fus c 3 um ein Fusionsprotein mit N-terminalem Histidin-tag handelte, musste dieser zunächst durch Verdau mit dem Enzym Faktor Xa (→ 3.1.9) entfernt werden. Der Verdauansatz wurde ebenfalls über SDS-PAGE getrennt, die Bande des rFus c 3-Proteins (ohne Histidin-tag) ausgeschnitten und für die N-terminale Sequenzierung eingesetzt. Das rekombinante Protein rFus c 4 konnte für eine

N-terminale Sequenzierung nicht in ausreichender Menge gereinigt werden, so dass keine Überprüfung der Sequenz durchgeführt werden konnte.

Die erwartete Sequenz von rFus c 2 wurde durch die gefundene zu 100 % bestätigt (Tabelle 4-8). Die für rHis-Fus c 3 erhaltene Sequenz stellte eine Mischsequenz dar. Diese bestand zum einen aus der zu erwartenden Sequenz, bestehend aus Teilen der vektorkodierten Sequenz (LIKT) und den ersten 6 Aminosäuren von rFus c 3 (MAGDHA) und zum anderen aus der Sequenz GSHHH, die einen Teil des vektorkodierten Histidin-tags darstellte. Für die rFus c 1-Sequenz war die Aminosäure an Position 7 nicht eindeutig bestimmbar.

Tabelle 4-8: *Ergebnisse der N-terminalen Mikrosequenzierung (Edman-Abbau) der Proteine rFus c 1, rFus c 2 und rHis-Fus c 3.*

	rFus c 1	**rFus c 2**	**rHis-Fus c 3**
Erwartete Sequenz	MKHLAAYLLLGL	MVHHITSNDELQ	GRLIKTMAGDHA
Ermittelte Sequenz	MKHLAA**X**LLLG	MVHHITSNDELQ	**LG**/**IS**/**KT**/**HM**/**HA**/**HGDHA**

4.6 IgE-Reaktivität, Immunogenität und Allergenität der rekombinanten *F. culmorum*-Proteine

4.6.1 Nachweis spezifischer IgE-Antikörper mittels EAST

Der Nachweis spezifischer IgE-Antikörper in den Seren der 52 ausgewählten Patienten (vgl. Tabelle 4-1) gegen die rekombinanten *F. culmorum*-Proteine erfolgte halb quantitativ durch den EAST mit optimierten Allergenscheiben (→ 3.2.3). Spezifische IgE-Antikörper gegen rFus c 1 wurden bei 9/52 (17 %), gegen rFus c 2 bei 13/52 (25 %), gegen rHis-Fus c 3 bei 4/52 (8 %) und gegen rFus c 4 bei einem Serum (2 %) ermittelt. Die Verteilung der EAST-Klassen ist für die einzelnen Proteine in Tabelle 4-9 zusammengefasst. In allen Fällen wurde in den Seren, die für das Screening der *F. culmorum*-cDNA-Bank eingesetzt worden waren, spezifisches IgE gegen die daraus hervorgegangenen rekombinanten Proteine nachgewiesen. Im Fall von rFus c 4 fanden sich ausschließlich in dem Serum 43 (wurde für das Screening eingesetzt) spezifische IgE-Antikörper. Die Ergebnisse sind zusammen mit den Immunblot-Daten (siehe unten) in Tabelle 4-10 zusammengestellt.

Tabelle 4-9: *IgE-Reaktivitäten der 52 Seren von Patienten mit Verdacht auf Schimmelpilzallergie gegen die rekombinanten F. culmorum-Proteine im EAST.*

EAST-Klasse	**rFus c 1**	**rFus c 2**	**rHis-Fus c 3**	**rFus c 4**
0	43/52 (82 %)	39/52 (74 %)	48/52 (92 %)	51/52 (98 %)
1	3/52 (6 %)	5/52 (10 %)	1/52 (2 %)	1/52 (2 %)
2	3/52 (6 %)	4/52 (8 %)	0/52 (0 %)	0/52 (0 %)
3	3/52 (6 %)	3/52 (6 %)	3/52 (6 %)	0/52 (0 %)
4	0/52 (0 %)	1/52 (2 %)	0/52 (0 %)	0/52 (0 %)

4.6.2 Nachweis spezifischer IgE-Antikörper mittels Immunblot

Die IgE-Reaktivitäten der gereinigten rekombinanten Proteine rFus c 1, rFus c 2, rHis-Fus c 3 und rFus c 4 wurden im Immunblot mit allen 52 Patientenseren untersucht (→ 3.2.1). Die Ergebnisse sind anhand der IgE-Reaktivitäten von rFus c 1 exemplarisch in Abb. 4-23 dargestellt. Es konnten in 11/52 (21 %) Seren spezifische IgE-Antikörper gegen rFus c 1 nachgewiesen werden, wobei teilweise schwache Reaktivitäten beobachtet wurden (Seren 15, 22, 52). Serum 42, welches im nativen EAST positiv war, reagierte nicht im reduzierenden Immunblot. Demgegenüber waren die Seren 15, 45 und 51 im Immunblot positiv, im EAST jedoch negativ. Der Nachweis rFus c 2-spezifischer IgE-Antikörper war im Immunblot mit keinem Serum möglich, auch nicht mit Serum 41, welches im EAST (Klasse 4) deutlich positiv war. IgE-reaktiv war rHis-Fus c 3 im Immunblot nur mit den Seren 48, 49 und 50 (nicht gezeigt) nicht jedoch mit Serum 52, welches im EAST positiv war. Gereinigtes rFus c 4 konnte analog dem EAST nur mit Serum 43 im Immunblot detektiert werden (nicht gezeigt). Die Ergebnisse sind in Tabelle 4-10 zusammengefasst.

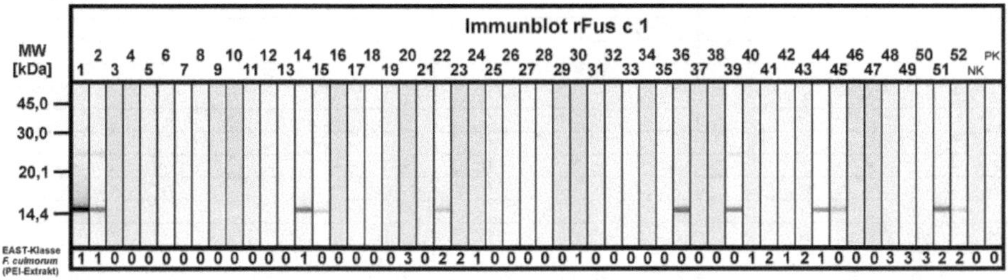

Abbildung 4-23: Nachweis rFus c 1-spezifischer IgE-Antikörper im Immunblot (exemplarisch): 52 Seren von Patienten mit Verdacht auf Schimmelpilzallergie wurden auf spezifische IgE-Antikörper gegen rFus c 1 getestet. NK = Negativkontrolle, PK = Pufferkontrolle. Zum Vergleich sind die EAST-Klassen, die mit F. culmorum-Extrakt erhalten wurden, dargestellt.

Aufgrund der oben gezeigten Ergebnisse wurden die Proteine rFus c 1 und rFus c 2 als potenzielle Allergene aus *F. culmorum* angesehen. Aufgrund der geringen verfügbaren Mengen der verwendeten Seren, wurden die im Folgenden gezeigten Analysen daher auf diese beiden Proteine beschränkt.

Tabelle 4-10: *Zusammenfassung der mittels EAST (halb quantitativ in EAST-Klassen 0-4) und Immunblot (++ = sehr starke Reaktivität, + = starke Reaktivität, -/+ = schwache Reaktivität, - = keine Reaktivität) ermittelten IgE-Reaktivitäten gegen die rekombinanten Proteine und zum Vergleich gegen F. culmorum-Extrakt (PEI-Extrakt). Die Summen positiver Ergebnisse sind unter ∑ zusammengefasst.*

Nr.	EAST-Klassen					Immunblot			
	Extrakt	rFus c 1	rFus c 2	rHis-Fus c 3	rFus c 4	rFus c 1	rFus c 2	rHis-Fus c 3	rFus c 4
1	**1**	**3**	0	0	0	++	-	-	-
2	**1**	**1**	0	0	0	+	-	-	-
3	0	0	0	0	0	-	-	-	-
4	0	0	0	0	0	-	-	-	-
5	0	0	0	0	0	-	-	-	-
6	0	0	0	0	0	-	-	-	-
7	0	0	0	0	0	-	-	-	-
8	0	0	0	0	0	-	-	-	-
9	0	0	0	0	0	-	-	-	-
10	0	0	0	0	0	-	-	-	-
11	0	0	0	0	0	-	-	-	-
12	0	0	0	0	0	-	-	-	-
13	0	0	**2**	0	0	-	-	-	-
14	**1**	**2**	0	0	0	+	-	-	-
15	0	0	0	0	0	-/+	-	-	-
16	0	0	0	0	0	-	-	-	-
17	0	0	0	0	0	-	-	-	-
18	0	0	0	0	0	-	-	-	-
19	0	0	**3**	0	0	-	-	-	-
20	**3**	0	0	0	0	-	-	-	-
21	0	0	**2**	0	0	-	-	-	-
22	**2**	**1**	**3**	0	0	-/+	-	-	-
23	**2**	0	0	0	0	-	-	-	-
24	**1**	0	**1**	0	0	-	-	-	-
25	0	0	0	0	0	-	-	-	-
26	0	0	0	0	0	-	-	-	-
27	0	0	0	0	0	-	-	-	-
28	0	0	0	0	0	-	-	-	-
29	0	0	0	0	0	-	-	-	-
30	**1**	0	0	0	0	-	-	-	-
31	0	0	0	0	0	-	-	-	-
32	0	0	**2**	0	0	-	-	-	-
33	0	0	0	0	0	-	-	-	-
34	0	0	0	0	0	-	-	-	-
35	0	0	0	0	0	-	-	-	-
36	0	**3**	0	0	0	+	-	-	-
37	0	0	0	0	0	-	-	-	-
38	0	0	0	0	0	-	-	-	-
39	0	**3**	**3**	0	0	+	-	-	-
40	**1**	0	0	0	0	-	-	-	-
41	**2**	0	**4**	0	0	-	-	-	-
42	**1**	**1**	0	0	0	-	-	-	-
43	**2**	0	0	0	**1**	-	-	-	+
44	**1**	**2**	0	0	0	+	-	-	-
45	0	0	0	0	0	-/+	-	-	-
46	0	0	0	0	0	-	-	-	-
47	0	0	0	0	0	-	-	-	-
48	**3**	0	**1**	**3**	0	-	-	++	-
49	**3**	0	**1**	**3**	0	-	-	++	-
50	**3**	0	**1**	**3**	0	-	-	++	-
51	**2**	0	**2**	0	0	+	-	-	-
52	**2**	**2**	**1**	**1**	0	-/+	-	-	-
∑	**18/52** (35 %)	**9/52** (17 %)	**13/52** (25 %)	**4/52** (8 %)	**1/52** (2 %)	**11/52** (21 %)	**0/52** (0 %)	**3/52** (6 %)	**1/52** (2 %)

4.6.3 EAST-Inhibitionen mit rFus c 1 und rFus c 2

Um zu überprüfen, ob es natürliche homologe Vorlagen für die rekombinanten Proteine rFus c 1 und rFus c 2 im selbst hergestellten *F. culmorum*-Extrakt gibt, wurden dosisabhängige EAST-Inhibitionen (→ 3.2.5) mit festphasengebundenem rFus c 1 bzw. rFus c 2 und *F. culmorum*-Extrakt sowie den rekombinanten Allergenen als Inhibitoren durchgeführt (Abb. 4-24). Die Inhibition mit den rekombinanten Proteinen wurde als Positivkontrolle und die Inhibition mit Magermilchextrakt als Negativkontrolle (nicht gezeigt) eingesetzt. Die EAST-Inhibitionen wurden mit verdünnten Poolseren (EAST-Klassen der Einzelseren $\geq$ 3) gegen die rekombinanten Allergene (Seren 36, 39 für rFus c 1 und 39, 41 für rFus c 2) durchgeführt. In dem gewählten Konzentrationsbereich wurde eine dosisabhängige Inhibition der IgE-Bindung an rFus c 1 von bis zu 67 % durch steigende Mengen von *F. culmorum*-Extrakt als Inhibitor beobachtet, wohingegen keine Inhibition durch den Magermilchextrakt hervorgerufen wurde. Die homologe Inhibition durch rFus c 1 erreichte ein Maximum von 98 % bei einer Konzentration von 100 µg/ml. Für rFus c 2 wurde in dem gewählten Konzentrationsbereich eine dosisabhängige homologe Inhibition von bis zu 99 % bei einer Konzentration von 10 µg/ml beobachtet. Eine dosisabhängige Reduzierung der IgE-Bindung an rFus c 2 bis zu 99 % wurde durch steigende Mengen *F. culmorum*-Extrakt als Inhibitor erreicht. Keine Inhibition wurde durch Magermilchextrakt hervorgerufen. Die ermittelten Werte bei der Inhibitorkonzentration, die eine 50%ige Inhibition der IgE-Bindung hervorrief (ED_{50}-Werte), zeigten, dass etwa die 250fache Menge *F. culmorum*-Extraktprotein benötigt wurde um die gleiche Inhibition zu erreichen, wie sie durch rFus c 1 erhalten wurde. Im Falle von rFus c 2 wurde bereits durch etwa die 30fache Menge *F. culmorum*-Extraktprotein die gleiche Inhibition wie durch Gabe von rFus c 2 erreicht.

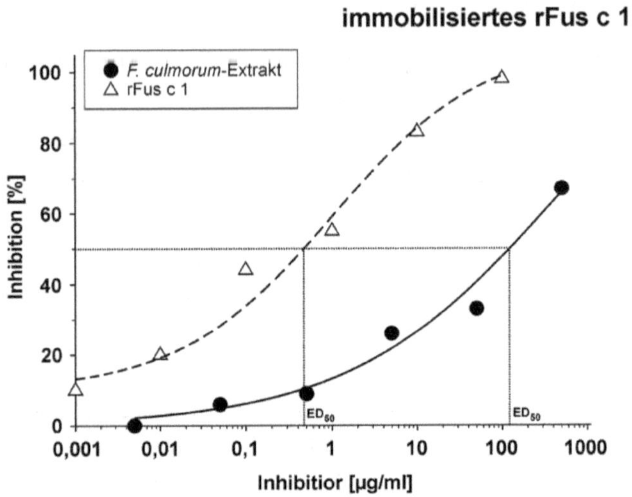

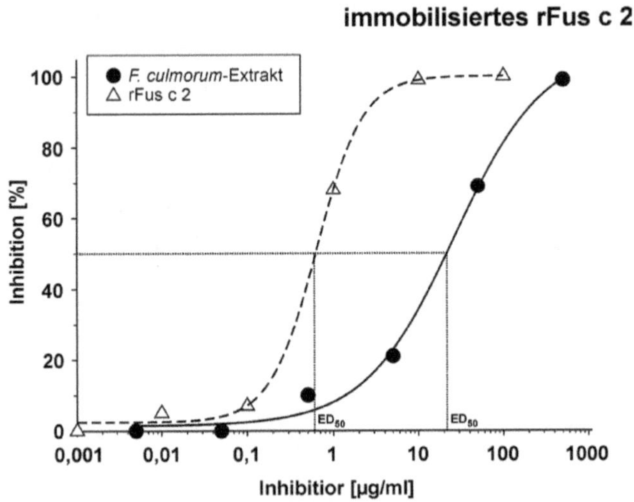

Abbildung 4-24: Nachweis natürlicher Vorlagen der rekombinanten Proteine rFus c 1 und rFus c 2 im F. culmorum-Extrakt durch EAST-Inhibition: *Die Inhibition der IgE-Bindung an festphasengebundenes rFus c 1 (oben) und rFus c 2 (unten) durch F. culmorum-Extrakt (PEI-Extrakt) zeigte, dass es natürliche homologe Proteine im F. culmorum-Extrakt gibt, wobei etwa die 250fache bzw. 30 fache Menge F. culmorum-Extrakt als Inhibitor eingesetzt werden musste, um eine vergleichbare Inhibition der IgE-Bindung an rFus c 1 bzw. rFus c 2 zu erreichen, wie es bei homologer Inhibition beobachtet wurde. Die homologe Inhibition mit rFus c 1 bzw. rFus c 2 diente als Positivkontrolle. Die Inhibition mit Magermilchextrakt (Negativkontrolle) ist nicht gezeigt.*

4.6.4 Untersuchungen zur Allergenität mittels RBL-Zell-Mediator-Freisetzungstest

Durch die EAST- bzw. Immunblotdaten (siehe oben) wurden rFus c 1 und rFus c 2 als potenzielle *F. culmorum*-Allergene charakterisiert. Das Potenzial zur Induktion der Synthese spezifischer IgE-Antikörper im Organismus (Immunogenität) sowie die Potenz zur Auslösung allergischer Typ-I-Reaktionen (Allergenität) dieser Proteine sollte mit Hilfe des RBL-Zell-Mediator-Freisetzungstests (murines Modell der Typ-I-Reaktion, → 3.2.6) untersucht werden. Dazu wurden jeweils fünf BALB/c Mäuse mit den rekombinanten Proteinen rFus c 1 bzw. rFus c 2 nach einem erprobten Schema zur Erzeugung von IgE gegen klinisch relevante Allergene (Hoffmann et al., 1997a) von Herrn PD Dr. A. Hoffmann immunisiert. Nach Beendigung der Immunisierung wurden die Seren vereinigt und die Bildung spezifischer Antikörper in den gewonnenen Mischseren (jeweils etwa 400 µl) durch Detektion im Immunblot nachgewiesen (Daten nicht gezeigt). Aufgrund des positiven Befundes wurden die Mausseren für eine passive Sensibilisierung von RBL-2H3-Zellen eingesetzt und die Mediatorfreisetzung (→ 3.2.6) durch Stimulation mit verschiedenen Antigenen untersucht (Abb. 4-25a und b). Die mit anti-rFus c 1 bzw. anti-rFus c 2 Mausserum passiv sensibilisierten Zellen wurden jeweils mit den rekombinanten Proteinen rFus c 1 und rFus c 2 und zur Spezifitätskontrolle mit rFus c 4 (nicht gezeigt) stimuliert. Als Negativkontrolle diente Erdnussextrakt (nicht gezeigt). Durch Stimulation der Zellen mit *F. culmorum*-Extrakt sollte geklärt werden, ob die natürlichen Vorlagen der rekombinanten Proteine rFus c 1 bzw. rFus c 2 im Extrakt in ausreichender Menge vorhanden waren, um eine Mediatorfreisetzung zu bewirken. Da die Menge der gewonnenen Mausseren gering war, erfolgte nur die Stimulation mit den potenziellen Allergenen rFus c 1 und rFus c 2 im Konzentrationsbereich zwischen 0,00001 und 10 µg/ml, wohingegen bei rFus c 4 bzw. den beiden Extrakten lediglich Konzentrationen zwischen 0,001 und 1 µg/ml getestet wurden. Gleichzeitig war für den *F. culmorum*-Extrakt bereits aus der Stabilitätsstudie (→ 4.1.5) bekannt, dass er ab Stimulatorkonzentrationen > 0,1 µg/ml eine unspezifische Mediatorfreisetzung aus den Zellen bewirkt, so dass für diesen Extrakt nur der Konzentrationsbereich von 0,001-0,1 µg/ml dargestellt werden konnte.

Die Ergebnisse zeigten, dass eine Freisetzung der *β*-Hexosaminidase aus rFus c 1-sensibilisierten Zellen nur durch Stimulation mit rFus c 1 als Antigen möglich war (Abb. 4-25a). Die beobachtete Mediatorfreisetzung war in dem gewählten Konzentrationsbereich dosisabhängig und erreichte ihren Maximalwert von 35 % bei einer Konzentration von 10 µg/ml rFus c 1. Keine Mediatorfreisetzung war durch Stimulation mit Erdnussextrakt (nicht gezeigt), *F. culmorum*-Extrakt und dem rekombinanten Protein rFus c 4 (nicht gezeigt) zu beobachten. Eine Stimulation mit rFus c 2 führte bei einer Konzentration von 10 µg/ml zu einer 9%igen Mediatorfreisetzung aus den Zellen. Die Stimulation rFus c 2-sensibilisierter Zellen mit rFus c 2 führte zu einer deutlich geringeren Mediatorfreisetzung als für rFus c 1 beobachtet, die in Form einer flachen Optimumskurve repräsentiert war (Abb. 4-25b). Der Maximalwert von 13 % wurde bei einer Konzentration von 0,001 µg/ml Antigen erreicht. Die Gabe steigender Mengen rFus c 1, rFus c 4 (nicht gezeigt) und Erdnussextrakt (nicht gezeigt) hatte jeweils keinen Effekt auf die Freisetzung der *β*-Hexosaminidase. Eine Stimulation mit *F. culmorum*-Extrakt führte in dem gewählten Konzentrationsbereich jedoch zu einer dosisabhängigen Mediatorfreisetzung von bis zu 25 % bei einer Konzentration von 0,1 µg/ml. Die beobachtete maximale Mediatorfreisetzung war somit mehr als doppelt so hoch wie bei der Stimulation mit rFus c 2.

Die Stimulation von Zellen, die mit anti-*F. culmorum*-Extrakt-Serum (im Rahmen der Stabilitätsstudie hergestellt, → 4.1.5) passiv sensibilisiert worden waren (Abb. 4-25c) zeigte, dass eine dosisabhängige Mediatorfreisetzung ausschließlich durch die Gabe steigender Mengen *F. culmorum*-Extrakt möglich war. Die Stimulation mit den rekombinanten Allergenen bzw. Erdnussextrakt hatte jeweils keinen Effekt. Der unter 4.1.5 beschriebene Nachweis *F. culmorum*-spezifischer IgE-Antikörper des verwendeten Mausserums mittels Immunblot hatte gezeigt, dass offensichtlich keine Fus c 1- bzw. Fus c 2-spezifischen Antikörper in diesem Serum vorhanden waren, und daher auch keine Mediatorfreisetzung durch die rekombinanten Proteine zu erwarten war.

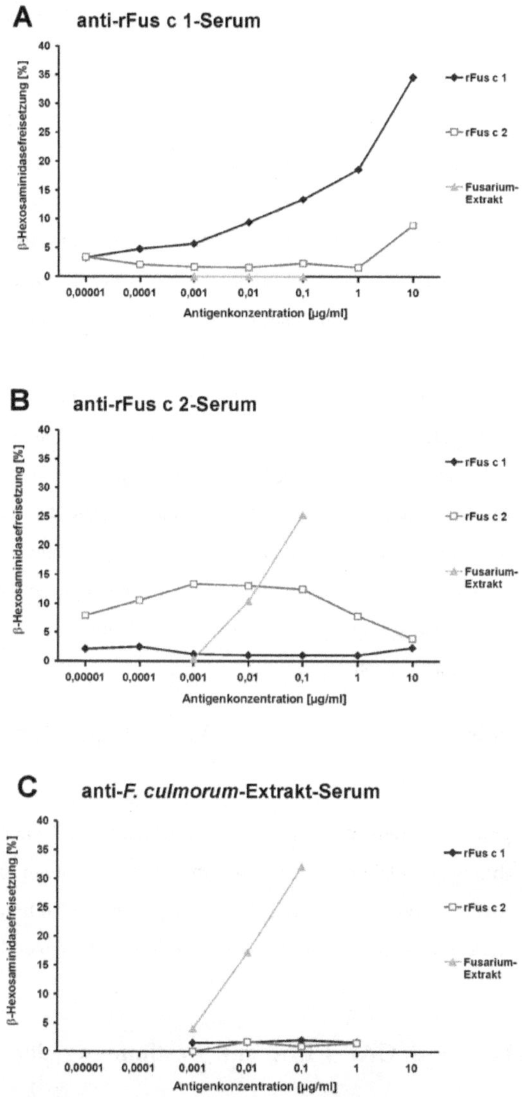

Abbildung 4-25: RBL-Zell-Mediator-Freisetzungstest zur Bestimmung der Allergenität von rFus c 1 (A) und rFus c 2 (B): *RBL-Zellen wurden mit den angegebenen Antiseren passiv sensibilisiert und die Potenz der rekombinanten Allergene rFus c 1 und rFus c 2 zur Auslösung von Typ-I-Reaktionen getestet. Gleichzeitig wurde untersucht, inwieweit die natürlichen Vorlagen im F. culmorum-Extrakt eine Mediatorfreisetzung bewirken können. Aufgrund geringer Serummengen wurde der F. culmorum-Extrakt nur im Konzentrationsbereich von 0,001–0,1 µg/ml getestet.*

4.7 Nachweis einer klinisch relevanten *Fusarium*-Allergie: „Quorn-studie“

Das Quorn-Mykoprotein ist ein Nahrungsmittel, welches durch kontinuierliche Fermentation des Pilzes *Fusarium venenatum* auf einem Glucosesubstrat gewonnen wird. Seit der Markteinführung 1985 gab es wiederholt Beschwerden von Konsumenten, die über Übelkeit und Erbrechen bzw. Magenkrämpfe nach dem Verzehr eines Quorn-Produktes klagten. Eine Studie zur Klärung der Frage ob die Symptome möglicherweise IgE-vermittelt waren verlief negativ, so dass die Autoren zu dem Schluss kamen, dass es sich nicht um allergische Soforttyp-Reaktionen handelte (Tee et al., 1993).

Unter 4.3.5 wurde das Screening der *F. culmorum*-cDNA-Bank mit dem Serum 14 eines *F. culmorum*-sensibilisierten Patienten beschrieben. Dieser Patient wies klassische Symptome einer Nahrungsmittelallergie nach dem Verzehr eines Quorn-Produktes auf. Mit diesem Serum wurde der IgE-reaktive Klon angereichert, der die Sequenz des oben vorgestellten rekombinanten, IgE-reaktiven *F. culmorum*-Proteins rFus c 1 enthielt. Der Verdacht lag nahe, dass das zu Fus c 1 homologe ribosomale Protein P2 aus *F. venenatum* bei dem allergischen Geschehen des oben beschriebenen Patienten ein Rolle spielen könnte. Zur Untersuchung dieser Fragestellung wurden die im Folgenden beschriebenen Versuchsansätze durchgeführt:

4.7.1 Krankengeschichte des Quorn-Allergikers - Beurteilung der Nahrungsmittelallergie

Eine ausführliche Befragung zur Krankengeschichte des Patienten (→ 3.4.1) ergab keinen Hinweis auf eine bestehende Nahrungsmittelallergie. Nach seinen Angaben wurden sämtliche Nahrungsmittel, einschließlich solcher Produkte, die mit Schimmelpilzen in Verbindung stehen (Edelschimmel-Käse, fermentierte Soja-Produkte etc.), sowie Pilze im Allgemeinen, ohne Probleme vertragen.

4.7.2 Skin-Prick-Test und CAP-FEIA zur Bestimmung der Sensibilisierung des Patienten

In Tabelle 4-11 sind die Resultate des Skin-Prick-Test (SPT) und CAP-FEIA (→ 3.4.2), die durch Herrn PD Dr. R. M. Trüeb von der Dermatologischen Klinik des UniversitätsSpitals in Zürich durchgeführt wurden, zusammengefasst. Dargestellt sind die positiven Ergebnisse der getesteten Schimmelpilzallergene. Der Patient wurde im Skin-Prick-Test zusätzlich auf die Nahrungsmittelallergene aus Kuhmilch, Eiweiß, Eigelb und Kartoffeln (roh und gekocht) getestet, worauf jedoch keine Reaktionen beobachtet wurden. Positiv im SPT waren jedoch die Inhalationsallergene der Hausstaubmilben *D. pteronyssinus* und *D. farinae*, Hunde-Epithelien, Katzen-Epithelien, Gräser-, Birke-, Erle-, Esche-, Haselnuss-, und Wiesenlieschgraspollen, welche allesamt starke Typ-I-Hautreaktionen auslösten (nicht gezeigt). "Scratch"-Teste mit nativem Mykoprotein (Quorn) sowie Hausstaub aus der Patientenwohnung ergaben starke Reaktionen, wohingegen keine Reaktion auf Rigipsstaub (→ Krankengeschichte 3.4.1) beobachtet wurde. Wie in Tabelle 4-11 gezeigt, waren im CAP-FEIA IgE-Antikörper gegen nahezu alle untersuchten Schimmelpilzarten nachweisbar, einschließlich *Alternaria ssp.* (im Hauttest negativ), sowie den beiden Hausstaubmilben *D. pteronyssinus* und *D. farinae* (nicht gezeigt).

Tabelle 4-11: *Ergebnisse des Skin-Prick-Test (+ = Quaddel 3-5 mm; ++ = Quaddel 5-7 mm; +++ = Quaddel 7-10 mm, ng = nicht getestet) und CAP-FEIA (CAP-Klassen 0-4).*

Allergen	SPT	CAP	
		kU/L	CAP-Klasse
Alternaria ssp.	negativ	38,6	4
Aspergillus ssp.	+	15,7	3
Aureobasidium ssp.	ng	18,7	4
Botrytis ssp.	++	19,3	4
Chaetomium ssp.	+++	ng	ng
Cladosporium ssp.	++	10,3	3
Curvularia ssp.	ng	10,1	3
Epicoccum ssp.	++	25,5	4
Fusarium ssp.	++	24,4	4
Helminthosporium ssp.	++	26,7	4
Merulius ssp.	+	ng	ng
Mucor ssp.	+	2,78	2
Penicillium ssp.	+	16,2	3
Phoma ssp.	ng	23,7	4
Pullularia ssp.	+++	ng	ng
Rhizopus ssp.	+	9,7	3
Stemphylium ssp.	+++	11,2	3
Trichoderma ssp.	ng	5,48	3
Trichotecium ssp.	++	ng	ng
Schimmelpilzmix	ng	26,5	4
Mykoprotein (Quorn)	+++	ng	ng

4.7.3 Doppelt-blind-Plazebo-kontrollierte Nahrungsmittelprovokation

Zur Bestätigung einer Allergie des Patienten gegen das Mykoprotein wurde von Frau PD Dr. B. K. Ballmer-Weber von der Dermatologischen Klinik des UniversitätsSpitals in Zürich eine doppelt-blind-Plazebo-kontrollierte Nahrungsmittelprovokation durchgeführt (→ 3.4.3). Dabei trat beim Patienten ein Anschwellen der Zunge begleitet von Kribbeln im Mund auf, nachdem 1,4 g und 2,9 g Mykoprotein mittels Verumgetränk ausschließlich an der Mundschleimhaut verabreicht wurden. Nach dem Verzehr von 0,9, 1,9 und 3,7 g Mykoprotein berichtete der Patient von starkem Juckreiz auf der Zunge, welcher etwa eine Stunde anhielt. Da der Patient während mehrerer Provokationsstufen immer wieder über Symptome eines oralen Allergie-Syndroms nach der Gabe von Verum berichtete und dadurch die allergische Reaktion auf das Mykoprotein bestätigt war, wurden keine weiteren Provokationen mit höheren Dosen durchgeführt. Die Provokation mit dem Plazebogetränk wurde ohne Reaktion toleriert.

4.7.4 Bestätigung der Kreuzreaktivität von rFus c 1 und dem Mykoprotein durch EAST- und Immunblot-Inhibitionen

Durch Immunblot- und EAST-Analysen wurden spezifische IgE-Antikörper im Patientenserum (Serum 14) gegen rFus c 1 (→ 4.6.1 und 4.6.2) und Quorn-Extrakt (→ Abb. 4-27) nachgewiesen. Die Inhibition der spezifischen IgE-Bindung an Quorn-Mykoprotein wie auch an rFus c 1 wurde durch EAST-Inhibitionen mit Quorn-Extrakt (→ 2.10 und 3.1.1) und rFus c 1 als Inhibitoren untersucht. Dazu wurden optimierte Allergenscheiben (→ 3.2.3) eingesetzt und die Inhibitionen wie unter 3.2.5 beschrieben durchgeführt. Die Ergebnisse sind in Abb. 4-26 dargestellt. Eine 65%ige Hemmung der IgE-Bindung an Mykoprotein wurde durch Gabe von 0,01 µg/ml rFus c 1 als Inhibitor beobachtet. Höhere Konzentrationen verstärkten diesen Inhibtionseffekt nicht. Die Inhibition mit Quorn-Extrakt verlief dagegen in dem gewählten Konzentrationsbereich dosisabhängig und erreichte 99 % schon bei einer Konzentration von 50 µg/ml. Immobilisiertes rFus c 1 zeigte in dem gewählten Konzentrationsbereich eine dosisabhängige Selbst-Inhibition der IgE-Bindung bis zu 98 %, wohingegen mit Mykoprotein als Inhibitor in der höchsten Konzentration (500 µg/ml) eine Inhibition von 68 % erreicht wurde. In beiden Fällen trat bei der Negativkontrolle (Magermilchextrakt) keine Inhibition auf (Daten nicht gezeigt).

Durch Blot-Inhibitionsversuche konnten die Ergebnisse der EAST-Inhibition verifiziert werden. Die Detektion IgE-reaktiver Banden erfolgte mit dem Patientenserum preinkubiert mit verschiedenen Inhibitoren wie unter 3.2.2 beschrieben. Es zeigte sich, dass eine dominante IgE-reaktive Bande des Mykoproteinextraktes bei 14 kDa durch rFus c 1 vollständig inhibierbar war und zwei schwache IgE-reaktive Banden bei ca. 22 und 24 kDa in ihrer Intensität unverändert bleiben. Durch den Quorn-Extrakt sowie Extrakten aus *Fusarium culmorum*, *Alternaria alternata* und *Cladosporium herbarum* wurden alle drei Banden zu 100 % inhibiert. Die Kontrolle mit Magermilchextrakt war wiederum negativ (Abb. 4-27).

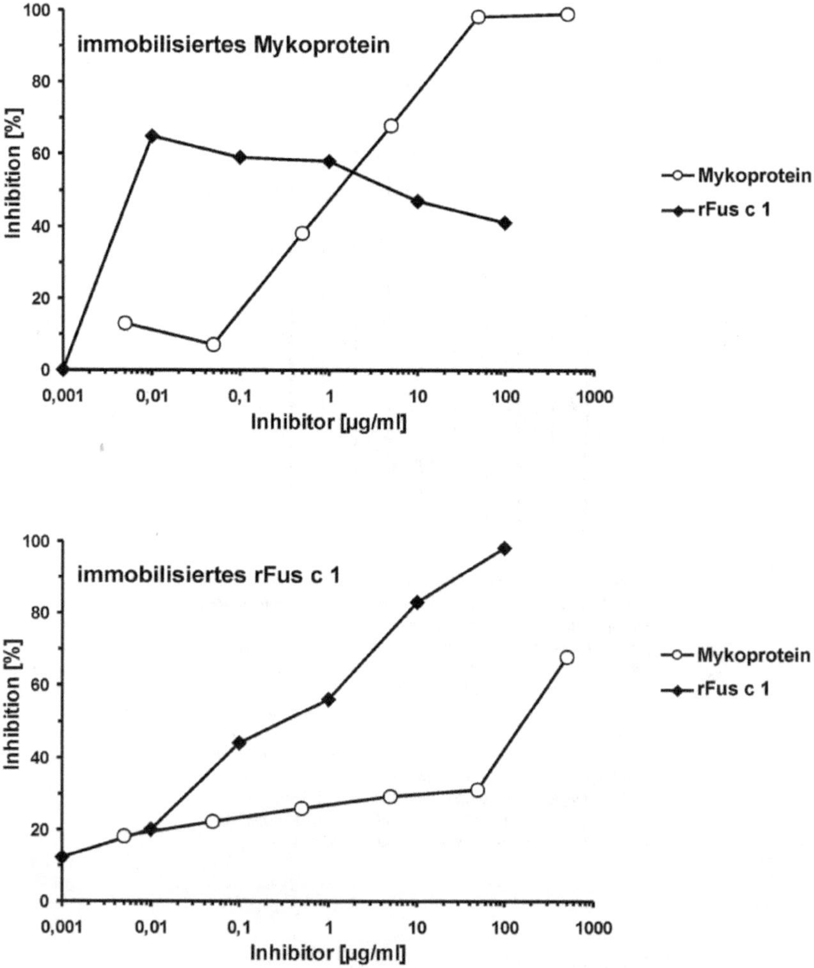

Abbildung 4-26: Nachweis der Kreuzreaktion zwischen rFus c 1 und Quorn-Mykoprotein mittels EAST-Inhibition: *Die IgE-Bindung an festphasengebundenes Quorn-Mykoprotein konnte durch lösliches rFus c 1 bei einer Konzentration von 0,01 µg/ml zu 65 % inhibiert werden, eine Steigerung der Inhibitorkonzentration hatte keinen weiteren Effekt. Umgekehrt wurde durch Gaben steigender Mengen an löslichem Mykoprotein die IgE-Bindung an festphasengebundenes rFus c 1 bis zu einem Maximalwert von 68 % bei einer Konzentration von 500 µg/ml inhibiert. Die homologen Inhibitionen verliefen in beiden Fällen dosisabhängig und erreichten jeweils nahezu 100 %. Die Inhibition mit Magermilchextrakt (Negativkontrolle) war negativ und ist nicht gezeigt.*

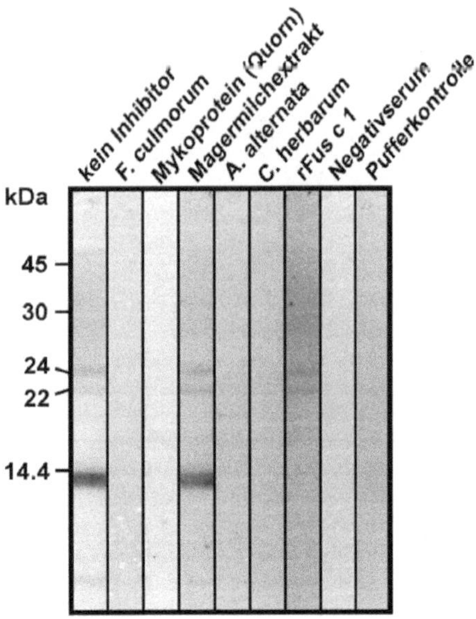

Abbildung 4-27: Verifizierung der Kreuzreaktivität zwischen rFus c 1 und Mykoprotein durch Immunblot-Inhibition: *Quorn-Extrakt wurde durch SDS-PAGE getrennt und auf eine Nitrozellulosemembran transferiert. Die Membran wurde in Streifen geschnitten und jeweils mit dem Serum des Quornallergikers zusammen mit den angegebenen Inhibitoren inkubiert. Die Detektion der IgE-Reaktivitäten zeigte, dass durch die untersuchten Pilzextrakte wie auch durch den Quornextrakt, die Bindung an das Mykoprotein jeweils zu 100 % unterdrückt wurde, wohingegen durch rFus c 1 lediglich die IgE-reaktive Bande bei ca. 14 kDa, nicht jedoch die Doppelbande bei ca. 22 und 24 kDa inhibiert wurde.*

5 Diskussion

Bei dem Einsatz von Individualrezepturen in der SIT und dabei insbesondere von Allergenextraktmischungen nicht kreuzreagierender Allergene kann durch Fehlzusammenstellungen der Einzelextrakte der Therapieerfolg gefährdet sein (vgl. Kapitel 1.3.3). Hierbei steht unter anderem der Verlust wichtiger allergener Komponenten aufgrund proteolytischer Aktivitäten im Vordergrund. Ein zentrales Ziel der Arbeit war es daher, die Auswirkungen der proteolytischen Aktivität eines Schimmelpilzallergenextraktes auf die Stabilität von Pollenallergenen zu untersuchen. Dazu wurde zunächst ein Allergenextrakt aus *F. culmorum* hergestellt und seine proteolytische Aktivität bestimmt. Durch Mischung mit einem Birkenpollen- bzw. Wiesenlieschgraspollenextrakt wurde dann die Labilität spezifischer Pollenallergene gegenüber Proteasen und die Auswirkungen auf die Gesamtallergenität der Pollenextrakte untersucht.

Weiterhin sollte die Bedeutung von *F. culmorum* als Auslöser von Allergien des Soforttyps durch Identifizierung spezifischer IgE-Antikörper aus Patientenseren untersucht werden. Dazu wurde der selbst hergestellte Allergenextrakt mit einem kommerziellen Allergenextrakt verglichen. Durch Generierung einer cDNA-Expressionsbibliothek sollten erstmals IgE-reaktive Proteine aus *F. culmorum* identifiziert und immunologisch charakterisiert werden. Durch Herstellung rekombinanter Allergene sollte eine Basis für eine verbesserte Diagnostik der *F. culmorum*-Sensibilisierung geschaffen werden.

5.1 Untersuchungen zur Stabilität von Pollenallergenen in Allergenextraktmischungen - Stabilitätsstudie

Die Problematik des Einsatzes von Allergenextraktmischungen in der spezifischen Immuntherapie wurde im Kapitel 1.3.3 der Einleitung behandelt. Bis heute wurden zwar Qualitäts- und Stabilitätskriterien für Allergenextrakte als Fertigarzneimittel festgelegt, die Bestandteil verschiedener Verordnungen wie z. B. des Europäischen Arzneimittelgesetzes, des Deutschen Arzneimittelgesetzes, der Monografie „Allergenzubereitungen“ der Europäischen Pharmakopöe und der „Note for Guidance on Allergen Products“ sind. Von diesen Anforderungen werden jedoch ausdrücklich die für einen einzelnen Patienten individuell hergestellten Präparate (Individualpräparationen) ausgenommen, welche jedoch mit Abstand den größten Teil der im Rahmen der SIT eingesetzten Präparate ausmachen (nach May und Haustein (2001) 60-80 % aller Präparate für die SIT). Bei diesen Produkten haben wiederum Allergenextraktmischungen einen erheblichen Anteil.

Aktuell existieren keine Anforderungen an Qualität und Stabilität und damit an die Wirksamkeit solcher Allergenprodukte. Wissenschaftliche Studien zur Stabilität von Allergenextraktmischungen haben gezeigt, dass Mischungen verwandter (kreuzreagierender) Allergene, wie z. B. Mischungen verschiedener Pollenextrakte stabil und therapeutisch wirksam sind (Frostad et al., 1983; Moller und Dreborg, 1986; Wihl et al., 1988). Untersuchungen zur Stabilität und Qualität von Mischungen nicht kreuzreagierender Allergene aus unterschiedlichen Allergengruppen (z. B. Hausstaubmilbe und Baumpollen) haben gezeigt, dass hier vor allem Instabilitäten aufgrund proteolytischer Aktivität einzelner Extrakte auftreten können. Hierbei wurden jedoch jeweils nur die Auswirkungen dieser Aktivität auf die Gesamtallergenität der Extrakte untersucht (Esch, 1991; Esch, 2000; Kordash et al., 1993; Nelson et al., 1996; Rosenbaum et al., 1996). Die Frage nach der Stabilität und Wirksamkeit spezifischer Allergene in solchen Allergenextraktmischungen war weiterhin offen.
Für die in der vorliegenden Arbeit unter 4.1 vorgestellte Stabilitätsstudie wurde die Pilzspezies *Fusarium culmorum* als Modell für eine potenziell destabilisierende Allergenquelle ausgewählt und der Einfluss der proteolytischen Aktivität eines selbst hergestellten Allergenextraktes auf die Stabilität wichtiger Pollenallergene untersucht. Obwohl Proteine aus Birken- und Gräserpollen in Mittel- und Nordeuropa zu den wichtigsten Inhalationsallergenen zählen (Eriksson und Holmen, 1996), lagen bisher noch keine Daten über die Empfindlichkeit individueller Birkenpollen- bzw. Gräserpollenallergene gegenüber Proteasen vor. Daher wurden kommerzielle Extrakte aus Birken- und Wiesenlieschgraspollen für die Studie herangezogen, wobei die Proteinkonzentrationen der Einzelextrakte bzw. hergestellten Mischungen in einem Bereich gewählt wurden, wie sie für die spezifische Immuntherapie in Europa und den USA zum Einsatz kommen (persönliche Mitteilungen von Frau Dr. S. May, PEI und Dr. R. E. Esch, Greer Laboratories Inc., Lenoir, NC, USA).

5.1.1 Proteolytische Aktivität in Allergenextrakten

Die durchgeführten Untersuchungen haben eindeutig gezeigt, dass der am PEI hergestellte Allergenextrakt aus *F. culmorum* eine sehr hohe proteolytische Aktivität aufwies. Dies steht im Einklang mit den Befunden aus früheren Studien zur proteolytischen Aktivität von Allergenextrakten aus verschiedenen Pilzarten (Esch, 1991; Gripon et al., 1980; Wongtim et al., 1993). Weiterhin wurden bis heute drei Proteasen (Trypsin-ähnliche-, alkalische und saure Protease) aus *F. culmorum* identifiziert, die unter anderem für die Pathogenität des Pilzes, vorwiegend gegenüber Getreidepflanzen, verantwortlich gemacht werden (Pekkarinen und Jones, 2002; Pekkarinen et al., 2002; Urbanek und Yirdaw, 1984). Die mittels der Gelatinase-Zymografie erhaltenen Daten deuteten auf einen sehr hohen Anteil aktiver Gelatinasen (Metalloproteasen) im *F. culmorum*-Extrakt hin. Demgegenüber wurde für den Birkenpollenextrakt keine und für den Wiesenlieschgraspollenextrakt lediglich eine geringe Gelatinaseaktivität nachgewiesen (4.1.1, Abb. 4-1). Die Inkubation bei 37°C zum Nachweis der Gelatinasen entsprach jedoch nicht den üblichen Lagerungsbedingungen von Allergenextrakten. Frühere Studien hatten gezeigt, dass Allergenextrakte, bei einer Lagerung über einen längeren Zeitraum bei 4°C, in der Regel deutlich stabiler sind als bei höheren Temperaturen (Ackland und Stewart, 1984; Anderson und Baer, 1982; Niemeijer et al., 1996; Sridhara et al., 1992). Daher kam in dieser Studie zusätzlich der hochsensitive PepTag-Protease-Assay zum Einsatz, der auch unter Lagerungsbedingungen bei 4°C eingesetzt werden konnte. Zudem wurden mit diesem Testsystem neben Metalloproteasen ebenfalls tryptische, chymotryptische und Pepsin-ähnliche-Proteasen erfasst. Unter diesen Reaktionsbedingungen war wiederum keine proteolytische Aktivität für den Birkenpollenextrakt nachzuweisen. Für den Wiesenlieschgraspollenextrakt war ein Nachweis von proteolytischer Aktivität nicht eindeutig zu erbringen. Es war lediglich eine Reduzierung der Menge der intakten Peptide zu beobachten, wohingegen keine spezifischen Peptidfragmente nachzuweisen waren. Dieser Befund wurde durch Wiederholung des Experiments bestätigt. Möglicherweise waren in diesem Extrakt Proteasen vorhanden, welche die Peptide unspezifisch gespalten haben, so dass daraus sehr viele Fragmente entstanden sind, die im Einzelnen visuell nicht nachzuweisen waren.

Die Proteaseaktivität des *F. culmorum*-Extraktes war auch unter den gewählten Inkubationsbedingungen im Kühlschrank noch sehr stark, was durch einen mit der Positivkontrolle vergleichbaren Abbau beider eingesetzter Peptide in die Fragmente F1 bzw. F2 (→ 4.1.2, Abb. 4-2) belegt wurde.

Das verwendete Pilzmaterial, die Extraktionslösung zum Herstellen des Extraktes sowie die Verdünnungslösung und die eingesetzten Reaktionsgefäße waren steril und die gefundene proteolytische Aktivität nach 60 Tagen Lagerung vergleichbar mit der des frischen Extraktes (Daten nicht gezeigt), so dass eine Kontamination des selbst hergestellten *F. culmorum*-Extraktes mit proteolytisch aktiven Mikroorganismen ausgeschlossen werden kann. Weiterhin war die gefundene geringe proteolytische Aktivität der Pollenextrakte, die unter gleichen Bedingungen behandelt worden waren, über den gesamten Lagerungszeitraum gleich (Daten nicht gezeigt), was diese Schlussfolgerung bestätigt.

- Aufgrund dieser Ergebnisse kann davon ausgegangen werden, dass Proteasen in den untersuchten Pollenextrakten für die Praxis kein Problem darstellen. Das gilt insbesondere dann, wenn sie im Kühlschrank und mit Zusätzen von Stabilisatoren, beispielsweise Glycerol, humanes Serumalbumin (HSA) oder Phenol gelagert werden, wie es in früheren Studien bereits gezeigt wurde (Anderson und Baer 1982; Ayuso et al., 1984; Cadot et al., 1995; Nelson, 1981;Varjonen et al., 1996) und wie es auch von den Herstellern praktiziert wird.

- Gleiches kann jedoch nicht für Allergenextrakte aus Pilzen gelten, da in einer Studie gezeigt werden konnte, dass zumindest Glycerol die proteolytische Aktivität eines *Helminthosporium interseminatum*-Extraktes nicht unterdrücken kann (Kordash et al., 1993). Es bleibt daher noch zu untersuchen, ob die proteolytische Aktivität des selbst hergestellten *F. culmorum*-Extraktes z. B. durch Glycerol reduziert werden kann.
- Eine Lagerung von wässrigen Pilzextrakten kann aufgrund der eigenen Daten generell nicht befürwortet werden, auch wenn eine Studie von Vijay et al. (1987) zu einem anderen Ergebnis kam. Dort wurden lyophilisierte und wässrige Extrakte aus *Alternaria alternata* mit und ohne Stabilisatoren 12 Monate bei unterschiedlichen Temperaturen gelagert. Dabei wurden keine Unterschiede in der allergenen Potenz, die unter anderem durch RAST-Inhibtionsversuche bestimmt wurde, festgestellt.

5.1.2 Proteindegradation und Verlust relevanter Allergene in Allergenextraktmischungen

Die Auswertung der SDS-PAGE (→ 4.1.3, Abb. 4-3) zeigte, dass die Lagerung des Pilzextraktes über den Zeitraum von 60 Tagen bei 6°C einen starken Abbau von Proteinen im gesamten Massenbereich, vornehmlich innerhalb der ersten drei Tage, zur Folge hatte. Lediglich dominante Proteinbanden im niedermolekularen (15-20 kDa) sowie im hochmolekularen (um 60 kDa) Bereich waren auch nach 60 Tagen noch nachweisbar. Demgegenüber war im Birkenpollenextrakt keine und im Wiesenlieschgraspollenextrakt nur eine leichte Degradation nach 60 Tagen zu beobachten. Dieser Befund steht mit den ermittelten Proteaseaktivitäten der Extrakte im Einklang.
Im Gegensatz dazu waren alle sichtbaren Pollenproteine einem vollständigen Abbau in den Extraktmischungen unterworfen, was direkt auf die proteolytische Aktivität des *F. culmorum*-Extraktes zurückgeführt werden kann.

Die hohe Proteaseaktivität bewirkte nicht nur eine mangelnde Stabilität des *F. culmorum*-Extraktes auf der Ebene der durch die SDS-PAGE sichtbar gemachten Proteine, sondern es konnte durch die Immunblotanalysen (4.1.4, Abb. 4-4) gezeigt werden, dass die zwei untersuchten IgE-reaktiven Proteine bei ca. 58 und 17 kDa nach spätestens sechs Tagen vollständig abgebaut waren.
Die Mischung der Pollenextrakte mit dem Pilzextrakt führte zu einem völligen Verlust der untersuchten relevanten Pollenallergene Bet v 1, Bet v 6, Phl p 1, Phl p 5, Phl p 12 und Phl p 13. Dabei zeigte sich, dass nicht alle Allergene gleichermaßen vom proteolytischen Verdau betroffen waren. So waren die Allergene Bet v 1 und Phl p 1 relativ stabil und mit den mAk bei schwächer

werdenden Signalen bis zum 15. Tag nachweisbar. Die mit dem anti-Phl p 1-mAk zusätzlich detektierte Bande bei ca. 33 kDa stellte dabei offensichtlich ein Abbauprodukt von Phl p 1 dar, welches jedoch nicht von dem humanen Poolserum 2 detektiert wurde. Demgegenüber waren Bet v 6, Phl p 5, Phl p 12 und Phl p 13 in der Mischung schon nach einem Tag Lagerung nicht mehr detektierbar, weder mit den humanen Poolseren noch mit den monoklonalen Antikörpern bzw. dem Kaninchenserum.

Die schwache proteolytische Aktivität des Wiesenlieschgraspollenextraktes führte bereits im Einzelextrakt zu einem geringen Abbau der beiden Isoformen des Allergens Phl p 5 und zu einem drastischen Abbau von Phl p 13, welches bereits als sehr labiles Allergen beschrieben wurde (Suck et al., 2000; Petersen et al., 2001). Die in dem eingesetzten Wiesenlieschgraspollenextrakt detektierten Banden bei ca. 45 und 48 kDa stellten vermutlich Abbauprodukte der intakten Isoformen von Phl p 13 (55 und 60 kDa) dar (persönliche Mitteilung von Herrn PD Dr. A. Petersen, Forschungszentrum Borstel). Dieser Befund wurde experimentell belegt, indem Wiesenlieschgraspollen (von Herrn PD Dr. A. Petersen zur Verfügung gestellt) direkt für eine vergleichende SDS-PAGE mit dem für diese Studie verwendeten Wiesenlieschgraspollenextrakt und anschließender Immundetektion des Phl p 13-Moleküls mit dem spezifischen Antikörper eingesetzt wurden. Dabei zeigte sich, dass die beiden 60 und 55 kDa Isoformen von Phl p 13 nur in den Pollen nachgewiesen werden konnten, wohingegen im Extrakt nur die Fragmente bei 48 und 45 kDa detektiert wurden (Daten nicht gezeigt).

Die Detektion der Allergene Bet v 1 sowie Bet v 6 im Einzelextrakt zeigte, dass auch nach 60 Tagen kein Intensitätsverlust der IgE-Reaktivität zu beobachten war. Die Detektion von Bet v 1 mit dem anti-Bet v 1-mAK und schwächer auch mit dem Poolserum 1 ergab dabei eine zusätzliche Reaktivität bei ca. 34 kDa, wobei es sich um das durch Wellhausen et al. (1996) beschriebene Bet v 1-Dimer handelte.

5.1.3 Der Verlust spezifischer Allergene führt zu einem drastischen Rückgang des allergenen Potenzials

Mittels des RBL-Zell-Mediator-Freisetzungstests als biologischem *in-vitro*-Modell der allergischen Typ-I-Reaktion wurde eine Abnahme der allergenen Potenz des Wiesenlieschgraspollenextraktes um mehr als 50 % innerhalb drei Tagen Lagerung in der Mischung festgestellt, die bereits nach 15 Tagen auf nahezu Null gesunken war. Demgegenüber blieb die Allergenität des Einzelextraktes über 60 Tage unverändert (4.1.5, Abb. 4-6). Dieses Resultat deutete darauf hin, dass die Hauptmenge der murinen IgE-Antikörper des eingesetzten Mäuse-Poolserums gegen das Hauptallergen aus Wiesenlieschgras Phl p 5 gerichtet war, welches durch die Immunblotanalysen als instabiler als Phl p 1 identifiziert wurde. Diese Hypothese wurde durch den Vergleich der durch rekombinantes Phl p 1 und rPhl p 5 ausgelösten Mediatorfreisetzungen bestätigt. Mit den gegen Wiesenlieschgras-pollenextrakt gerichteten murinen IgE-Antikörpern wurde durch rPhl p 5 eine deutlich stärkere Mediatorfreisetzung als durch Stimulation mit rPhl p 1 beobachtet (Daten nicht gezeigt).

Die allergene Potenz der Birkenpollenallergene in der Mischung mit *F. culmorum* lag nach 60 Tagen Lagerung bei etwa 30 % des Höchstwertes, der nach 6 Tagen Lagerung erreicht worden war. In diesem Fall deuteten die Daten darauf hin, dass das murine Poolserum mehr Bet v 1-spezifische als Bet v 6-spezifische IgE-Antikörper enthielt. Wiederum wurde diese These durch Stimulation der Zellen mit rBet v 1 und rBet v 6 bestätigt (Daten nicht gezeigt). Weiterhin korreliert dieser Befund mit der hohen Relevanz von Bet v 1 als dem dominierenden Hauptallergen aus Birkenpollen sowie der geringeren Labilität gegenüber Proteasen, wie es durch den Immunblot gezeigt wurde.

Die Stimulation der mit *F. culmorum*-spezifischen IgE-Antikörpern aus der Maus sensibilisierten Ratten-Basophilen-Zellen mit den gelagerten Proben zeigte eine Reduktion der allergenen Potenz des *F. culmorum*-Extraktes um 47 % nach 60 Tagen. Im Mäuse-Poolserum wurden durch den Immunblot *F. culmorum*-spezifische IgE-Antikörper gegen Extraktkomponenten mit Molekular-gewichten von ca. 29, 40 und 50 kDa gefunden (4.1.5, Abb. 4-5), wobei die stärkeren IgE-Reaktivitäten im Bereich von 29 und 40 kDa auftraten. Betrachtet man die SDS-PAGE des gelagerten *F. culmorum*-Extraktes (4.1.3, Abb. 4-3), so wird deutlich, dass ein dominantes Protein bei ca. 29 kDa bis zum 15. Tag nachweisbar war. Ähnliches galt für eine Proteinbande bei ca. 40 kDa, die noch nach 30 Tagen im Extrakt vorhanden war. Im Molekulargewichtsbereich um 50 kDa konnte auch nach 60 Tagen immer noch Protein nachgewiesen werden. Nimmt man an, dass es sich bei diesen Proteinen um dieselben handelt, gegen die die Maus IgE-Antikörper gerichtet sind, so wäre der relativ moderate Allergenitätsverlust des Extraktes nachvollziehbar und die Restaktivität auf das 50 kDa-Protein zurückzuführen.

Hieraus wird ersichtlich, dass die Immunogenität einzelner Extraktkomponenten (d. h. die Eigenschaft, in der Maus die Produktion spezifischer Antikörper zu induzieren) für die Resultate dieses Modellsystems entscheidend sind.

Insgesamt korrelierten die gefundenen Daten des RBL-Zell-Mediator-Freisetzungstest gut mit den durch den Immunblot gefundenen Daten.

- Zusammenfassend lässt sich feststellen, dass Proteasen des Pilzes *F. culmorum* die allergene Potenz von Pollenextrakten innerhalb kürzester Zeit deutlich herabsetzen können. Daraus muss man ableiten, dass abgesehen von den allgemeinen Vorbehalten gegen das Mischen von nicht kreuzreagierenden Allergenen (Bousquet et al., 1998; Malling und Weeke, 1993; vgl. Kapitel 1.3.3), Allergenextraktmischungen aus Pollenextrakten und Extrakten aus Pilzen für die SIT nicht angewendet werden sollten. Selbst dann nicht, wenn sie direkt vor der Applikation angesetzt werden, da durch die proteolytische Aktivität sehr labile Allergene wie Bet v 6, Phl p 5 oder Phl p 13 in ihrem allergenen Potenzial bereits beeinträchtigt sein können.

- Die hier vorgestellten Daten haben zum ersten Mal eindeutig die unterschiedliche Labilität spezifischer Birken- bzw. Wiesenlieschgraspollenallergene gegenüber proteolytisch aktiven Enzymen gezeigt. Der Einfluss auf die Allergenität eines Pollenextraktes in einer Mischung hängt also unmittelbar mit dem Verlust bzw. der Stabilität der wichtigsten enthaltenen Allergene zusammen. Dadurch kann der Befund einer früheren Studie, dass z. B. ein Allergenextrakt aus Wiesenlieschgraspollen + 25 % Glycerol durch die Inkubation mit proteolytisch aktiven Extrakten (*A. alternata, C. herbarum* und Küchenschabe) seine allergene Potenz nahezu vollständig verlor, wohingegen ein Traubenkrautpollenextrakt (wichtige Allergenquelle in den USA und Teilen Südeuropas) durch die Mischung mit denselben Extrakten in seiner Potenz nicht beeinflusst wurde, erklärt werden (Nelson et al., 1996). Theoretisch müsste also jedes Allergen auf die Labilität gegenüber Proteasen untersucht werden, um abschätzen zu können, ob es sich für den Einsatz in einer Mischung eignet, genauso wie jeder Allergenextrakt auf eine etwaige Proteaseaktivität hin getestet werden müsste.

5.2 Sensibilisierung gegen *F. culmorum* – Vergleich zweier Allergenextrakte

Bis heute sind eine große Zahl von Pilzen als Auslöser von allergischen Reaktionen des Soforttyps beschrieben worden. Als wichtigste Vertreter werden in der Literatur Spezies aus den Gattungen *Cladosporium, Alternaria, Aspergillus, Penicillium, Fusarium* und *Epicoccum* genannt (vgl. Kapitel 1.5.2).

Vor allem aufgrund der mangelhaften Qualität der verwendeten Allergenextrakte ist die diagnostische Sensitivität bezogen auf Sensibilisierungen gegen Schimmelpilze bis heute unzureichend, was sowohl auf die *in-vitro-* als auch die *in-vivo*-Testmethoden zutrifft (vgl. Kapitel 1.3.2 und 1.5.3 der Einleitung). Weiterhin sind nur Allergenextrakte sehr weniger Spezies kommerziell erhältlich, was die Erkennung von Sensibilisierungen weiter einschränkt. Daraus ergeben sich widersprüchliche Aussagen über die Prävalenz der Schimmelpilzallergie (die Angaben schwanken zwischen 3-85 %). Die Forschung der letzten Jahre hat sich fast ausschließlich auf die Arten *Alternaria alternata* und *Cladosporium herbarum* beschränkt. Daneben waren die Spezies

Aspergillus fumigatus und *Penicillium notatum* von wissenschaftlichem Interesse. Studien zur Gattung *Fusarium* wurden dagegen selten durchgeführt, so dass insgesamt nur sehr wenige allergologisch relevante Daten zu dieser Gattung publiziert wurden (vgl. Kapitel 1.5). Dies verwundert insofern, da Vertreter der Gattung *Fusarium* weltweit vorkommen und schon früh als allergologisch bedeutsam beschrieben wurden. So haben z. B. Kersten und Hoek bereits 1980 die klinische Relevanz der Spezies *Fusarium culmorum* (50 % der untersuchten Patienten waren sensibilisiert) erwähnt und zusammen mit *Alternaria alternata*, *Aureobasidium pullulans*, *Penicillium notatum*, *Aspergillus fumigatus* und *Cladosporium herbarum* als wichtige Quelle für Respirationsallergene angesehen, was jedoch nicht zu einem verstärkten wissenschaftlichen Interesse an dieser Art geführt hat. Das spiegelt sich auch in dem Angebot der Allergenextrakthersteller wider. Zur Zeit bieten lediglich zwei Hersteller *F. culmorum*-Allergenprodukte für die *in-vitro*- bzw. *in-vivo*-Diagnostik an, nämlich die Firma HAL-allergy (Prick-Test-, Intrakutan-Test-, und Provokationstestlösung) und Dr. Fooke Laboratorien GmbH (Allergenscheiben).

Um zu untersuchen, ob es sich bei *F. culmorum* möglicherweise um eine bisher unterschätzte Quelle für Respirationsallergene handeln könnte, wurden die unter 4.2 vorgestellten Untersuchungen durchgeführt. Dazu wurden im Verlauf der vorliegenden Arbeit 52 Seren von Patienten mit Verdacht einer klinisch relevanten Schimmelpilzallergie auf eine Sensibilisierung gegen den vornehmlich in landwirtschaftlich geprägten Gebieten häufigen getreidepathogenen Pilz *F. culmorum* (Zamir und Farah, 2000) untersucht. Gleichzeitig sollte die Qualität eines industriell hergestellten *F. culmorum*-Allergenextraktes zur Diagnose einer Sensibilisierung gegen *F. culmorum* mit der eines, mittels optimierter Extraktionsmethode, selbst hergestellten Allergenextraktes verglichen werden.

5.2.1 Herstellung eines Allergenextraktes aus *F. culmorum*

Für die Herstellung von Schimmelpilzextrakten wenden Allergenextrakthersteller in der Regel dieselben Verfahren an, wie sie für andere Allergenextrakte üblich sind. Die Charakterisierung der meisten Schimmelpilzextrakte ist jedoch weniger vollständig als die von z. B. Pollenextrakten obwohl sie prinzipiell auf die gleiche Weise charakterisiert werden (Hoek, 1999). Wichtige Parameter sind Protein- und Kohlenhydratgehalt, Antigen- bzw. Allergenspektrum und allergene Potenz. In Kapitel 1.3.2 wurde auf die Problematik von Pilzen als Ausgangsmaterial vor allem aufgrund hoher genetischer Variabilität, die unter anderem durch die Art der Nährlösung und die Wachstumsbedingungen beeinflusst wird, eingegangen. Weiterhin gibt es von Hersteller zu Hersteller bei der Extraktherstellung erhebliche Unterschiede, was z. B. das Ausgangsmaterial (Wahl des Pilz-Stammes, Sporen und Myzel oder nur Sporen, kommerziell erworben oder aus eigener Züchtung) betrifft. Der im Rahmen dieser Arbeit hergestellte Allergenextrakt aus *F. culmorum* wurde mit einem Verfahren gewonnen, wie es wahrscheinlich nicht bei der kommerziellen Herstellung zum Einsatz kommt (Tieftemperaturmethode, 3.1.1). Des Weiteren wurde der Extrakt nicht dialysiert und könnte daher Mykotoxine enthalten. Eine therapeutische Anwendung dieses Extraktes wäre somit ausgeschlossen. Die Lagerungsfähigkeit des lyophilisierten Extraktes war sehr befriedigend (mindestens 6 Monate stabil bei einer Lagerungstemperatur von –20°C). Der Vergleich mit dem kommerziell hergestellten, aber nicht durch das PEI zugelassenen, *F. culmorum*-Zwischenprodukt zeigte, dass der selbst hergestellte Extrakt vor allem im niedermolekularen Bereich (10-30 kDa) sehr viele Proteine enthielt, die in der kommerziellen Präparation nicht vorhanden waren (→ Abb. 4-7). Diese Tatsache hatte erhebliche Auswirkungen auf die Qualität bezüglich der diagnostischen Sensitivität, was im Folgenden erläutert wird.

5.2.2 Nachweis *F. culmorum*-spezifischer Antikörper mittels EAST und Immunblot – Relevanz IgE-reaktiver Kohlenhydratstrukturen

Durch die in der vorliegenden Arbeit durchgeführten Analysen konnten sowohl mit dem EAST (→ 4.2.2) als auch im Immunblot (→ 4.2.3, Abb. 4-7) mit dem selbst hergestellten Allergenextrakt (PEI-Extrakt) *F. culmorum*-spezifische IgE-Antikörper in 18/52 (35 %) bzw. 23/52 (44 %) Seren nachgewiesen werden. Dazu kamen im Verlauf der Arbeit noch drei Patienten, die ausschließlich mit rFus c 2 (→ 4-6) reagierten, so dass insgesamt 26/52 (50 %) aller untersuchten Seren *F. culmorum*-spezifische Antikörper enthielten, was mit der durch Kersten und Hoek (1980) gefundenen Prävalenz der Sensibilisierung übereinstimmt und die möglicherweise unterschätzte Bedeutung von *F. culmorum* als relevante Respirationsallergenquelle untermauert.

Die Verteilung der EAST-Klassen zeigte, dass der Großteil der positiv getesteten Seren mit einer Klasse 1 (44 %) einen niedrigen Titer *F. culmorum*-spezifischer IgE-Antikörper aufwies. Ein Drittel der Patienten hatten eine Klasse 2 und nahezu ein Viertel eine Klasse 3. Seren mit der Klasse 4 waren nicht vertreten. Dieser Befund deckt sich mit den durch Kersten und Hoek (1980) gefundenen niedrigen RAST-Klassen bei Schimmelpilzsensibilisierungen. Dort waren die RAST-Klassen bei 237 Patienten mit einer durch Hautteste bestätigten Schimmelpilzsensibilisierung wie folgt verteilt: 59 % Klasse 0, 12 % Klasse 1, 20 % Klasse 2, 9 % Klasse 3 und 0 % Klasse 4. Des Weiteren soll an dieser Stelle darauf hingewiesen werden, dass der EAST bzw. RAST im Vergleich zu anderen *in-vitro*-Testsystemen zur Bestimmung allergenspezifischer IgE-Antikörper, wie z. B. dem CAP-FEIA weniger sensitiv ist, da geringere Allergenmengen an die Festphase gebunden werden können und daher nur hohe Antikörpermengen nachweisbar sind bzw. niedrigere Testresultate erreicht werden (Ewan und Coote, 1990; Leimgruber et al., 1991).

Der Vergleich der gefundenen EAST-Klassen mit den IgE-Reaktivitäten des Immunblots zeigte, dass die Seren mit den höchsten IgE-Titern (20, 48, 49 und 50) durch starke IgE-Reaktivitäten mit zahlreichen Extraktkomponenten, vorwiegend im hohen Massenbereich, charakterisiert waren. Das Verteilungsmuster der IgE-Reaktivitäten sowie die gefundenen EAST-Klassen waren für diese Seren nahezu identisch.

Seren mit niedrigen EAST-Klassen reagierten in der Regel mit nur einer oder wenigen distinkten Banden im Immunblot (z. B. Serum 1, 2, 14, 44). Insgesamt wurden 5 Seren aufgrund der IgE-Reaktivitäten im Immunblot als positiv bewertet, obwohl mit dem EAST keine spezifischen Antikörper nachweisbar waren (Serum 15, 19, 36, 39 und 45).

Die gefundenen IgE-Reaktivitäten des Immunblots deuteten darauf hin, dass generell zwei Arten der Sensiblisierung gegen *F. culmorum* unterschieden werden können.

Sensibilisierung gegen Kohlenhydratepitope

Etwa 40 % der Seren zeigten eine auffallend ähnliche Verteilung der IgE-Reaktivitäten, die jeweils auf eine Sensibilisierung gegen viele überwiegend hochmolekulare Extraktkomponenten hindeutete. Die Bindung der IgE-Antikörper war vor allem dadurch gekennzeichnet, dass sie für alle detektierten Komponenten eines Serums in ihrer Intensität jeweils vergleichbar war. Solche IgE-Reaktivitätsmuster sind charakteristisch für IgE-reaktive Kohlenhydratstrukturen (CCDs, vgl. Kapitel 1.4.2 der Einleitung), wie sie unter anderem für viele pflanzliche Extrakte beschrieben wurden (Ballmer-Weber et al., 2001; Fötisch et al., 2001; Vieths et al., 2002). Für diese Art der IgE-Bindung sind dabei eine oder einige wenige Strukturen verantwortlich, die als posttranslationale Modifikationen auf unterschiedlichen Proteinen (Glykoproteinen) eines Extraktes lokalisiert sind. IgE-bindende Strukturen wie z. B. das N-Glykan MXF (Abb. 1-4) wurden unter anderem für Glykoproteine aus Baumpollen und Gräserpollen beschrieben (van Ree et al., 2000; Wilson und Altmann, 1998). Weist ein Serum spezifische IgE-Antikörper gegen eine solche Struktur auf, so werden von diesem Antikörper sämtliche Proteine im Extrakt detektiert, die diese Struktur tragen. Das dies auf die IgE-Reaktivitäten einiger Seren mit dem untersuchten *F. culmorum*-Extrakt zutraf, wurde durch den indirekten Nachweis IgE-reaktiver Kohlenhydratstrukturen mittels Perjodatoxidation erbracht (→ 4.2.6, Abb. 4-10), da für etwaige Inhibitionsstudien keine gereinigten IgE-reaktiven Glykane aus *F. culmorum* zur Verfügung standen. Dabei wurden vor der Immundetektion *F. culmorum*-Extrakt-Blotstreifen oxidiert und dadurch sämtliche Kohlenhydratstukturen auf Glykoproteinen zerstört und die verbleibende IgE-Reaktivität durch Inkubation mit Serum 49 (zeigte kohlenhydratepitopspezifisches IgE-Reaktivitätsmuster) untersucht. Dabei wurden milde Oxidationsbedingungen (pH 4,5, kurze Reaktionszeit und Dunkelheit) gewählt, für die bereits gezeigt wurde, dass sie bei pflanzlichen Glykoproteinen keinen Einfluss auf die Proteinstrukturen haben (Vieths et al, 1994b; Vieths et al., 1995). Steigende Mengen Perjodat hatten bis zu einer Konzentration von 1 mM keine Auswirkungen auf die IgE-Reaktivität. Ab einer Konzentration von 5 mM war jedoch eine deutliche Verminderung der IgE-Reaktivität der meisten Extraktkomponenten zu beobachten, die bei einer Konzentration von 10 mM gänzlich eliminiert war. Dieses Ergebnis ist vergleichbar mit Resultaten aus Studien, die zum Nachweis IgE-reaktiver Kohlenhydratepitope bei Pflanzen durchgeführt worden waren (Fötisch et al., 1998; Vieths et al., 1994b; Vieths et al., 1995). Dabei wurde durch Oxidation eines Allergenextraktes aus Gummi arabicum (*Acacia senegal*) mit 50 mM Perjodat oder von Membranstreifen von Apfel- (*Malus domesticus*) bzw. Sellerieextrakt (*Apium graveolens*) mit 100 mM Perjodat gezeigt, dass kohlenhydratspezifische IgE-Reaktivitäten in Abhängigkeit vom eingesetzten Serum durch die Oxidation teilweise vollständig unterdrückt wurden. Ähnliches konnten Hansen et al. (1994) für einen Allergenextrakt aus der Pilzspezies *A. fumigatus* zeigen, wobei allerdings nicht alle IgE-Reaktivitäten durch die Perjodatoxidation eliminiert worden waren, sondern mit dem verwendeten Serum zwei von vier Reaktivitäten erhalten blieben.

Die hier für *F. culmorum* diskutierten Daten stehen in einem gewissen Widerspruch zu den Angaben von Crameri (2002), der aufgrund vergleichbarer IgE-Reaktivitätsmuster von mindestens 100 verschiedenen *A. fumigatus*-Allergenen ausgeht. Ähnliches berichten Breitenbach und Simon-Nobbe (2002) für *C. herbarum*. Belege für diese Annahmen stehen allerdings noch aus.

Sensibilisierung gegen Proteinepitope

Die Immunblotdaten zeigten, dass etwa 60 % der Patienten nur gegen eine oder einige wenige Extraktkomponenten sensibilisiert waren. Die gefundenen Reaktivitäten waren mit Ausnahme einer IgE-reaktiven Bande bei ca. 29 kDa, die durch mehrere Seren erkannt wurde, sehr heterogen und über den gesamten Molekulargewichtsbereich verteilt. Wurden durch ein Serum mehrere Extraktkomponenten detektiert, so waren die Reaktivitäten in ihrer Intensität wiederum uneinheitlich (besonders deutlich bei Serum 1, Abb. 4-7). Dieses Verteilungsmuster deutete darauf hin, dass es sich hierbei wahrscheinlich um Bindungen spezifischer IgE-Antikörper an Proteinepitope handelt. Diese Annahme konnte wiederum durch die Ergebnisse der Perjodatoxidation (→ 4.2.6, Abb. 4-10) untermauert werden, da die IgE-Reaktivität des Serums 14 mit vermeintlichen Proteinepitopen durch die Oxidation nicht beinträchtigt wurde. Die Oxidation von rFus c 1 und anschließende

Detektion mit Serum 44 bestätigte diese Annahme, da die IgE-Reaktivität dieses Proteins auch durch die höchste Perjodatkonzentration nicht reduziert worden war.

Die Korrelation zwischen den gefundenen EAST-Daten und denen des Immunblots mit dem selbst hergestellten Extrakt war insgesamt nur befriedigend. Anhand der Seren 39 und 45 (deutliche Reaktivität im Immunblot aber negativ im EAST) wird ersichtlich, dass dabei die Schwächen mehrheitlich auf Seiten des EAST liegen. Bei der kovalenten Kopplung von *F. culmorum*-Gesamtprotein (→ 3.2.3) wurden offensichtlich bestimmte Proteine weniger bevorzugt oder in geringerer Menge an die Allergenscheiben gebunden als andere, so dass Patienten, die ausschließlich gegen einzelne oder wenige Proteine sensibilisiert waren, im EAST nicht erfasst werden konnten. Ein Abbau der betreffenden Proteine durch Proteasen aus *F. culmorum* kann ebenfalls nicht ausgeschlossen werden, obwohl durch die Zugabe eines Protease-Inhibitor-Cocktails versucht wurde, proteolytische Aktivitäten zu unterdrücken. Hinzu kommt, dass im Immunblot durch die vorangegangene SDS-PAGE sämtliche Proteine auf eine distinkte Bande konzentriert wurden und somit viele IgE-Epitope auf einer relativ geringen Fläche exponiert sind und dadurch wahrscheinlich auch IgE-Antikörper, die nur in geringen Mengen im Serum vorhanden sind, nachgewiesen werden können.
Weiterhin muss davon ausgegangen werden, dass durch die nicht reduzierenden Bedingungen des EAST eventuell konformationsabhängige IgE-Bindungen erfasst wurden, die im Zuge der reduzierenden Bedingungen des Immunblots verloren gingen. Umgekehrt wurden möglicherweise durch die reduzierenden Bedingungen des Immunblots bestimmte Epitopregionen eines Proteins für die Antikörperbindung erst zugänglich gemacht, die im nativen EAST nicht für die IgE-Bindung zur Verfügung standen. Auf den Einsatz einer nativen PAGE (z. B. Blue-PAGE) wurde verzichtet, da die Molekulargewichte der natürlichen Allergene relativ exakt bestimmt werden mussten, um eine bessere Vergleichbarkeit mit den herzustellenden rekombinanten Allergenen (siehe unten) zu gewährleisten, obwohl dadurch eventuell einige IgE-reaktive Proteine nicht identifiziert werden konnten, da sie aufgrund der oben beschriebenen denaturierenden und reduzierenden Bedingungen in ihrer IgE-Bindung möglicherweise beeinträchtigt waren.

- Für die *in-vitro*-Diagnostik ist vor allem der Befund der IgE-reaktiven Kohlenhydratstrukturen ein wichtiger Aspekt. Die dargestellten Daten haben gezeigt, dass Kohlenhydratstrukturen des selbst hergestellten *F. culmorum*-Extrakts sowohl im Immunblot als auch im EAST starke IgE-Reaktivitäten verursachen können. Es muss davon ausgegangen werden, dass dies ebenfalls auf kommerzielle Allergenextrakte aus Schimmelpilzen, die in der *in-vitro*-Diagnostik zum Einsatz kommen, zutrifft. Patienten die ausschließlich gegen diese von van der Veen et al. (1997)

zumindest für pflanzliche Allergenextrakte als klinisch nicht relevant eingestuften CCDs sensibilisiert sind, würden demnach möglicherweise zu „falsch-positiven" Ergebnissen führen. Einerseits werden IgE-reaktive Kohlenhydratstrukturen häufig „überdetektiert", da neben den intakten Glykoproteinen ebenfalls sämtliche Abbauprodukte, die eine solche Struktur tragen, IgE binden können. Andererseits können Reaktivitäten, die aus der Bindung proteinepitop-spezifischer IgE-Antikörper resultieren, aufgrund der oben genannten Gründe sehr viel schwächer ausfallen, so dass diese durch die aktuellen Testsysteme der Allergiediagnostik nur schwer oder gar nicht zu erfassen sind.

Diese Hypothese wurde durch die EAST-Daten des kommerziellen Extraktes (HAL-Extrakt) insofern bestätigt, da mit diesem Extrakt lediglich 5 Seren (20, 48, 49, 50 und 52) als *F. culmorum*-sensibilisiert identifiziert werden konnten. Bei diesen Seren handelte es sich ausnahmslos um solche, die vermeintlich kohlenhydratspezifische Antikörper enthielten. Sämtliche Seren, die mit dem PEI-Extrakt hauptsächlich mit distinkten Extraktkomponenten reagierten waren im EAST mit dem HAL-Extrakt negativ und zeigten bis auf Serum 43 keine IgE-Reaktivitäten im niedermolekularen Bereich im Immunblot.

Wie bereits im Kapitel 1.3.2 der Einleitung besprochen, spielt neben proteolytischer Aktivität vor allem die heterogene Allergenzusammensetzung aufgrund unterschiedlicher Wachstumsbedingungen, Erntezeitpunkte und genetischer Variabilität sowie verschiedener Extraktionsmethoden für die Qualität von Allergenextrakten aus Pilzen eine wesentliche Rolle (Breitenbach und Simon-Nobbe, 2002; Bush und Yunginger, 1987; Wallenbeck et al., 1984; Yunginger et al., 1976). Weder für den PEI-Extrakt noch für den kommerziellen HAL-Extrakt waren jedoch die Wachstumsbedingungen und Erntezeitpunkte der für die Extraktion verwendeten Pilzkultur bekannt. *F. culmorum*-Stamm und Extraktionsmethode waren für den HAL-Extrakt ebenfalls nicht bekannt, so dass in diesen Punkten Unklarheit besteht. Dieser Befund macht jedoch deutlich, wie wichtig die Forderung nach standardisierten Allergenextrakten aus Pilzen ist. Versuche in dieser Richtung verliefen bis heute jedoch nicht zufriedenstellend (Aden et al., 1999; Helm et al., 1988). Ein möglicher Ausweg aus dieser Problematik stellen die im Rahmen dieser Arbeit hergestellten rekombinanten Allergene zumindest für die Diagnostik dar, worauf in Kapitel 5.3 näher eingegangen wird.

5.2.3 Kreuzreaktivität zwischen Pilzallergenen

Wie erwartet wurden mittels CAP-FEIA bei den 26 *F. culmorum*-positiven Patienten (siehe oben) spezifische IgE-Antikörper gegen mindestens eine weitere Pilzspezies nachgewiesen, wobei die meisten Seren sogar spezifische Antikörper gegen alle fünf untersuchten Spezies (*A. alternata*,

C. herbarum, *A. fumigatus*, *P. notatum* und *F. moniliforme*) enthielten (→ 4.2.4). Dieses Ergebnis steht im Einklang mit den von Kersten und Hoek (1980) gefundenen Daten, die für ihr untersuchtes Schimmelpilz-Allergikerkollektiv in der Regel Mehrfachsensibilisierungen gefunden haben. Kreuzreaktionen zwischen Allergenen stellen eine mögliche Ursache für diesen Befund dar.
Die unter 4.2.5 vorgestellten Ergebnisse der Immunblot-Inhibition zeigten, dass es IgE-Kreuzreaktionen zwischen Extraktkomponenten aus *F. culmorum* und *A. alternata* gibt, jedoch nur teilweise mit *C. herbarum*. Dieser Befund widerspricht den Aussagen von Kersten und Hoek (1980), die aus ihren Ergebnissen schlussfolgerten, dass *A. alternata* eine Allergenquelle ohne Kreuzreaktivität zu anderen Pilzspezies darstellt.
Kreuzreaktivität kann als sehr wahrscheinlicher Grund für ein sehr breites Sensibilisierungsprofil, welches bei Schimmelpilzallergikern häufig diagnostiziert wird, angesehen werden. Durch die Immunblot-Inhibitionsversuche kann man den Eindruck gewinnen, das die Kreuzreaktivität zumindest teilweise auf der Basis gleicher Proteinepitope auf homologen Proteinen in *F. culmorum*, *A. alternata*, *C. herbarum* und höchstwahrscheinlich auch weiteren phylogenetisch verwandten Arten zustande kommt. Weiterhin spielen hierbei offensichtlich Reaktivitäten mit Kohlenhydratepitopen eine Rolle, da die IgE-Bindung von Serum 49 (zeigt kohlenhydratspezifisches IgE-Reaktivitätsmuster) an *F. culmorum*-Extrakt durch *A. alternata*-Extrakt nahezu vollständig inhibiert wurde. Es bleibt zu klären, welche Spezies über vergleichbare Glykostrukturen verfügen um daraus eventuelle Kreuzreaktivitäten ableiten zu können. *F. culmorum* und *A. alternata* besitzen offensichtlich kreuzreagierende Kohlenhydratepitope, wohingegen *F. culmorum* und *C. herbarum* sich in diesem Fall unterscheiden, da die IgE-Bindung von Serum 49 an *F. culmorum*-Extrakt durch *C. herbarum*-Extrakt nicht inhibiert wurde.
Durch die nahezu vollständige Inhibition der IgE-Bindung an *F. culmorum*-Extrakt durch *A. alternata*-Extrakt stellte sich die Frage, ob *F. culmorum* als Immunogen Auslöser der Sensibilisierung war oder ob es sich bei den gefundenen IgE-Reaktivitäten generell um Kreuzreaktivitäten mit *A. alternata*-Allergenen handeln könnte. Um diese Frage zu klären, hätte die Spezifität der IgE-Antikörper untersucht werden müssen. Dafür hätten die Inihibitionsexperimente theoretisch mit allen 26 Seren in umgekehrter Weise durchgeführt werden müssen, d. h. mit *A. alternata*-Extrakt an der Festphase und *F. culmorum*-Extrakt als Inhibitor. Dies war aufgrund mangelnder Serummengen jedoch nicht möglich.
Durch die unter 4.2.4 gezeigten CAP-FEIA-Daten ergaben sich jedoch indirekte Hinweise auf mögliche Sensibilisierungen, die durch *F. culmorum* als Immunogen hervorgerufen worden waren. Für zwei der 26 *F. culmorum*-sensibilisierten Patienten (30 und 43) wurden keine *A. alternata*-spezifischen IgE-Antikörper nachgewiesen und weitere fünf Seren (2, 19, 20, 22, 23) hatten einen

deutlich höheren Gehalt an spezifischen IgE-Antikörpern gegen die phylogenetisch nahestehende Art *F. moniliforme* als gegen *A. alternata*. Dieser Befund deutete darauf hin, dass zumindest ein gewisser Teil der IgE-Bindung an *F. culmorum*-Extrakt unabhängig von einer Kreuzreaktivität zu *A. alternata* war. Daraus kann man ableiten, dass es sich bei der Spezies *F. culmorum* durchaus um eine klinisch bedeutsame Allergenquelle handeln kann. Die unter 5.4 diskutierten Daten der Quorn-Studie zeigen zudem, dass eine *Fusarium*-Allergie (*Fusarium venenatum*) tatsächlich klinisch bedeutsam sein kann. Zum Nachweis einer klinisch relevanten Sensibilisierung gegen *F. culmorum* müssten in jedem Fall Provokationsstudien durchgeführt werden.

- In jedem Fall müssen sich an diesem Punkt weitere Studien anschließen, um klären zu können, ob die in der *in-vitro*-Diagnostik von Schimmelpilzallergien nachgewiesenen IgE-Antikörper wirklich spezifisch für bestimmte Allergene sind, oder ob es sich bei den gefundenen IgE-Reaktivitäten überwiegend um Kreuzreaktionen zu einer für die Sensibilisierung besonders bedeutsamen Spezies handelt. Weiterhin müsste geklärt werden, welche Pilzspezies als wesentliche Immunogene anzusehen sind und welche nur aufgrund von Kreuzreaktionen in Erscheinung treten, als Immunogen jedoch nicht relevant sind. Zur Klärung dieser Fragen würden sich unter anderem T-Zell-Studien (Proliferationsassays) anbieten.

5.3 Molekulare Identifizierung, rekombinante Herstellung und immunologische Charakterisierung potenzieller *F. culmorum*-Allergene

Die Diagnose und Therapie von Schimmelpilzallergien ist bis heute aufgrund nicht standardisierter Allergenextrakte mit oftmals unzureichender biologischer Aktivität unbefriedigend. Die mangelnde Stabilität von Allergenextrakten aus Schimmelpilzen wurde z. B. für *A. fumigatus* (Hansen et al., 1994) und im Rahmen dieser Arbeit für *F. culmorum* gezeigt. Die verschiedenartige Allergenzusammensetzung aufgrund hoher genetischer Variabilität (De Vouge et al., 1996) oder unterschiedlicher Wachstumsbedingungen (Breitenbach und Simon-Nobbe, 2002) sind weitere Probleme, die generell die Studien zur Schimmelpilzallergie erschweren. Versuche, einen standardisierten *A. alternata*-Extrakt herzustellen, blieben erfolglos (Aden et al., 1999; Helm et al., 1988). Der Vergleich des PEI-Extraktes mit dem kommerziell hergestellten Extrakt im Rahmen dieser Arbeit (siehe oben) stellt einen weiteren Beleg für die Aktualität dieser Problematik dar.

Rekombinante Allergene werden als mögliche Alternative zum Einsatz von Allergenextrakten angesehen. Daher wurden bis heute viele IgE-reaktive Schimmelpilzproteine, hauptsächlich aus den Spezies *A. alternata*, *C. herbarum* und *A. fumigatus*, auf molekularer Ebene identifiziert und rekombinant hergestellt (Achatz et al., 1995; Crameri, 2002; Crameri und Blaser, 1996; Zhang et al., 1995). Diverse Studien haben belegt, dass rekombinante Schimmelpilzallergene aus *A. alternata* und *A. fumigatus* zum Nachweis spezifischer IgE-Antikörper mittels Hauttests bzw. *in-vitro*-Testsystemen (CAP-FEIA und ELISA) geeignet sind (Crameri et al., 1996; McCann et al., 2002; Unger et al., 1999). Da eine 50%ige Prävalenz der Sensibilisierung gegen *F. culmorum* bei Patienten mit Verdacht auf eine klinisch relevante Schimmelpilzallergie vorlag, sollten aus dieser Spezies Allergene mit molekularbiologischen Methoden identifiziert, immunologisch charakterisiert und rekombinant hergestellt werden, um die Möglichkeit eines standardisierten Referenzmaterials zu schaffen, welches im Rahmen der Allergiediagnostik eingesetzt werden könnte. Dazu hätten durch 2D-Gelelektrophorese des *F. culmorum*-Extraktes und anschließendem Immunblot natürliche Allergene identifiziert werden können. Durch eine Aminosäuresequenzbestimmung mittels anschließender Mikrosequenzierung hätten degenerierte Oligonukleotide abgeleitet werden können und über Polymerasekettenreaktion die allergenspezifischen Nukleinsäuresequenzen aus *F. culmorum*-cDNA amplifiziert und kloniert werden können. Dabei handelt es sich durchaus um eine gängige Methode zur Identifizierung von Allergenen, die jedoch den entscheidenden Nachteil hat, dass nur solche Allergene identifiziert werden können, die sich in ausreichender Menge im Extrakt befinden, um im 2D-Immunblot mit Patienten-IgE nachgewiesen werden zu können. Eine weitere Möglichkeit bestand in der Generierung einer sogenannten „Phage-Display-cDNA-Expressionsbibliothek“, bei der die, durch die klonierten cDNA-Fragmente kodierten, Polypeptide an der Phagen-Oberfläche exprimiert werden. Theoretisch hätten durch Inkubation der rekombinanten Phagen mit Patientenserum IgE-reaktive Polypeptide angereichert werden können, deren genetische Information in Form des cDNA-Inserts des rekombinanten Phagen einfach zu ermitteln gewesen wäre. Im Rahmen dieser Arbeit wurde zunächst eine T7-Phage-Display-cDNA-Bank aus *F. culmorum* angelegt und mit Patientenseren „gescreent“. Dabei zeigte sich, dass dieses System für die Identifizierung von Allergenen ungeeignet war, da bevorzugt sehr kurze Polypeptide auf den Phagenhüllen exprimiert worden waren, die für eine IgE-Bindung nicht in Frage kamen. Daher wurde eine λ-Phagenbibliothek angelegt, von der man sich neben einem umfangreichen Repertoir an genetischer Information aufgrund des Expressionssystems auch die Synthese großer Polypeptide erhoffen konnte, die die strukturellen Anforderungen für die Bindung von IgE-Antikörpern erfüllen.

5.3.1 Generierung einer *F. culmorum*-cDNA-Bank und Isolierung IgE-reaktiver Klone

RNA-Isolation, cDNA-Synthese und Klonierung

Für die Gesamt-RNA-Isolation aus gefriergetrockneter *F. culmorum*-Kultur wurde die RNA mittels Guanidiniumthiocyanat/β-Mercaptoethanollösung extrahiert und durch isopyknische Zentrifugation im CsCl-Gleichgewichtsgradienten gereinigt. Durch Vorversuche hatte sich gezeigt, dass diese Methode gegenüber den gängigen Kits zwei entscheidende Vorteile hat. Zum einen konnte eine vielfach höhere Menge an Ausgangsmaterial eingesetzt werden, was eine für das weitere Vorgehen ausreichende RNA-Ausbeute bei gleichzeitig hoher Reinheit zu Folge hatte. Zum anderen war die Extraktionslösung aufgrund des sehr hohen Kohlenhydratanteils des Pilzmaterials sehr viskos, was für die CsCl-Gradienten-Methode kein Problem darstellte, bei Verwendung eines Kits jedoch zu einem Verstopfen der eingesetzten Säulen führte, so dass die Isolation sehr ineffizient war.

Die Resultate der unter 4.3.1 beschriebenen Isolation der Gesamt-RNA aus *F. culmorum* ließen auf eine hohe Güte und Reinheit der Nukleinsäuren schließen. Da die Gesamt-RNA aus eukaryontischen Zellen zu ungefähr 95 % aus ribosomaler RNA (28S, 18S und 5S-rRNA) besteht (Lottspeich und Zorbas, 1998), wurden diese Moleküle als interne Standards der RNA-Präparation herangezogen. Bei guten RNA-Präparationen laufen in einer Agarosegelelektrophorese die 28S- und 18S-rRNA-Moleküle in zwei scharfen, definierten Banden (Lottspeich und Zorbas, 1998). Die genauen Größen der rRNA-Moleküle hängen dabei vom Ursprungsorganismus ab und waren für *F. culmorum* nicht bekannt. Im nicht denaturierenden Gel wurden Größen von 3300 Nt (28S-rRNA) und 1800 Nt (18S-rRNA) ermittelt (→ Abb. 4-10). Diese Werte lagen im Rahmen der für Eukaryonten bestimmten Molekülgrößen (Darling und Brickell, 1996), auch wenn die exakten Größen nur durch ein denaturierendes Gel hätten ermittelt werden können, was jedoch für die vorliegende Arbeit nicht relevant war. Idealerweise sollte die Menge an 28S-rRNA etwa doppelt so hoch sein wie die der 18S-rRNA, da die 28S-rRNA anfälliger gegen enzymatischen Abbau ist und daher eine vergleichbare oder schwächere Bandenintensität auf Degradierung hinweist (Qiagen, 2000). In der gezeigten Präparation war die 28S-rRNA-Bande deutlich intensiver, so dass ein Abbau der RNA durch RNasen ausgeschlossen werden konnte. Eine Kontamination der RNA mit Proteinen konnte aufgrund des ermittelten OD_{260nm}/OD_{280nm}-Wertes von 2,4 (ideal sind Werte > 1,8) ausgeschlossen werden.

Ähnliches galt auch für die aus der Gesamt-RNA gereinigte mRNA. Nach Sambrook et al. (1989) ist eine gute mRNA-Präparation durch einen „Schmier" von etwa 500-8000 Nt mit einer Häufung der mRNA-Moleküle bei 1500-2000 Nt gekennzeichnet. Dies war bei der gezeigten Präparation der

Fall (→ Abb. 4-11). Der OD_{260nm}/OD_{280nm}-Wert lag mit 1,7 etwas unter dem einer sehr reinen Präparation (> 1,8) jedoch noch im akzeptablen Bereich, wobei eine Verunreinigung mit Latexpartikeln des verwendeten Kits nicht ausgeschlossen werden konnte. Die Kontamination der mRNA mit ribosomaler RNA konnte durch die zweifache Reinigung auf ein Minimum reduziert werden. Die Ausbeute von 7 µg mRNA entsprach ca. 0,1 % der eingesetzten Gesamt-RNA und lag damit deutlich unter den 1-3 %, die für den Anteil von mRNA an der Gesamt-RNA angegeben werden (Lottspeich und Zorbas, 1998). Für die spätere cDNA-Synthese reichte diese Menge jedoch aus. Es muss allerdings davon ausgegangen werden, dass aufgrund möglicher Sekundärstrukturen bestimmte mRNA-Moleküle nicht über die Oligo(dT)-Latexpartikel des eingesetzten Kits separiert werden konnten und demzufolge für die cDNA-Synthese nicht zur Verfügung standen.

Die nach cDNA-Synthese, Linker-Adaption, Restriktionsverdau und Gelfiltration erhaltene erste Fraktion der *F. culmorum*-cDNA (→ Abb. 4-12) erfüllte die Qualitätskriterien an doppelsträngige cDNA, die einen „Schmier“ von etwa 900-10000 Basenpaaren mit einer Konzentrierung bei 1,5-2 kBp aufweisen soll (Sambrook et al., 1989). Der OD_{260nm}/OD_{280nm}-Wert von 1,6 war noch akzeptabel, so dass die cDNA für die Insertion in den λSCREEN-1-Vektor eingesetzt werden konnte.

Durch Vorversuche wurde das unter 4.3.4 angegebene molare Insert-Vektor-Verhältnis von 4,3:1 für die Ligationsreaktion als optimal ermittelt (Daten nicht gezeigt). Nach der *in-vitro*-Verpackungsreaktion der rekombinanten Phagemide in die Phagenhüllen wurde die Anzahl infektiöser Phagen ermittelt. Die Titerbestimmung ergab nach Abzug der Religanten einen Titer der primären Rekombinanten von $4{,}52 \cdot 10^5$ pfu/ml. Für cDNA-Banken aus den Pilzspezies *Aspergillus fumigatus* und *Coprinus comatus* wurden Titer der primären Rekombinanten von $2 \cdot 10^5$ und $1{,}5 \cdot 10^6$ pfu/ml angegeben (Banerjee et al., 1996; Brander et al., 1999), so dass man für die *F. culmorum*-cDNA-Bank von einer durchschnittlichen, aber ausreichenden Größe ausgehen konnte. Durch Amplifikation wurde eine endgültige *F. culmorum*-cDNA-Bank mit einem Titer von ca. $1 \cdot 10^8$ pfu/ml generiert, was dem üblichen Umfang von cDNA-Banken entsprach.

Screening der F. culmorum-cDNA-Bank und Isolierung IgE-reaktiver Klone

Für das Screening der cDNA-Bank wurden Seren von *F. culmorum*-sensibilisierten Patienten ausgewählt, mit denen ein möglichst breites Spektrum *F. culmorum*-spezifischer IgE-Antikörper abgedeckt werden konnte. So reagierten die Seren 14, 39 und 43 im Immunblot mit *F. culmorum*-Extrakt entweder mit einer oder wenigen, jedoch unterschiedlichen distinkten Extraktkomponenten im niedermolekularen Bereich, wohingegen Serum 50 sich durch zahlreiche IgE-Reaktivitäten überwiegend im hochmolekularen Bereich auszeichnete (→ Abb. 4-7). Durch den Einsatz von

Serum 43, welches zusammen mit vier weiteren Seren eine IgE-reaktive Extraktkomponente bei ca. 29 kDa detektierte, wurde die Hoffnung verknüpft, ein potenzielles Hauptallergen aus *F. culmorum* zu identifizieren. Ein weiteres wesentliches Kriterium für die Auswahl war eine ausreichende Serummenge (> 4 ml).

Für das Screening waren alle Seren mit *E. coli*-Kultur und *E. coli*-Lysat preinkubiert worden, um etwaige unspezifische bzw. spezifische Bindungen von IgE-Antikörpern an bakterielle Proteine zu unterbinden, was auch in allen Fällen erreicht wurde. Die Phagenmenge von ca. $2*10^4$ pfu/Platte, die jeweils für die erste Screeningrunde eingesetzt worden war, richtete sich nach den Angaben des λSCREEN-1-Vektor-Manuals. Die Screeningprozedur konnte soweit optimiert werden, dass sie mit jedem der eingesetzten Seren gute Ergebnisse lieferte, und IgE-reaktive Plaques gut von negativen unterschieden werden konnten. Dadurch waren in der Regel nach drei bis vier Anreicherungsrunden alle Plaques einer Platte IgE-reaktiv.

5.3.2 Ermittlung der cDNA-Sequenzen, Klonierung und Expression rekombinanter *F. culmorum*-Allergene

Nachdem durch Anreicherung jeweils alle Plaques auf einer Platte IgE-reaktiv waren, wurden die cDNA-Insertsequenzen durch eine „Phagen-PCR" und anschließende direkte Sequenzierung ermittelt. Die Trennung der PCR-Produkte im Agarosegel (→ Abb. 4-14) zeigte, dass es sich bis auf eine Ausnahme (Klon 50-1) jeweils um echte Klone handelte, da alle Insertsequenzen jeweils die gleiche Größe hatten. Dieser Befund konnte durch die Sequenzierung der PCR-Produkte verifiziert werden. Die Sequenzierergebnisse zeigten weiterhin, dass alle cDNA-Sequenzen am 3´-Ende einen Poly-(A)-Schwanz aufwiesen, der sie als von mRNA-Molekülen abgeleitete cDNAs kennzeichnete. Durch Sequenzabgleiche konnten die Klone 39-1/2 bzw. 50-1/2/3/4 jeweils einem Transkript zugeordnet werden. Dieser Befund gab gleichzeitig einen Hinweis auf eine gute Qualität der generierten cDNA-Bank, die offensichtlich verschiedenste cDNA-Sequenzen unterschiedlicher Größe beinhaltete und für das Screening mit Patientenseren geeignet war.

Vervollständigung der cDNA-Sequenzen

Erste Sequenzvergleiche der von den cDNA-Inserts abgeleiteten Aminosäuresequenzen (→ Abb. 4-16) mit bekannten Proteinen zeigten, dass die cDNA-Sequenzen von Fus c 1 (Klon 14) und Fus c 2 (Klon 39) jeweils für vollständige Proteine kodierten, nämlich für das hochkonservierte saure 60S ribosomale Protein P2 (im Weiteren Protein P2) sowie Thioredoxin aus *F. culmorum*. Die abgeleiteten Aminosäuresequenzen von Fus c 3 (Klon 50) und Fus c 4 (Klon 43) zeigten keine signifikanten Identitäten mit bekannten Proteinen. Der 5`-Bereich der Fus c 4-cDNA war zudem offensichtlich unvollständig, da kein Startkodon zugeordnet werden konnte. Durch die Technik der 5′-RACE wurden die 5`-Bereiche aller cDNAs vervollständigt. Durch das dem verwendeten „Gene Racer Kit" zugrunde liegende Prinzip (→ 3.3.5) wurde sichergestellt, dass in jedem Fall vollständige cDNA-Sequenzen erhalten wurden. Somit kann davon ausgegangen werden, dass die ermittelten Startkodons korrekt und die davon ausgehenden proteinkodierenden Bereiche repräsentativ sind. Für Fus c 1 und Fus c 2 wurde diese Anahmne durch den Homologie-Befund zu bekannten Proteinen bestätigt. Des Weiteren wurden hier durch die 5′-RACE lediglich kurze Sequenzabschnitte von 86 bzw. 39 Nukleotiden erhalten, die eindeutig als Teile der 5′-UTRs beider Transkripte identifiziert wurden. Für die Sequenzen von Fus c 3 und Fus c 4 wurden mittels 5′-RACE zusätzliche 734 bzw. 1061 Nukleotide erhalten, durch die die offenen Leserahmen vervollständigt und gleichzeitig die 5′-UTR-Bereiche identifiziert werden konnten. Dadurch wurden für Fus c 3 weitere 20 und für Fus c 4 zusätzliche 283 Aminosäuren des N-Terminus abgeleitet. Durch die Verwendung des Programms „Protein query - Translated db [tblastn]" wurden alle theoretisch möglichen offenen Leserahmen (1, 2, 3 in 5′-3′-Richtung und 1, 2, 3 in 3′-5′-Richtung) beider Sequenzen translatiert und gegen Aminosäuresequenz-Datenbanken abgeglichen. Dadurch ergaben sich jedoch keine alternativen Proteinsequenzen, so dass man davon ausgehen kann, dass die gezeigten Proteinsequenzen korrekt sind.

Davon abgesehen war für die IgE-Bindung im Verlauf des Screenings an die Fusionsproteine der durch den λSCREEN-1-Vektor vorgegebene Leserahmen entscheidend. D. h., falls die für Fus c 3 und Fus c 4 ermittelten offenen Leserahmen nicht korrekt wären, müsste davon ausgegangen werden, dass die tatsächlichen Polypeptide eine völlig verschiedenartige Konformation hätten, die dann sehr wahrscheinlich nicht IgE-reaktiv wären.

Auswertung der Sequenzdaten

Mit 77–85 % zeigten die als Inhalationsallergene beschriebenen Proteine P2 aus den Pilzspezies *A. alternata* (Alt a 6), *C. herbarum* (Cla h 4) und *A. fumigatus* (Asp f 8) eine sehr hohe Aminosäuresequenz-Identität mit Fus c 1 (→ Abb. 4-19). Betrachtet man die Anzahl der Aminosäuren mit vergleichbaren Resten, so ergeben sich Ähnlichkeiten zwischen 87 und 89 % zwischen Fus c 1 und Alt a 6, Cla h 4 und Asp f 8. Kreuzreaktionen dieser Proteine können als wahrscheinlich angesehen werden, einerseits auf der Basis von Konformationsepitopen (B-Zell-Epitopen) andererseits existieren drei Regionen (AS 29-39, 58-70 und 100-115), die so hoch konserviert sind (ID 91-100 %), dass auch Kreuzreaktivitäten auf der Basis von Sequenzepitopen (z. B. T-Zellepitopen) als möglich angesehen werden müssen. Die hohe Identität von 69 % (79 % Ähnlichkeit bezogen auf Reste mit chemisch vergleichbaren Eigenschaften) von Fus c 1 mit dem Protein P2 aus Mensch lässt sich aus der biologischen Funktion der Proteine ableiten, da sie als Teil der Ribosomen strukturell und funktionell in allen Eukaryonten hoch konserviert sind. Die Frage einer möglichen Auto-Immunreaktion gegen das menschliche Protein P2 bei Patienten mit einer Sensibilisierung gegen Fus c 1 liegt daher nahe. Mayer et al. (1999) haben gezeigt, dass Patienten, die gegen das Allergen Protein P2 aus *A. fumigatus* (Asp f 8) sensibilisiert waren, unter anderem positive Hautreaktionen sowohl gegen rAsp f 8 als auch gegen rekombinantes humanes Protein P2 zeigten. Die Autoren schlossen daraus, dass sowohl die Möglichkeit einer humoralen als auch einer zellvermittelten Autoreaktivität gegen das humane P2-Protein bei Patienten mit chronischer *A. fumigatus*-Allergie bestünde. Die tatsächliche klinische Relevanz solcher Phänomene ist bis heute jedoch heftig umstritten und keineswegs Bestandteil der gängigen Lehrmeinung.

Für die als Thioredoxin identifizierte Aminosäuresequenz von Fus c 2 wurden einerseits sehr hohe aber andererseits auch verhältnismäßig niedrige Aminosäuresequenz-Identitäten mit Vertretern der Thioredoxin-Familie anderer Pilzspezies gefunden, z. B. 60 % mit Thioredoxin aus *N. crassa* oder 50 % mit *Podospora anserina* (nicht gezeigt) aber nur 37 % zu dem als Inhalationsallergen beschriebenen Thioredoxin aus *C. comatus* (Cop c 2) und 38 % zu *P. notatum* (vgl. Abb. 4-19). Die Identität mit Thioredoxin aus Mensch betrug ebenfalls noch 37 %. Thioredoxine werden vor allem aufgrund ihrer biologischen Funktion einer Proteinfamilie zugeordnet und können sich, abgesehen von den konservierten Bereichen, in ihrer Aminosäurezusammensetzung teilweise erheblich unterscheiden. Gemeinsam ist ihnen, dass es sich um kleine Enzyme handelt, die durch reversible Oxidation der Disulfidbindung im aktiven Zentrum an verschiedensten Redox-Reaktionen im Organismus beteiligt sind (Katti et al., 1990). Aufgrund der gefundenen geringen Identitäten (→ Abb. 4-19) scheinen Kreuzreaktivitäten auf der Basis von Sequenzepitopen unwahrscheinlich. Über Konformationsepitope kann keine direkte Aussage getroffen werden, da keine Informationen zur Faltungsstruktur der einzelnen Proteine vorliegen. Kreuzreaktionen auf Basis von Konformationsepitopen können trotzdem als möglich angesehen werden, da zum Beispiel für die Vertreter der „Bet v 1-Familie" („pathogenesis related proteins" der PR10-Familie) trotz relativ geringer Identitäten hohe Kreuzreaktivitäten beschrieben wurden. Für Api g 1 und Dau c 1, den Hauptallergenen aus Sellerie und Karotte wurde z. B. gezeigt, dass sie mit Bet v 1, dem Hauptallergen aus Birke, aufgrund gleicher Struktur kreuzreagieren, obwohl die Aminosäuresequenz-Identität in diesen Fällen lediglich 40 % beträgt (Vieths et al., 2002).

Für Fus c 3 konnten keine signifikanten Homologien zu bekannten Proteinen festgestellt werden. Lediglich die Strukturvoraussagen eines Helix-Loop-Helix-Motives des Myc-Typs mit

Dimerisierungsdomäne sowie das ermittelte Kernlokalisationssignal (→ Abb. 4-18c) lassen vermuten, dass die biologische Funktion des Proteins im Bereich der Transkriptionsregulation zu suchen ist. Durch das Screening der *F. culmorum*-cDNA-Bank mit dem Serum 50 wurde unter anderem der IgE-reaktive Klon 50-1 angereichert, der lediglich für die letzten 221 Aminosäuren (AS 229-450) des kompletten Fus c 3-Moleküls kodierte, so dass offensichtlich diese Aminosäuren alleine für die IgE-Bindung ausreichend waren. Allergologisch interessant ist diese Region aufgrund der Loop-Region innerhalb des potenziellen HLH-Motivs, das sich über 75 Aminosäuren am C-terminalen Ende des Moleküls erstreckt. Aufgrund ihrer exponierten Stellung innerhalb von Molekülen sind Loops als IgE-bindende Bereiche prädestiniert. Eine IgE-bindende Loop-Region (P-Loop-Region zwischen zwei *β*-Faltblättern) wurde z. B. für die Bet v 1-homologen Allergene aus Kirsche (Pru av 1), Apfel (Mal d 1), Pfirsich (Pyr c 1), Sellerie (Api g 1) und Karotte (Dau c 1) beschrieben (Scheurer et al., 1999).
Daneben deuten die vier vorhergesagten potenziellen N-Glykosylierungsstellen auf dem Molekül darauf hin, dass das natürliche homologe Protein möglicherweise glykosyliert ist. Theoretisch besteht damit die Möglichkeit des Vorhandenseins IgE-reaktiver Kohlenhydratepitope auf dem Molekül.

Für die Fus c 4-Sequenz konnten keine signifikanten Identitäten mit bekannten Proteinen festgestellt werden. Aussagen, auf der Basis von Sekundärstrukturvorhersagen über eine mögliche Funktion des Proteins waren ebenfalls nicht möglich, denn mit dem verwendeten Programm „PredictProtein" wurden neben mehreren helikalen Bereichen, die über das gesamte Molekül verteilt waren, keine besonderen Sequenzmotive lokalisiert. Für die IgE-Bindung des Moleküls waren die letzten 59 Aminosäuren (AS 283-342) ausreichend, da lediglich diese durch den aus der cDNA-Bank angereicherten Klon 43 kodiert wurden. Ein Teil dieser Aminosäuren lag innerhalb einer Region (Position 203-300) für die drei Helices vorhergesagt wurden. Diese Region zeigte zwischen 29 und 31 % Aminosäuresequenz-Identität und 54 bis 57 % Aminosäure-Ähnlichkeit mit einer Region (Position 156-254) aus Tropomyosin verschiedener Organismen. Auf das Gesamtmolekül bezogen betrug die Aminosäuresequenz-Indentität jedoch lediglich 20 %. Tropomyosin ist hochkonserviert und wurde z. B. als Allergen aus der Hausstaubmilbe Der p 10 (Asturias et al., 1998) und vor allem aus der Familie der *Crustaceae* beschrieben (Leung et al., 1998a; Leung et al., 1998b; Leung und Chu, 1998; Leung et al., 1994; Reese et al., 1999; Reese et al., 1997). Tropomyosin besteht im Prinzip aus zwei umeinander gewundenen α-Helices, so dass die gefundene Identität mit Fus c 4 vermutlich ausschließlich aufgrund der Sekundärstruktur zustande kommt, da innerhalb helikaler Bereiche jeweils Aminosäuren mit speziellen chemischen Eigenschaften vorkommen. Innerhalb des als Hauptallergen aus *Penaeus aztecus* beschriebenen Tropomyosins wurden insgesamt fünf dominante IgE-bindende Regionen identifiziert (Reese et al., 1999), von denen die Regionen 4 (AS 187-201) und 5 (AS 247-284) sich zum Teil in dem oben beschriebenen Sequenzabschnitt wiederfinden, so dass der beschriebene Molekülabschnitt von Fus c 4 möglicherweise für die IgE-Bindung verantwortlich sein könnte. Die These wird gestützt durch den Befund, dass innerhalb der Region 4 die Identität mit Fus c 4 41 % (69 % Ähnlichkeit) und in Region 5 25 % Identität aber 88 % Ähnlichkeit beträgt. Weiterhin sind die drei potenziellen N-Glykosylierungsstellen auf dem Molekül, wie für Fus c 3 beschrieben, mögliche Kandidaten für IgE-bindende N-Glykane.

Amplifikation der proteinkodierenden cDNA-Sequenzen und Klonierung in prokaryontische Expressionsvektoren

Die proteinkodierenden Sequenzabschnitte von Fus c 1, Fus c 2, Fus c 3 und Fus c 4 wurden aus einzelsträngiger cDNA mit Hilfe genspezifischer Primer, die um Schnittstellen für Restriktionsendonukleasen erweitert worden waren, die für die spätere Insertion der cDNA-Fragmente in Expressionsvektoren benötigt wurden, amplifiziert. Sämtliche „reverse"-Primer wurden dabei um die Erkennungssequenz für das Restriktionsenzym *Bam*HI erweitert. Für die Amplifikation von Fus c 1und Fus c 2 wurde derselbe „reverse" Primer (Oligo(dT) erweitert um die *Bam*HI-Schnittstelle) benutzt, da beide Sequenzen etwa zur gleichen Zeit aus der cDNA-Bank angereichert wurden und relativ kurz waren, so dass kein genspezifischer Reverseprimer für die Amplifikation nötig war. Dadurch wurden jeweils die 3′-UTRs mit amplifiziert, was jedoch aufgrund des Vorhandenseins der natürlichen Stoppkodons für die spätere Expression irrelevant war. Die „forward"-Primer wurden um Schnittstellen für die Restriktionsendonukleasen *Nco*I bzw. *Nde*I erweitert, so dass es durch die Kombination mit den Vektoren pET11a, pET16b und pIVEX2.4a möglich war, sämtliche cDNAs sowohl als Nichtfusionsproteine als auch als Histidin-tag-Fusionen zu exprimieren. Durch den Einsatz der *Pfu*-Polymerase zur Amplifikation der kodierenden Bereiche sollten mögliche Falscheinbauten von Nukleotiden während der DNA-Synthese auf ein Minimum reduziert werden. In allen Fällen konnten die entsprechenden Sequenzen aus der *F. culmorum*-cDNA amplifiziert und erfolgreich in die Expressionsvektoren inseriert werden.

Herstellung und Reinigung rekombinanter F. culmorum-Proteine

E. coli stellt das gängige Expressionssystem zur Herstellung vieler rekombinater Allergene dar, obwohl es entscheidende Nachteile gegenüber eukaryontischen Expressionssystemen aufweist, wie z. B. die fehlende Möglichkeit zur Ausbildung von Disulfid-Brückenbindungen sowie posttranslationaler Modifikationen (vgl. 1.4.2). Aufgrund der vier bzw. drei potenziellen N-Glykosylierungsstellen von Fus c 3 und Fus c 4 müssen in diesen Fällen mögliche veränderte IgE-Bindungseigenschaften der rekombinanten Proteine in Betracht gezogen werden. Fehlende Disulfidbindungen waren für die Expression von Fus c 2 von Bedeutung, da das Molekül über zwei Cysteinreste verfügt, die normalerweise, als Teil des aktiven Zentrums dieses Enzyms, eine Disulfidbindung ausbilden. Für Thioredoxin aus *E. coli* wurde durch eine Studie die Bedeutung der Disulfidbindung für die Faltungsspezifität des Enzyms gezeigt. Durch Untersuchungen der Substitutionsmutanten C32A bzw. C35A wurde aufgrund des Verlustes der Disulfidbindung eine deutliche Reduzierung der thermodynamischen Stabilität und Faltungsspezifität des Proteins festgestellt (Bolon und Mayo, 2001). Gleiches muss demzufolge für das Thioredoxin aus *F. culmorum* (Fus c 2) angenommen werden. Fus c 1 und Fus c 3 hatten jeweils keinen und Fus c 4 lediglich einen Cysteinrest in ihrer Sequenz, so dass in diesem Punkt keine Faltungsprobleme zu erwarten waren.

Sämtliche cDNA-Sequenzen wurden sowohl als Nichtfusionsproteine als auch als Fusionen mit N-terminalem Histidin-tag in *E. coli* exprimiert und in Vorversuchen auf ihre Syntheserate getestet (nicht gezeigt). Obwohl z. B. für das rekombinante Hauptallergen aus Kirsche (Pru av 1) gezeigt wurde, dass Nichtfusion und Histidin-getaggte Variante identische IgE-Bindungseigenschaften aufwiesen (Scheurer et al., 2001a) wurde im Rahmen dieser Arbeit den Nichtfusionsproteinen für die durchzuführenden Untersuchungen generell der Vorzug vor den Fusionsvarianten gegeben.

Die Nichtfusionsproteine rFus c 1, rFus c 2 und rFus c 4 konnten durch Induktion mit IPTG in ausreichenden Mengen exprimiert werden und lagen jeweils als lösliche Proteine im Bakterienlysat vor, so dass eine Reinigung über Elektroelution möglich war. Gleiches galt nicht für Fus c 3, was demzufolge als Histidin-tag-Fusion (rHis-Fus c 3) über Metallchelat-Affinitätschromatografie gereinigt werden musste. Die erhaltenen Mengen waren jeweils ausreichend für die Durchführung der angestrebten Untersuchungen und die sehr geringen Kontaminationen (unter 5 %) der Eluate von rFus c 1, rFus c 2 und rHis-Fus c 3 mit bakteriellen Proteinen für die gezeigten Anwendungen vernachlässigbar. Das Fus c 4-Eluat war zu etwa 20 % mit Fremdprotein verunreinigt. Die Detektion im Immunblot mit dem Fus c 4-spezifischen Serum 43 in Kombination mit Nichtallergikerserum und Pufferkontrolle (nicht dargestellt), zeigte jedoch, das es keine unspezifischen Bindungen an das Fremdprotein gab. Die für die einzelnen Untersuchungen eingesetzte rFus c 4-Proteinmenge entsprach jeweils 120 % der Normalmenge.

Ein Vergleich der theoretischen mit den durch die SDS-PAGE ermittelten Molekulargewichte zeigte, dass rFus c 4 ein vom berechneten Wert deutlich abweichendes Laufverhalten aufwies (statt 38 kDa ca. 60 kDa). Die Immundetektion mit dem rFus c 4-spezifischen Serum 43 zeigte jedoch, dass diese 60 kDa-Bande IgE-reaktiv war (Daten nicht gezeigt), so dass man davon ausgehen kann, dass es sich bei dem gereinigten Protein um das gewünschte rFus c 4 handelte. Die Verifizierung der N-terminalen Sequenz des rekombinant hergestellten Fus c 4-Moleküls konnte aufgrund ungenügender Mengen nicht erbracht werden, so dass in diesem Punkt jedoch weiterhin Klärungsbedarf besteht. Die Identitäten von rFus c 1 und rFus c 2 bzw. rHis-Fus c 3 konnten durch N-terminale Sequenzierung bestätigt werden. Für rHis-Fus c 3 wurde dabei allerdings eine Mischsequenz erhalten, die auf unvollständigen Verdau des Fusionsproteins zurückzuführen war. Der Vergleich von rHis-Fus c 3 mit Faktor Xa-verdautem Protein im SDS-PAA-Gel zeigte, dass beide Moleküle ein vergleichbares Laufverhalten aufwiesen (nicht gezeigt), so dass für die Sequenzierreaktion offensichtlich auch unverdautes Protein aus der PVDF-Membran ausgeschnitten und eingesetzt wurde. Die durch die Sequenzierung erhaltene Mischsequenz bestand aus den Aminosäuren GSHHH (Teil des vektorkodierten Histidin-tags) und LIKTMAGDHA (vier AS vektorkodiert und erste sechs AS von Fus c 3), was diese Annahme bestätigte.

5.3.3 Immunologische Charakterisierung der rekombinanten Proteine

Ziel dieser Arbeit war es, ein standardisierbares allergenes Referenzmaterial der Spezies *F. culmorum* herzustellen. Dazu wurden wie oben beschrieben aus der cDNA-Expressionsbibliothek IgE-reaktive Klone identifiziert, die vollständigen kodierenden Bereiche dieser Klone in *E. coli* exprimiert und die entstandenen Polypeptide aus den Bakterienlysaten gereinigt. Die rekombinanten Proteine wurden dann auf ihre IgE-Reaktivität im EAST und Immunblot getestet (→ 4.6).

Nachweis spezifischer IgE-Antikörper mittels EAST und Immunblot

Die Ergebnisse des EAST zeigten, dass rFus c 1 und rFus c 2 als relevante Allergene aus *F. culmorum* anzusehen sind, da bei 17 bzw. 25 % der 52 untersuchten Seren von Menschen, bei denen der Verdacht auf eine klinisch relevante Schimmelpilzallergie vorlag, spezifische IgE-Antikörper gegen rFus c 1 bzw. rFus c 2 nachgewiesen werden konnten (→ 4.6.1). Fus c 1 und Fus c 2 wurden daher offiziell in die Allergenliste der „WHO/IUIS“ (→ 1.4) aufgenommen. Bezogen auf die durch den EAST und Immunblot mit dem PEI-Extrakt und den rekombinanten Proteinen als *F. culmorum*-sensibilisiert identifizierten Patienten (→ 4.2 und 4.6), lag die Prävalenz der Sensibilisierungen gegen die rekombinanten Proteine bei 35 bzw. 50 %, was Fus c 1 als Neben- und Fus c 2 als Hauptallergen klassifiziert.

Auffällig war, dass sowohl für rFus c 1 als auch für rFus c 2 teilweise hohe EAST-Klassen mit Seren erreicht wurden, für die im EAST mit dem PEI-Extrakt nur sehr wenig (Klasse 1) oder keine *F. culmorum*-spezifischen IgE-Antikörper nachgewiesen werden konnten (z. B. Serum 19, 36 oder 39). Weiterhin fiel auf, dass drei Patienten, die weder im EAST noch im Immunblot als

F. culmorum-sensibilisiert identifiziert worden waren, im EAST rFus c 2-positiv waren (Seren 13, 21 und 32). Ein mögliche Erklärung liegt in der Menge der natürlichen Allergene im Extrakt begründet, worauf bei der Besprechung der EAST-Inhibitionsversuche näher eingegangen wird. Der Nachweis von rFus c 2-spezifischen IgE-Antikörpern war im Immunblot mit keinem der eingesetzten Seren zu erbringen, selbst nicht mit Serum 41, welches im EAST mit einer Klasse 4 deutlich positiv war. Eine Erklärung für dieses Ergebnis kann in der Faltungsspezifität des Proteins begründet sein. Unter 5.3.2 wurde für das Thioredoxin rFus c 2 diskutiert, dass die Konformation des Moleküls von der Disulfidbindung im aktiven Zentrum beeinflusst wird. Durch die Expression in *E. coli* war diese Bindung per se nicht vorhanden. Da der EAST unter nativen Bedingungen durchgeführt wurde, könnte das Protein seiner natürlichen Konformation, zumindest bezogen auf die IgE-Bindung, trotzdem entsprechen. Die denaturierenden Bedingungen des Immunblots scheinen jedoch die IgE-bindende Struktur des Proteins irreversibel zerstört zu haben.

- Insgesamt wurden mit den Proteinen rFus c 1 und rFus c 2 im Immunblot und/oder EAST 81 % (21/26) der *F. culmorum*-sensibilisierten Patienten erfasst (einschließlich der rFus c 2-positiven Seren 13, 21 und 32), was sie für diagnostische Zwecke als geeignet erscheinen lässt.

Sensibilisierungen gegen die Proteine rHis-Fus c 3 sowie rFus c 4 scheinen aufgrund der EAST Daten und Immunblotdaten selten zu sein (bei 8 % bzw. 2 % der 52 untersuchten Seren waren mit dem EAST spezifische IgE-Antikörper gegen diese Proteine nachweisbar). Sie müssen unter diesen Bedingungen zunächst als für die Diagnostik wenig relevante Proteine angesehen werden. Es kann jedoch nicht ausgeschlossen werden, dass aufgrund fehlender Kohlenhydratstrukturen auf den Molekülen (beide weisen potenzielle N-Glykosylierungsstellen auf, siehe oben) möglicherweise kohlenhydratspezifische IgE-Antikörper nicht erfasst werden. Weiterhin sind keine Aussagen über die korrekte Faltung der Proteine möglich. CD-Spektren der Proteine könnten an diesem Punkt Hinweise auf die Faltungsstruktur der Proteine geben.

- Aus den bisher diskutierten Daten wird ersichtlich, dass die Herstellung rekombinanter *F. culmorum*-Allergene und deren möglicher Einsatz in der Diagnostik mit mindestens zwei elementaren Problemen behaftet ist. Zum einen gibt es Hinweise, dass eine korrekte Faltung (Konformation) zumindest von rFus c 2, welches durch die EAST-Daten als Hauptallergen klassifiziert wurde, durch die heterologe Herstellung in *E. coli* unbefriedigend ist und je nach Anwendung zu falsch-negativen Ergebnisse führt. Zum anderen sind mögliche IgE-reaktive Kohlenhydratstrukturen durch fehlende Glykosylierung der Proteine nicht vorhanden. Für den PEI-Extrakt konnte durch Oxidation der Kohlenhydrate auf Glykoproteinen der eindeutige Nachweis für die Bedeutung von Kohlenhydratepitopen für die IgE-Bindung erbracht werden (→ 4.2.6 und 5.2.1). Mit den rekombinanten Proteinen können demnach keine kohlenhydratspezifischen IgE-Antikörper aus Patientenseren nachgewiesen werden. Da jedoch für etwa 40 % der Seren von *F. culmorum*-sensibilisierten Patienten aufgrund der gezeigten IgE-Reaktivitätsmuster eine Sensibilisierung gegen Kohlenhydratdeterminanten angenommen werden muss (→ 4.2.3 und 5.2.1), würde der Einsatz der rekombinanten Proteine in dieser Beziehung einen erheblichen Nachteil gegenüber dem Extrakt bedeuten. Da die klinische Relevanz von Kohlenhydratepitopen aus *F. culmorum* nicht geklärt ist, besteht in diesem Punkt weiterer Untersuchungsbedarf.

Nachweis natürlicher Vorlagen der rekombinanten Proteine im PEI-Extrakt und Untersuchungen zur Immunogenität und Allergenität von rFus c 1 und rFus c 2

Die Daten der EAST-Inhibitionen zeigten, dass natürliche homologe Vorlagen von rFus c 1 und rFus c 2 im PEI-Extrakt vorhanden waren. Durch Inihibition mit dem PEI-Extrakt konnte die IgE-Bindung von festphasengebundenem rFus c 1 bzw. rFus c 2 jeweils inhibiert werden. Der ED_{50}-Wert gab einen Hinweis darauf, dass natürliches Fus c 1 im PEI-Extrakt jedoch nur in Spuren vorhanden war, da im Gegensatz zur homologen Inhibition mit rFus c 1 etwa die 250fache Menge Extrakt benötigt wurde, um die IgE-Bindung an rFus c 1 in gleichem Maße zu inhibieren. D. h., natürliches Fus c 1 machte lediglich etwa 0,4 % des Gesamt-Proteingehaltes des Extraktes aus. Für den Immunblot mit *F. culmorum*-Extrakt bedeutete das, dass etwa 60 ng/cm nFus c 1 geblottet worden waren. Für den Nachweis der IgE-Bindung an rFus c 1 musste jedoch etwa die vierfache Menge (250 ng/cm) geblottet werden, so dass sich damit erklären lässt, dass das homologe Protein des Extraktes im Immunblot mit keinem der eingesetzten Seren detektierbar war. Demgegenüber konnte bereits mit der ca. 30fachen Menge PEI-Extrakt eine zur homologen Inhibition vergleichbare Reduzierung der IgE-Bindung an rFus c 2 erreicht werden. Das ebenfalls mit keinem der untersuchten Seren eine Detektion des natürlichen Thioredoxins Fus c 2 im PEI-Extrakt möglich war, lässt sich auf die reduzierenden Bedingungen und der damit verbundenen Auflösung der Disulfid-Bindung des Moleküls zurückführen (siehe oben).

Die Ergebnisse des RBL-Zell-Tests zeigten einerseits, dass sowohl rFus c 1 als auch rFus c 2 zur Induktion spezifischer IgE-Antikörper in Mäusen in der Lage und somit als Immunogene anzusehen sind (Immunblot nicht gezeigt). Andererseits führten beide Moleküle zur homologen Mediatorfreisetzung aus passiv sensibilisierten RBL-Zellen, was beweist, dass sie über mindestens zwei IgE-Bindungsepitope verfügen und damit zur Auslösung von allergischen Typ-I-Reaktionen in der Lage sind. Sie können daher als potenzielle Allergene angesehen werden.

Eine Stimulation der mit anti-PEI-Extrakt passiv sensibilisierten RBL-Zellen durch rFus c 1 oder rFus c 2 bewirkte jeweils keine Mediatorfreisetzung, was jedoch auch nicht zu erwarten war, denn

der Nachweis spezifischer IgE-Antikörper des Mausserums im Immunblot (nicht gezeigt) hatte gezeigt, dass keine Fus c 1- bzw. Fus c 2-spezifischen IgE-Antikörper in diesem Serum vorhanden waren. Demgegenüber wurde durch Stimulation mit dem PEI Extrakt eine Mediatorfreisetzung aus RBL-Zellen, die mit anti-rFus c 2-Serum passiv sensibilisiert worden waren, beobachtet. Dabei war die Mediatorfreisetzung bei einer Konzentration von 0,1 µg/ml etwa doppelt so hoch wie bei homologer Stimulation mit rFus c 2. Dieser Befund könnte mit der nicht korrekten Faltung des rekombinanten Moleküls zusammenhängen. Möglicherweise war die Affinität des anti-rFus c 2-Maus-IgEs zu dem natürlichen Protein aus dem Extrakt höher als zu dem rekombinanten Protein.
Die Stimulation von RBL-Zellen, die mit anti-rFus c 1-Mausserum passiv sensibilisiert worden waren, führte mit dem PEI-Extrakt bei keiner Konzentration zu einer Mediatorfreisetzung. Dieser Befund korreliert gut mit den durch die EAST-Inhibition erhaltenen Daten, die zeigten, dass nur Spuren an natürlichem Fus c 1 im Extrakt vorhanden waren, d. h. es hätten etwa 25 µg/ml PEI-Extrakt eingesetzt werden müssen, um eine vergleichbare Mediatorfreisetzung wie mit rFus c 1 zu erhalten. Da aufgrund der Toxizität des Extraktes Konzentrationen oberhalb 0,1 µg/ml zu einer Totalfreisetzung der Mediatoren führten, konnten entsprechende Versuche nicht durchgeführt werden.

- Aus den gezeigten Daten läßt sich für die Diagnostik ableiten, dass Allergenextrakte aus Schimmelpilzen möglicherweise wichtige Allergene nicht in ausreichender Menge enthalten. Durch Screening einer *F. culmorum*-cDNA-Bank konnten zwei wichtige Allergene (Nebenallergen Fus c 1 und Haupallergen Fus c 2) identifiziert werden, die nicht in ausreichender Menge im PEI-Extrakt vorhanden waren, um damit Patienten zu erfassen, die gegen diese Proteine sensibilisiert sind.

5.4 Nachweis einer klinisch relevanten *Fusarium*-Allergie: „Quornstudie“

Unter Kapitel 3.4.1 wurde der Fall eines Asthmatikers beschrieben, der einen akuten Asthmaanfall gepaart mit den Symptomen einer Urtikaria und eines Angioödems hatte, nachdem er ein Quornprodukt zum Mittagessen verzehrt hatte. Bei Quorn handelt es sich um den Handelsnamen für eine Reihe verschiedener Nahrungsmittelprodukte, die auf der Basis von sogenanntem Mykoprotein, das aus der Spezies *Fusarium venenatum* gewonnen wird, hergestellt werden (vgl. 1.5.5). Die Nahrungsmittelallergie des Patienten gegen das Mykoprotein wurde durch Frau PD Dr. B. K. Ballmer-Weber am UniversitätsSpital Zürich mittels DBPCFC bestätigt. Dieser Befund lässt sich aufgrund der gezeigten Ergebnisse der EAST- bzw. Immunblot-Inhibitionen (→ Abb. 4-26 und

4-27) auf eine Kreuzreaktion zwischen Fus c 1, welches durch Screening der *F. culmorum*-cDNA-Bank mit dem Patientenserum identifiziert wurde, und dem homologen Protein aus *F. venenatum* zurückführen. Die Identitäten von Fus c 1 mit den 60S ribosomalen Proteinen P2 anderer Pilzspezies (vgl. 5.3.2) legten die Vermutung nahe, dass das Protein P2 aus *F. venenatum* in seiner Struktur und IgE-Bindungskapazität dem aus *F. culmorum* entspricht. Im EAST konnte die IgE-Bindung an das Mykoprotein durch Gabe von 0,01 µg/ml rFus c 1 als Inhibitor zu 65 % unterdrückt werden, wobei steigende Mengen keinen weiteren Effekt hatten. Da die verbleibende IgE-Bindung von 35 % durch homologe Inhibition mit Quorn-Extrakt vollständig unterdrückt werden konnte, liegt der Verdacht nahe, dass diese IgE-Reaktivität auf die zwei weiteren IgE-reaktiven Proteine zurückgeführt werden kann, die durch den Immunblot mit Quorn-Extrakt und dem Patientenserum bei ca. 22 und 24 kDa nachgewiesen wurden und im Vergleich zu der starken Reaktivität des zu Fus c 1 homologen Proteins bei ca 14 kDa sehr viel schwächer detektiert wurden. Die IgE-Bindung an die 22 und 24 kDa-Proteine konnte ausschließlich durch Gabe von Quorn-, *F. culmorum*-, *A. alternata*- und *C. herbarum*-Extrakt nicht jedoch durch rFus c 1 inhibiert werden. Eine signifikante Hemmung (68 %) der IgE-Bindung an rFus c 1 in der EAST-Inhibition wurde lediglich bei der höchsten Konzentration des Mykoproteins als Inhibitor beobachtet, was fast genau dem Wert von 67 %, der durch die Inhibition mit *F. culmorum*-Extrakt erreicht wurde, entspricht (→ Abb. 4-24).

Die gefundene Kreuzreaktion von rFus c 1 mit mykoproteinspezifischen Antikörpern einerseits und zwischen Mykoprotein und *A. alternata* bzw. *C. herbarum* andererseits zeigt, dass eine Sensibilisierung gegen Pilzallergene, die über den Respirationstrakt aufgenommen wurden, zu starken systemischen Reaktionen einer klassischen Nahrungsmittelallergie führen kann, wenn danach kreuzreagierende Allergene oral aufgenommen werden.

Datenbankrecherchen haben gezeigt, dass bisher keine ribosomalen Proteine P2 als Nahrungsmittelallergene beschrieben wurden. Das deutete darauf hin, dass es sich bei Fus c 1 nicht um ein Nahrungsmittelallergen im herkömmlichen Sinne handelt. Klassische Nahrungsmittelallergene zeichnen sich vor allem durch eine hohe Resistenz gegenüber Proteasen, wie sie in den Verdauungssäften vorkommen, aus. Für rFus c 1 konnte jedoch gezeigt werden, dass es in Mischung mit dem proteolytisch aktiven PEI-Extrakt und anschließender Lagerung für 14 Tage bereits nach einem Tag nicht mehr im Immnublot nachweisbar war (Daten nicht dargestellt). Fus c 1 scheint demnach ein „unvollständiges" Nahrungsmittelallergen zu sein, welches zwar in schimmelpilzsensibilisierten Patienten Symptome auslösen, aber nach Verzehr keine Synthese spezifischer IgE-Antikörper induzieren kann.

- Abschließend gilt festzuhalten, dass etwa 65 % der mykoproteinspezifischen IgE-Antikörper aus dem Patientenserum mit rFus c 1 reagierten und damit Fus c 1 möglicherweise ein Allergen mit hoher klinischer Relevanz darstellt.

5.5 Ausblick

Die im Rahmen dieser Arbeit gewonnen Erkenntnisse zur Stabilität spezifischer Allergene in Allergenextraktmischungen machen deutlich, wie wichtig die Forderung nach einer Standardisierung individueller Allergenpräparate, wie sie in der SIT zum Einsatz kommen, ist. Daher müssen weitere Anstrengungen unternommen werden, um zu klären, welche Allergenextrakte ohne Einschränkungen in Mischungen eingesetzt werden können und welche Allergene besonders labil gegenüber proteolytisch aktiven Enzymen sind. Weiterhin sind mögliche protektive Substanzen zu ermitteln, die verlässliche stabilisierende Effekte auf proteolytisch aktive Allergenextrakte haben und *in vivo* eingesetzt werden können.

Die mangelnde Qualität vieler Allergenextrakte aus Schimmelpilzen, wie sie in der vorliegenden Arbeit vor allem für den industriell hergestellten (allerdings auch nicht zugelassenen) *F. culmorum*-Extrakt gezeigt wurde, ist im Wesentlichen auf die unterschiedlichen Extraktionsmethoden bzw. Wachstumsbedingungen der verwendeten Pilzkulturen zurückzuführen. Eine sich daraus ergebende Forderung ist die Entwicklung geeigneter Extraktionsmethoden aus standardisiertem Ausgangsmaterial. Für den selbst hergestellten Allergenextrakt konnte gezeigt werden, dass damit deutlich mehr *F. culmorum*-sensibilisierte Patienten zu erfassen waren als mit dem kommerziellen Extrakt. Trotzdem waren in dem PEI-Extrakt wichtige Allergene nicht vorhanden, was durch Faktoren wie proteolytischer Aktivität, falscher Erntezeitpunkte der Pilzkultur oder Kultivierungsmethode etc. erklärt werden kann. Die Allergene Fus c 1 und vor allem das als Hauptallergen klassifizierte Protein Fus c 2 waren nur durch Screening der cDNA-Expressionsbibliothek zu identifizieren. Da mit diesen beiden Proteinen jedoch 81 % der *F. culmorum*-sensibilisierten Patienten erfasst werden konnten, stellt sich die Frage, ob es nicht generell sinnvoll wäre, ausschließlich rekombinante Allergene zumindest für die *in-vitro*-Diagnostik einzusetzen. Daher ist ein weiteres Screening der cDNA-Bank sinnvoll und mit der Hoffnung verknüpft, weitere wichtige Allergene zu identifizieren, die insgesamt zu einem standardisierten Referenzmaterial führen könnten, mit dem sämtliche *F. culmorum*-Sensibilisierungen erfasst werden können. Hierbei bleibt zu klären, welche Rolle Kohlenhydratepitope bei der Symptomatik einer Schimmelpilzallergie spielen. Für etwa 40 % der untersuchten *F. culmorum*-positiven Seren wurden IgE-Reaktivitätsmuster gefunden, wie sie für CCDs pflanzlicher Glykoproteine typisch sind. Bei der Herstellung rekombinanter Allergene in

E. coli stellen daher die fehlenden Glykosylierungen ein großes Problem dar. In diesem Zusammenhang wäre es sinnvoll zu untersuchen, ob die natürlichen Proteine Fus c 3 und Fus c 4 glykosyliert sind und ob diese Glykosylierungen für die IgE-Bindung von Bedeutung sind. In diesem Fall müssten Lösungswege in Form anderer Expressionssysteme, idealerweise *F. culmorum* selbst, gefunden werden.

Weiterhin können die rekombinanten Allergene hilfreich sein bei der Strukturaufklärung, Epitopanalyse oder Analyse von Kreuzreaktionen. Die Frage einer möglichen Auto-Immunreaktion, wie sie für Fus c 1 unter 5.3.2 diskutiert wurde, bedarf ebenfalls der Klärung. Hierzu ist jedoch in jedem Fall ein größeres Patientenkollektiv erforderlich, auch um die Frage nach der tatsächlichen Relevanz von *F. culmorum* als Immunogen zu klären.

6 Zusammenfassung

Die Resultate der Diagnostik und spezifischen Immuntherapie (SIT) allergischer Erkrankungen sind untrennbar mit der Qualität der eingesetzten Allergenextrakte verknüpft. Neben Allergenzusammensetzung und Gesamtallergenität spielt dabei die Stabilität der Extrakte eine wesentliche Rolle, da sie in der Praxis meist mehrere Monate im Kühlschrank gelagert werden müssen. Die Güte des Rohmaterials, das Extraktionsverfahren und der Anteil proteolytisch aktiver Enzyme sind für Qualität und Stabilität eines Extraktes ausschlaggebend. Der Forderung nach standardisierten Allergenextrakten mit bekannter Potenz und Stabilität wird bei Fertigarzneimitteln durch die Zulassung und Chargenprüfung des Paul-Ehrlich-Instituts Rechnung getragen. In der Praxis ist es jedoch vielfach üblich, Einzelextrakte und Allergenextraktmischungen als nicht zulassungspflichtige bzw. zulassungsfähige Individualpräparationen bereitzustellen (60-80 % aller Präparate für die SIT). Die vorliegende Arbeit hatte unter anderem zum Ziel, zu untersuchen, inwieweit die Stabilität spezifischer Pollenallergene in einer Mischung aus Pollenallergenextrakten mit einem Schimmelpilzextrakt beeinflusst wird. Obwohl Birken- und Gräserpollen in Mittel- und Nordeuropa zu den wichtigsten Inhalationsallergenen zählen, lagen keine Daten über die Stabilität individueller Birkenpollen- bzw. Gräserpollenallergene in Extraktmischungen mit Schimmelpilzen vor. Daher wurden für die Studie ein Birkenpollenextrakt und Wiesenlieschgraspollenextrakt allein oder in Mischung mit einem Extrakt des Schimmelpilzes *Fusarium culmorum* für 60 Tage im Kühlschrank gelagert. Für den *F. culmorum*-Extrakt konnte eine hohe proteolytische Aktivität nachgewiesen werden, die innerhalb kürzester Zeit die allergene Potenz der Pollenextrakte deutlich herabsetzte. Es konnte gezeigt werden, dass die Mischung der Pollenextrakte mit dem Pilzextrakt zu einem vollständigen Verlust wichtiger Pollenallergene innerhalb von 15 Tagen Lagerung führte, wohingegen dieselben Allergene in den Einzelextrakten in der Regel stabil waren. Die Allergenität der Pollenextrakte war für den untersuchten Zeitraum gleichbleibend und ging gegen Null, wenn sie als Mischung gelagert worden waren. Abgesehen von den allgemeinen Vorbehalten gegen das Mischen nicht kreuzreagierender Allergene ist von Mischungen aus Pollenextrakten und Pilzextrakten für die SIT abzuraten, es sei denn, die Mischung wird direkt nach dem Ansetzen verabreicht.

Durch die Herstellung eines geeigneten Allergenextraktes aus *F. culmorum* wurde die Prävalenz der Sensibilisierungen gegen diese Spezies bei 52 Patienten mit Verdacht einer klinisch relevanten Schimmelpilzallergie untersucht und mit den Ergebnissen, die ein industriell hergestellter, aber nicht als Test- bzw. Therapieextrakt zugelassener *F. culmorum*-Extrakt lieferte, verglichen. Mit dem selbst hergestellten Extrakt wurden 44 % der Patienten als *F. culmorum*-sensibilisiert

identifiziert, mit dem industriell hergestellten Extrakt hingegen nur 17 %. Dieser Befund illustrierte in eindrucksvoller Weise die nach wie vor bestehende Problematik der für die Diagnose von Schimmelpilzallergien eingesetzten Allergenextrakte.
Mittels des selbst hergestellten Extraktes wurden zudem Kreuzreaktivitäten zwischen *F. culmorum* und den als allergologisch besonders relevant eingestuften Schimmelpilzen *Alternaria alternata* und *Cladosporium herbarum* festgestellt. Weiterhin wurde die Existenz IgE-bindender Kohlenhydratstrukturen auf *F. culmorum*-Glykoproteinen nachgewiesen, die einen wesentlichen Teil der IgE-Reaktivitäten des Allergenextraktes ausmachten, deren klinische Relevanz bis heute jedoch noch unklar ist.

Durch Herstellen rekombinanter Allergene sollte ein stabiles Referenzmaterial geschaffen werden, welches in der Diagnostik als Ersatz für den wenig stabilen *F. culmorum*-Extrakt zum Einsatz kommen kann. Dazu wurde eine cDNA-Expressionsbibliothek erstellt, aus der durch „Screening" mit Seren *F. culmorum*-sensibilisierter Menschen IgE-reaktive Klone isoliert wurden. Es konnten insgesamt vier Proteine rekombinant hergestellt werden, die mit IgE-Antikörpern reagierten. Zwei Proteine erwiesen sich dabei als relevante Allergene, das Nebenallergen Fus c 1 und das Hauptallergen Fus c 2, mit denen sich ca. 81 % aller *F. culmorum*-sensibilisierten Individuen erfassen ließen. Erstmals steht dadurch das geforderte allergene Referenzmaterial zur Verfügung. Die aus der Labilität des Extraktes resultierenden Probleme können so umgangen oder drastisch reduziert werden. Mit den rekombinanten Allergenen lassen sich jedoch IgE-Reaktivitäten mit Kohlenhydratstrukturen nicht erfassen. Demgegenüber lassen sich dadurch IgE-Reaktivitäten, die auf Bindung an Kohlenhydratepitope beruhen von proteinspezifischen Reaktivitäten differenzieren. Dadurch kann die Aussagefähigkeit der serologischen Diagnostik möglicherweise erheblich verfeinert werden, indem neben der molekülspezifischen (nicht Extrakt, sondern Einzelmolekül) ebenfalls eine proteinspezifische (nicht IgE-reaktive Kohlenhydratstruktur, sondern Proteinepitop) Diagnostik erreicht wird.

7 Literaturverzeichnis

Aalberse R. C. (1998). Clinical relevance of carbohydrate allergen epitopes. *Allergy* **53**, 54-7.

Aalberse R. C., Koshte V. und Clemens J. G. (1981). Immunoglobulin E antibodies that crossreact with vegetable foods, pollen, and Hymenoptera venom. *J Allergy Clin Immunol* **68**, 356-64.

Abeywickrama K. und Bean G. A. (1992). Cytotoxicity of Fusarium species mycotoxins and culture filtrates of Fusarium species isolated from the medicinal plant Tribulus terrestris to mammalian cells. *Mycopathologia* **120**, 189-93.

Achatz G., Oberkofler H., Lechenauer E., Simon B., Unger A., Kandler D., Ebner C., Prillinger H., Kraft D. und Breitenbach M. (1995). Molecular cloning of major and minor allergens of Alternaria alternata and Cladosporium herbarum. *Mol Immunol* **32**, 213-27.

Ackland J. und Stewart G. A. (1984). Quantitation and thermal stability of the mite allergen DPT 12 in whole mite extracts. *J Allergy Clin Immunol* **74**, 848-54.

Aden E., Weber B., Bossert J., Teppke M., Frank E., Wahl R., Fiebig H. und Cromwell O. (1999). Standardization of Alternaria alternata: extraction and quantification of Alt a 1 by using an mAb-based 2-site binding assay. *J Allergy Clin Immunol* **104**, 128-35.

Ainsworth G. C. (1993). Introduction and keys to higher taxa. *Academic Press*, New York.

Akdis C. A. und Blaser K. (2000a). Mechanisms of allergen-specific immunotherapy. *Allergy* **55**, 522-30.

Akdis C. A. und Blaser K. (2000b). Regulation of specific immune responses by chemical and structural modifications of allergens. *Int Arch Allergy Immunol* **121**, 261-9.

Altschul S. F., Madden T. L., Schaffer A. A., Zhang J., Zhang Z., Miller W. und Lipman D. J. (1997). Gapped BLAST and PSI-BLAST: a new generation of protein database search programs. *Nucleic Acids Res* **25**, 3389-402.

Anderson M. C. und Baer H. (1982). Antigenic and allergenic changes during storage of a pollen extract. *J Allergy Clin Immunol* **69**, 3-10.

Asturias J. A., Arilla M. C., Gomez-Bayon N., Martinez A., Martinez J. und Palacios R. (1998). Sequencing and high level expression in Escherichia coli of the tropomyosin allergen (Der p 10) from Dermatophagoides pteronyssinus. *Biochim Biophys Acta* **1397**, 27-30.

Asturias J. A., Gomez-Bayon N., Arilla M. C., Martinez A., Palacios R., Sanchez-Gascon F. und Martinez J. (1999). Molecular characterization of American cockroach tropomyosin (Periplaneta americana allergen 7), a cross-reactive allergen. *J Immunol* **162**, 4342-8.

Austen K. F. (1979). Biologic implications of the structural and functional characteristics of the chemical mediators of immediate-type hypersensitivity. *Harvey Lect* **73**, 93-161.

Ausubel F., Brent R., Kingston R. E., Moore D. D., Seidman J. G., Smith J. A. und Struhl K. (1995). Short Protocols in Molecular Biology. *John Wiley & Sons*, New York.

Ayuso R., Rubio M., Herrera T., Gurbindo C. und Carreira J. (1984). Stability of Lolium perenne extract. *Ann Allergy* **53**, 426-31.

Baldwin N. C., Bycroft B. W., Dewick P. M., Gilbert J. und Holden I. (1985). Biosynthesis of trichothecene mycotoxins in Fusarium culmorum cultures. *Z Naturforsch [C]* **40**, 514-8.

Ballmer-Weber B. K., Vieths S., Lüttkopf D., Heuschmann P. und Wüthrich B. (2000). Celery allergy confirmed by double-blind, placebo-controlled food challenge: a clinical study in 32 subjects with a history of adverse reactions to celery root. *J Allergy Clin Immunol* **106**, 373-8.

Ballmer-Weber B. K., Wüthrich B., Wangorsch A., Fötisch K., Altmann F. und Vieths S. (2001). Carrot allergy: double-blinded, placebo-controlled food challenge and identification of allergens. *J Allergy Clin Immunol* **108**, 301-7.

Banerjee B., Kurup V. P., Phadnis S., Greenberger P. A. und Fink J. N. (1996). Molecular cloning and expression of a recombinant Aspergillus fumigatus protein Asp f II with significant immunoglobulin E reactivity in allergic bronchopulmonary aspergillosis. *J Lab Clin Med* **127**, 253-62.

Beaumont F., Kauffman H. F., Sluiter H. J. und De Vries K. (1985). Sequential sampling of fungal air spores inside and outside the homes of mould-sensitive, asthmatic patients: a search for a relationship to obstructive reactions. *Ann Allergy* **55**, 740-6.

Becker W.-M., Schaubschläger W., Westphal W. and Schlaak M. (1988). Purification of grass pollen allergens by means of immobilized monoclonal antibodies. *Gustav Fischer Verlag*, Stuttgart.

Bellinghausen I., Metz G., Enk A. H., Christmann S., Knop J. und Saloga J. (1997). Insect venom immunotherapy induces interleukin-10 production and a Th2-to-Th1 shift, and changes surface marker expression in venom-allergic subjects. *Eur J Immunol* **27**, 1131-9.

Bittner M., Kupferer P. und Morris C. F. (1980). Electrophoretic transfer of proteins and nucleic acids from slab gels to diazobenzyloxymethyl cellulose or nitrocellulose sheets. *Anal Biochem* **102**, 459-71.

Blaser K. (1996). Allergen dose dependent cytokine production regulates specific IgE and IgG antibody production. *Adv Exp Med Biol* **409**, 295-303.

Blaser K., Akdis C. A. und Faith A. (2000). Differential regulation of allergen-specific antibodies in allergy and specific immunotherapy. *Arb Paul Ehrlich Institut* **93**, 243-51.

Blaser K., Carballido J., Faith A., Crameri R. und Akdis C. (1998). Determinants and mechanisms of human immune responses to bee venom phospholipase A2. *Int Arch Allergy Immunol* **117**, 1-10.

Blight M. M. und Grove J. F. (1974). New metabolic products of Fusarium culmorum: toxic trichothec-9-en-8-ones and 2-acetylquinazolin-4(3h)-one. *J Chem Soc [Perkin 1]* **0**, 1691-3.

Bolon D. N. und Mayo S. L. (2001). Polar residues in the protein core of Escherichia coli thioredoxin are important for fold specificity. *Biochemistry* **40**, 10047-53.

Booth C. (1971). Fusarium nomenclature. *Commonwealth Mycological Institute*, Kew.

Booth C. (1984). The Fusarium problem: historical, economic and taxonomic aspects. *Cambridge University Press*, Cambridge.

Bousquet J., Becker W. M., Hejjaoui A., Chanal I., Lebel B., Dhivert H. und Michel F. B. (1991). Differences in clinical and immunologic reactivity of patients allergic to grass pollens and to multiple-pollen species. II. Efficacy of a double-blind, placebo-controlled, specific immunotherapy with standardized extracts. *J Allergy Clin Immunol* **88**, 43-53.

Bousquet J., Chanez P., Lacoste J. Y., Barneon G., Ghavanian N., Enander I., Venge P., Ahlstedt S., Simony-Lafontaine J., Godard P. und et al. (1990a). Eosinophilic inflammation in asthma. *N Engl J Med* **323**, 1033-9.

Bousquet J., Hejjaoui A. und Michel F. B. (1990b). Specific immunotherapy in asthma. *J Allergy Clin Immunol* **86**, 292-305.

Bousquet J., Lockey R., Malling H. J., Alvarez-Cuesta E., Canonica G. W., Chapman M. D., Creticos P. J., Dayer J. M., Durham S. R., Demoly P., Goldstein R. J., Ishikawa T., Ito K., Kraft D., Lambert P. H., Lowenstein H., Muller U., Norman P. S., Reisman R. E., Valenta R., Valovirta E. und Yssel H. (1998). Allergen immunotherapy: therapeutic vaccines for allergic diseases. World Health Organization. American academy of Allergy, Asthma and Immunology. *Ann Allergy Asthma Immunol* **81**, 401-5.

Bradford M. M. (1976). A rapid and sensitive method for the quantitation of microgram quantities of protein utilizing the principle of protein-dye binding. *Anal Biochem* **72**, 248-54.

Brander K. A., Borbely P., Crameri R., Pichler W. J. und Helbling A. (1999). IgE-binding proliferative responses and skin test reactivity to Cop c 1, the first recombinant allergen from the basidiomycete Coprinus comatus. *J Allergy Clin Immunol* **104**, 630-6.

Breitenbach M. und Simon-Nobbe B. (2002). The allergens of Cladosporium herbarum and Alternaria alternata. *Chem Immunol* **81**, 48-72.

Burge H. A., Solomon W. R. und Muilenberg M. L. (1982). Evaluation of indoor plantings as allergen exposure sources. *J Allergy Clin Immunol* **70**, 101-108.

Bush R. K. (1993). Fungal extracts in clinical practice. *Allergy Proc* **14**, 385-90.

Bush R. K. und Yunginger J. W. (1987). Standardization of fungal allergens. *Clin Rev Allergy* **5**, 3-21.

Cadot P., Lejoly M. und Stevens E. A. (1995). The effect of sucrose on the quality of ryegrass (Lolium perenne) pollen extracts. *Allergy* **50**, 941-51.

Carballido J. M., Carballido-Perrig N., Terres G., Heusser C. H. und Blaser K. (1992). Bee venom phospholipase A2-specific T cell clones from human allergic and non-allergic individuals: cytokine patterns change in response to the antigen concentration. *Eur J Immunol* **22**, 1357-63.

Carballido J. M., Faith A., Carballido-Perrig N. und Blaser K. (1997). The intensity of T cell receptor engagement determines the cytokine pattern of human allergen-specific T helper cells. *Eur J Immunol* **27**, 515-21.

Ceska M. und Lundkvist U. (1972). A new and simple radioimmunoassay method for the determination of IgE. *Immunochemistry* **9**, 1021-30.

Coffman R. L. und Carty J. (1986). A T cell activity that enhances polyclonal IgE production and its inhibition by interferon-gamma. *J Immunol* **136**, 949-54.

Coleman R., Trembath R. C. und Harper J. I. (1997). Genetic studies of atopy and atopic dermatitis. *Br J Dermatol* **136**, 1-5.

Coombs R. R. A. und Gell P. G. H. (1963). The classification of allergic reactions underlying disease. In: Gell P. G. H. und Coombs R. R. A. (eds.) *Clinical Aspects of Immunology*, Davis, Philadelphia.

Cooper T. G. (1981). Biochemische Arbeitsmethoden. *Walter de Gryter*, Berlin.

Coutinho A., Hori S., Carvalho T., Caramalho I. und Demengeot J. (2001). Regulatory T cells: the physiology of autoreactivity in dominant tolerance and "quality control" of immune responses. *Immunol Rev* **182**, 89-98.

Crameri R. (2002). Molecular cloning of Aspergillus fumigatus allergens and their role in allergic bronchopulmonary aspergillosis. *Chem Immunol* **81**, 73-93.

Crameri R. und Blaser K. (1996). Cloning Aspergillus fumigatus allergens by the pJuFo filamentous phage display system. *Int Arch Allergy Immunol* **110**, 41-5.

Crameri R., Lidholm J., Grönlund H., Stüber D., Blaser K. und Menz G. (1996). Automated specific IgE assay with recombinant allergens: evaluation of the recombinant Aspergillus fumigatus allergen I in the Pharmacia CAP System. *Clin Exp Allergy* **26**, 1411-1419.

Creticos P. S. (1989). Immunotherapy in asthma. *J Allergy Clin Immunol* **83**, 554-62.

Daëron M. (1997). Fc receptor biology. *Annu Rev Immunol* **15**, 203-34.

Darling D. C. und Brickell P. M. (1996). Nukleinsäureblotting. *Spektrum Akademischer Verlag*, Heidelberg.

De Vouge M. W., Thaker A. J., Curran I. H., Zhang L., Muradia G., Rode H. und Vijay H. M. (1996). Isolation and expression of a cDNA clone encoding an Alternaria alternata Alt a 1 subunit. *Int Arch Allergy Immunol* **111**, 385-95.

de Vries J. E. und Yssel H. (1996). Modulation of the human IgE response. *Eur Respir J Suppl* **22**, 58s-62s.

De Zubiria A., Horner W. E. und Lehrer S. B. (1990). Evidence for cross-reactive allergens among basidiomycetes: immunoprint-inhibition studies. *J Allergy Clin Immunol* **86**, 26-33.

Defrance T., Carayon P., Billian G., Guillemot J. C., Minty A., Caput D. und Ferrara P. (1994). Interleukin 13 is a B cell stimulating factor. *J Exp Med* **179**, 135-43.

Delfino R. J., Coate B. D., Zeiger R. S., Seltzer J. M., Street D. H. und Koutrakis P. (1996). Daily asthma severity in relation to personal ozone exposure and outdoor fungal spores. *Am J Respir Crit Care Med* **154**, 633-41.

Delfino R. J., Zeiger R. S., Seltzer J. M., Street D. H., Matteucci R. M., Anderson P. R. und Koutrakis P. (1997). The effect of outdoor fungal spore concentrations on daily asthma severity. *Environ Health Perspect* **105**, 622-35.

Doherty P. C. und Zinkernagel R. M. (1975). A biological role for the major histocompatibility antigens. *Lancet* **1**, 1406-9.

Dreborg S., Agrell B., Foucard T., Kjellman N. I., Koivikko A. und Nilsson S. (1986). A double-blind, multicenter immunotherapy trial in children, using a purified and standardized Cladosporium herbarum preparation. I. Clinical results. *Allergy* **41**, 131-40.

Durham S. R. und Till S. J. (1998). Immunologic changes associated with allergen immunotherapy. *J Allergy Clin Immunol* **102**, 157-64.

Ebner C., Hirschwehr R., Bauer L., Breiteneder H., Valenta R., Ebner H., Kraft D. und Scheiner O. (1995). Identification of allergens in fruits and vegetables: IgE cross-reactivities with the important birch pollen allergens Bet v 1 and Bet v 2 (birch profilin). *J Allergy Clin Immunol* **95**, 962-9.

Eriksson N. E. und Holmen A. (1996). Skin prick tests with standardized extracts of inhalant allergens in 7099 adult patients with asthma or rhinitis: cross-sensitizations and relationships to age, sex, month of birth and year of testing. *J Investig Allergol Clin Immunol* **6**, 36-46.

Esch R. E. (1991). Role of Proteases on the Stability of Allergenic Extracts. *Arb Paul Ehrlich Institut* ***85***, 171-9.

Esch R. E. (2000). Formulation of therapeutic allergen mixtures problems associated with the number, proportion, and enzymatic activities of allergens. *Arb Paul Ehrlich Institut* **93**, 57-61.

Ewan P. W. und Coote D. (1990). Evaluation of a capsulated hydrophilic carrier polymer (the ImmunoCAP) for measurement of specific IgE antibodies. *Allergy* **45**, 22-9.

Faith A., Akdis C. A., Akdis M., Joss A., Wymann D. und Blaser K. (1999). An altered peptide ligand specifically inhibits Th2 cytokine synthesis by abrogating TCR signaling. *J Immunol* **162**, 1836-42.

Ferreira F. D., Hoffmann-Sommergruber K., Breiteneder H., Pettenburger K., Ebner C., Sommergruber W., Steiner R., Bohle B., Sperr W. R., Valent P. und et al. (1993). Purification and characterization of recombinant Bet v I, the major birch pollen allergen. Immunological equivalence to natural Bet v I. *J Biol Chem* **268**, 19574-80.

Finkelman F. D., Holmes J., Katona I. M., Urban J. F., Jr., Beckmann M. P., Park L. S., Schooley K. A., Coffman R. L., Mosmann T. R. und Paul W. E. (1990). Lymphokine control of in vivo immunoglobulin isotype selection. *Annu Rev Immunol* **8**, 303-33.

Flaman J. M., Frebourg T., Moreau V., Charbonnier F., Martin C., Ishioka C., Friend S. H. und Iggo R. (1994). A rapid PCR fidelity assay. *Nucleic Acids Res* **22**, 3259-60.

Fötisch K., Altmann F., Haustein D. und Vieths S. (1999). Involvement of carbohydrate epitopes in the IgE response of celery-allergic patients. *Int Arch Allergy Immunol* **120**, 30-42.

Fötisch K., Fah J., Wüthrich B., Altmann F., Haustein D. und Vieths S. (1998). IgE antibodies specific for carbohydrates in a patient allergic to gum arabic (Acacia senegal). *Allergy* **53**, 1043-51.

Fötisch K. und Vieths S. (2001). N- and O-linked oligosaccharides of allergenic glycoproteins. *Glycoconj J* **18**, 373-90.

Frohman M. A., Dush M. K. und Martin G. R. (1988). Rapid production of full-length cDNAs from rare transcripts: amplification using a single gene-specific oligonucleotide primer. *Proc Natl Acad Sci U S A* **85**, 8998-9002.

Frostad A. B., Grimmer O., Sandvik L., Moxnes A. und Aas K. (1983). Clinical effects of hyposensitization using a purified allergen preparation from Timothy pollen as compared to crude aqueous extracts from Timothy pollen and a four-grass pollen mixture respectively. *Clin Allergy* **13**, 337-57.

Gassen H. und Schrimpf G. (1999). Gentechnische Methoden. *Spektrum Akademischer Verlag*, Heidelberg.

Gergen P. J., Turkeltaub P. C. und Kovar M. G. (1987). The prevalence of allergic skin test reactivity to eight common aeroallergens in the U.S. population: results from the second National Health and Nutrition Examination Survey. *J Allergy Clin Immunol* **80**, 669-79.

Gerlach W. und Nierenberg H. (1982). The genus Fusarium: a pictorial atlas. *Paul Parey*, Berlin.

Glišin V., Crkvenjakov R. und Byus C. (1974). Ribonucleic acid isolated by cesium chloride centrifugation. *Biochemistry* **13**, 2633-7.

Golden D. B., Meyers D. A., Kagey-Sobotka A., Valentine M. D. und Lichtenstein L. M. (1982). Clinical relevance of the venom-specific immunoglobulin G antibody level during immunotherapy. *J Allergy Clin Immunol* **69**, 489-93.

Gravesen S. (1979). Fungi as a cause of allergic disease. *Allergy* **34**, 135-54.

Gripon J. C., Auberger B. und Lenoir J. (1980). Metalloproteases from Penicillium caseicolum and P. roqueforti: comparison of specificity and chemical characterization. *Int J Biochem* **12**, 451-5.

Grobe K., Becker W. M., Schlaak M. und Petersen A. (1999). Grass group I allergens (beta-expansins) are novel, papain-related proteinases. *Eur J Biochem* **263**, 33-40.

Guadet J., Julien J., Lafay J. F. und Brygoo Y. (1989). Phylogeny of some Fusarium species, as determined by large-subunit rRNA sequence comparison. *Mol Biol Evol* **6**, 227-42.

Hansen M. Y., Wold J. K., Smestad Paulsen B., Cohen E. H. und Karlsson-Borga A. (1994). Allergens in Aspergillus fumigatus. I. Characterization of two different allergen extracts and evaluation of their stability and the importance of carbohydrate for IgE binding. *Allergy* **49**, 235-41.

Hedlin G., Silber G., Naclerio R., Proud D., Lamas A. M., Eggleston P. und Adkinson N. F., Jr. (1990). Comparison of the in-vivo and in-vitro response to ragweed immunotherapy in children and adults with ragweed-induced rhinitis. *Clin Exp Allergy* **20**, 491-500.

Helm R. M., Squillace D. L. und Yunginger J. W. (1988). Production of a proposed international reference standard Alternaria extract. II. Results of a collaborative trial. *J Allergy Clin Immunol* **81**, 651-63.

Hermann-Kunz E. (1999). Incidence of allergic diseases in East and West Germany. *Gesundheitswesen* **61 Spec No**, S100-5.

Heussen C. und Dowdle E. B. (1980). Electrophoretic analysis of plasminogen activators in polyacrylamide gels containing sodium dodecyl sulfate and copolymerized substrates. *Anal Biochem* **102**, 196-202.

Hjerten S. (1962). Molecular sieve chromatography on polyacrylamide geles, prepared according to a simplified method. *Arch Biochem Biophys* **1**, 147-151.

Hoek G. T. (1999). Herstellung von Schimmelpilzextrakten. *Allergologie* **6**, 349-353.

Hoffmann A., Haustein D. und Vieths S. (2000). Assays for the determination of the biological activity of allergen extracts. *Arb Paul Ehrlich Institut* **93**, 101-7.

Hoffmann A., Vieths S. und Haustein D. (1997a). Biologic allergen assay for in vivo test allergens with an in vitro model of the murine type I reaction. *J Allergy Clin Immunol* **99**, 227-32.

Hoffmann A., Vogel L., Scheurer S., Vieths S. und Haustein D. (1997b). Potency determination of allergenic extracts using mediator release of rat basophil leukemia cells. *Arb Paul Ehrlich Institut* **91**, 203-8.

Hoffmann-Sommergruber K., O'Riordain G., Ahorn H., Ebner C., Laimer Da Camara Machado M., Puhringer H., Scheiner O. und Breiteneder H. (1999). Molecular characterization of Dau c 1, the Bet v 1 homologous protein from carrot and its cross-reactivity with Bet v 1 and Api g 1. *Clin Exp Allergy* **29**, 840-7.

Holtzhauer M. (1996). Methoden der Proteinanalytik. *Springer Verlag*, Berlin.

Horner W. E., Helbling A., Salvaggio J. E. und Lehrer S. B. (1995). Fungal allergens. *Clin Microbiol Rev* **8**, 161-79.

Horst M., Hejjaoui A., Horst V., Michel F. B. und Bousquet J. (1990). Double-blind, placebo-controlled rush immunotherapy with a standardized Alternaria extract. *J Allergy Clin Immunol* **85**, 460-72.

Ino Y., Ando T., Haida M., Nakamura K., Iwaki M., Okudaira H. und Miyamoto T. (1989). Characterization of the proteases in the crude mite extract. *Int Arch Allergy Appl Immunol* **89**, 321-6.

Ipsen H., Klysner S. S. und Larsen J. N. (1993). Allergenic extracts. *Mosby-Year Book*, St. Louis.

Ishizaka K. und Ishizaka T. (1967). Identification of gamma-E-antibodies as a carrier of reaginic activity. *J Immunol* **99**, 1187-98.

Ishizaka T., Ishizaka K., Conrad D. H. und Froese A. (1978). A new concept of triggering mechanisms of IgE-mediated histamine release. *J Allergy Clin Immunol* **61**, 320-30.

Jäger L. (1998). Biochemie, Immunologie und Nomenklatur wichtiger Nahrungsmittelallergene unter Berücksichtigung deren Kreuzreaktivität. *Allergologie* **1**, 24-32.

Janeway C. A., Travers P., Walport M. und Capra J. D. (1999). Immunobiology - The Immune System in Health and Disease. *Current Biology Publications*, part of Elsevier Sience, London, New York.

Jutel M., Pichler W. J., Skrbic D., Urwyler A., Dahinden C. und Muller U. R. (1995). Bee venom immunotherapy results in decrease of IL-4 and IL-5 and increase of IFN-gamma secretion in specific allergen-stimulated T cell cultures. *J Immunol* **154**, 4187-94.

Kaad P. H. und Ostergaard P. A. (1982). The hazard of mould hyposensitization in children with asthma. *Clin Allergy* **12**, 317-20.

Karamloo F., Schmitz N., Scheurer S., Foetisch K., Hoffmann A., Haustein D. und Vieths S. (1999). Molecular cloning and characterization of a birch pollen minor allergen, Bet v 5, belonging to a family of isoflavone reductase-related proteins. *J Allergy Clin Immunol* **104**, 991-9.

Katti S. K., LeMaster D. M. und Eklund H. (1990). Crystal structure of thioredoxin from Escherichia coli at 1.68 A resolution. *J Mol Biol* **212**, 167-84.

Kauffman H. F., van der Heide S., Beaumont F., de Monchy J. G. und de Vries K. (1984). The allergenic and antigenic properties of spore extracts of Aspergillus fumigatus: a comparative study of spore extracts with mycelium and culture filtrate extracts. *J Allergy Clin Immunol* **73**, 567-73.

Kay A. B. (1991). Asthma and inflammation. *J Allergy Clin Immunol* **87**, 893-910.

Kersten W. und Hoek G. T. (1980). Schimmelpilzallergie. *Wien Med Wochenschr* **130**, 275-82.

Kordash T. R., Amend M. J., Williamson S. L., Jones J. K. und Plunkett G. A. (1993). Effect of mixing allergenic extracts containing Helminthosporium, D. farinae, and cockroach with perennial ryegrass. *Ann Allergy* **71**, 240-6.

Kosinski S. W., Palczynski C. und Rozniecki J. (1989). Role of fungi in house dust allergy in patients with bronchial asthma. *Pneumonol Pol* **57**, 351-6.

Kraft D., Ferreira F., Vrtala S., Breiteneder H., Ebner C., Valenta R., Susani M., Breitenbach M. und Scheiner O. (1999). The importance of recombinant allergens for diagnosis and therapy of IgE-mediated allergies. *Int Arch Allergy Immunol* **118**, 171-6.

Kyse-Andersen J. (1984). Electroblotting of multiple gels: a simple apparatous without buffer tank for rapid transfer of proteins from polyacrylamide to nitrocellulose. *J of Biochem and Biophys Meth* **10**, 203-209.

Laemmli U. K. (1970). Cleavage of structural proteins during the assembly of the head of bacteriophage T4. *Nature* **227**, 680-5.

Langseth W., Ghebremeskel M., Kosiak B., Kolsaker P. und Miller D. (2001). Production of culmorin compounds and other secondary metabolites by Fusarium culmorum and F. graminearum strains isolated from Norwegian cereals. *Mycopathologia* **152**, 23-34.

Latgé J. P. und Paris S. (1991). The fungal spore: Reservoir of allergens. *Plenum Press*, New York.

Leary J. J., Brigati D. J. und Ward D. C. (1983). Rapid and sensitive colorimetric method for visualizing biotin-labeled DNA probes hybridized to DNA or RNA immobilized on nitrocellulose: Bio-blots. *Proc Natl Acad Sci U S A* **80**, 4045-9.

Lee C., Levin A. und Branton D. (1987). Copper staining: a five-minute protein stain for sodium dodecyl sulfate-polyacrylamide gels. *Anal Biochem* **166**, 308-12.

Lehrer S. B., Aukrust L. und Salvaggio J. E. (1983). Respiratory allergy induced by fungi. *Clin Chest Med* **4**, 23-41.

Leimgruber A., Mosimann B., Claeys M., Seppey M., Jaccard Y., Aubert V., Peitrequin R., Nisoli M. P. und Pecoud A. (1991). Clinical evaluation of a new in-vitro assay for specific IgE, the immuno CAP system. *Clin Exp Allergy* **21**, 127-31.

Leung P. S., Chen Y. C., Gershwin M. E., Wong S. H., Kwan H. S. und Chu K. H. (1998a). Identification and molecular characterization of Charybdis feriatus tropomyosin, the major crab allergen. *J Allergy Clin Immunol* **102**, 847-52.

Leung P. S., Chen Y. C., Mykles D. L., Chow W. K., Li C. P. und Chu K. H. (1998b). Molecular identification of the lobster muscle protein tropomyosin as a seafood allergen. *Mol Mar Biol Biotechnol* **7**, 12-20.

Leung P. S. und Chu K. H. (1998). Molecular and immunological characterization of shellfish allergens. *Front Biosci* **3**, d306-12.

Leung P. S., Chu K. H., Chow W. K., Ansari A., Bandea C. I., Kwan H. S., Nagy S. M. und Gershwin M. E. (1994). Cloning, expression, and primary structure of Metapenaeus ensis tropomyosin, the major heat-stable shrimp allergen. *J Allergy Clin Immunol* **94**, 882-90.

Lottspeich F. und Zorbas H. (1998). Bioanalytik. *Spektrum Akademischer Verlag*, Heidelberg.

Lundberg K. S., Shoemaker D. D., Adams M. W., Short J. M., Sorge J. A. und Mathur E. J. (1991). High-fidelity amplification using a thermostable DNA polymerase isolated from Pyrococcus furiosus. *Gene* **108**, 1-6.

Lüttkopf D., Ballmer-Weber B. K., Wüthrich B. und Vieths S. (2000). Celery allergens in patients with positive double-blind placebo-controlled food challenge. *J Allergy Clin Immunol* **106**, 390-9.

Malling H. J. (1994). Immunotherapy in Europe. *Clin Exp Allergy* **24**, 515-21.

Malling H. J., Dreborg S. und Weeke B. (1986). Diagnosis and immunotherapy of mould allergy. III. Diagnosis of Cladosporium allergy by means of symptom score, bronchial provocation test, skin prick test, RAST, CRIE and histamine release. *Allergy* **41**, 57-67.

Malling H. J. und Weeke B. (1993). Position paper: Immunotherapy. (EAACI) The European Academy of Allergology and Clinical Immunology. *Allergy* **48**, 9-35.

Marsh D. G., Meyers D. A. und Bias W. B. (1981). The epidemiology and genetics of atopic allergy. *N Engl J Med* **305**, 1551-9.

Matsudaira P. (1987). Sequence from picomole quantities of proteins electroblotted onto polyvinylidene difluoride membranes. *J Biol Chem* **262**, 10035-8.

May S. (2000). Round-Table-Discussion: Allergen regulation in European Coutries. *Arb Paul Ehrlich Institut* **93**, 30-32.

May S. und Haustein D. (2001). Die individuelle Rezeptur in der spezifischen Immuntherapie - Notwendigkeit und Fehlerquellen. *Bundesgesundheitsblatt* **44**, 719-723.

Mayer C., Appenzeller U., Seelbach H., Achatz G., Oberkofler H., Breitenbach M., Blaser K. und Crameri R. (1999). Humoral and cell-mediated autoimmune reactions to human acidic ribosomal P2 protein in individuals sensitized to Aspergillus fumigatus P2 protein. *J Exp Med* **189**, 1507-12.

McCann W. A., Cromie M., Chandler F., Ford J. und Dolen W. K. (2002). Sensitization to recombinant Aspergillus fumigatus allergens in allergic fungal sinusitis. *Ann Allergy Asthma Immunol* **89**, 203-8.

Moller C. und Dreborg S. (1986). Cross-reactivity between deciduous trees during immunotherapy. I. In vivo results. *Clin Allergy* **16**, 135-43.

Morell F., Codina R. und Rodrigo M. J. (1999). Increased positivity of skin test and allergenic stability of glycerinated soybean hull extracts. *Clin Exp Allergy* **29**, 388-93.

Müller U. und Mosbech H. (1993). Position paper: Immunotherapy with hymenoptera venoms. (EAACI) The European Academy of Allergology and Clinical Immunology. *Allergy* **48**, 37-46.

Nagai K., Perutz M. F. und Poyart C. (1985). Oxygen binding properties of human mutant hemoglobins synthesized in Escherichia coli. *Proc Natl Acad Sci U S A* **82**, 7252-5.

Nelson H. S. (1981). Effect of preservatives and conditions of storage on the potency of allergy extracts. *J Allergy Clin Immunol* **67**, 64-9.

Nelson H. S., Ikle D. und Buchmeier A. (1996). Studies of allergen extract stability: the effects of dilution and mixing. *J Allergy Clin Immunol* **98**, 382-8.

Neudecker P., Schweimer K., Nerkamp J., Scheurer S., Vieths S., Sticht H. und Rosch P. (2001). Allergic cross-reactivity made visible: solution structure of the major cherry allergen Pru av 1. *J Biol Chem* **276**, 22756-63.

Neukirch C., Henry C., Leynaert B., Liard R., Bousquet J. und Neukirch F. (1999). Is sensitization to Alternaria alternata a risk factor for severe asthma? A population-based study. *J Allergy Clin Immunol* **103**, 709-11.

Niemeijer N. R., Kauffman H. F., van Hove W., Dubois A. E. und de Monchy J. G. (1996). Effect of dilution, temperature, and preservatives on the long-term stability of standardized inhalant allergen extracts. *Ann Allergy Asthma Immunol* **76**, 535-40.

Noon L. (1911). Prophylactic inoculation against hay-fever. *Lancet*, 1572-1573.

Nordic Council on Medicines (1989). Registration of allergen preparations. *Nordic Council on Medicines*, Uppsala.

Norman P. S. und Marsh D. G. (1978). Human serum albumin and Tween 80 as stabilizers of allergen solutions. *J Allergy Clin Immunol* **62**, 314-9.

O'Donnell K., Cigelnik E. und Casper H. H. (1998). Molecular phylogenetic, morphological, and mycotoxin data support reidentification of the Quorn mycoprotein fungus as Fusarium venenatum. *Fungal Genet Biol* **23**, 57-67.

O'Hollaren M. T., Yunginger J. W., Offord K. P., Somers M. J., O'Connell E. J., Ballard D. J. und Sachs M. I. (1991). Exposure to an aeroallergen as a possible precipitating factor in respiratory arrest in young patients with asthma. *N Engl J Med* **324**, 359-63.

O'Neil C. E., Horner W. E., Reed M. A., Lopez M. und Lehrer S. B. (1990). Evaluation of Basidiomycete and Deuteromycete (Fungi Imperfecti) extracts for shared allergenic determinants. *Clin Exp Allergy* **20**, 533-8.

O'Neil C. E., McCants M. L., Salvaggio J. E. und Lehrer S. B. (1986). Fusarium solani: prevalence of skin reactivity and antigenic allergenic analysis. *J Allergy Clin Immunol* **77**, 842-9.

O'Neil C. E., Reed M. A., Hughes J. M., Butcher B. T. und Lehrer S. B. (1987). Fusarium solani: evidence for common antigenic/allergenic determinants with other Fungi Imperfecti. *Clin Allergy* **17**, 127-33.

Osiewacz, H. D. (2002). Aging in fungi: role of mitochondria in Podospora anserina. *Mechanisms of Ageing and Development* **123**, 755-764.

Palazzolo M. J., Hamilton B. A., Ding D. L., Martin C. H., Mead D. A., Mierendorf R. C., Raghavan K. V., Meyerowitz E. M. und Lipshitz H. D. (1990). Phage lambda cDNA cloning vectors for subtractive hybridization, fusion-protein synthesis and Cre-loxP automatic plasmid subcloning. *Gene* **88**, 25-36.

Pekkarinen A. I. und Jones B. L. (2002). Trypsin-like proteinase produced by Fusarium culmorum grown on grain proteins. *J Agric Food Chem* **50**, 3849-55.

Pekkarinen A. I., Jones B. L. und Niku-Paavola M. L. (2002). Purification and properties of an alkaline proteinase of Fusarium culmorum. *Eur J Biochem* **269**, 798-807.

Petersen A., Schramm G., Becker W.-M. und Schlaak M. (1993). Comparison of four Grass Pollen Species Concerning Their Allergens of Grass Group V by 2D Immunoblotting and Microsequencing. *Biol. Chem.* **374**, 855-861.

Petersen A., Schramm G., Bufe A., Schlaak M. and Becker W. M. (1995). Structural investigations of the major allergen Phl p I on the complementary DNA and protein level. *J Allergy Clin Immunol* 95, 987-94.

Petersen A., Suck R., Hagen S., Cromwell O., Fiebig H. und Becker W. M. (2001). Group 13 grass allergens: structural variability between different grass species and analysis of proteolytic stability. *J Allergy Clin Immunol* **107**, 856-62.

Petersen A., Vieths S., Aulepp H., Schlaak M. und Becker W. M. (1996). Ubiquitous structures responsible for IgE cross-reactivity between tomato fruit and grass pollen allergens. *J Allergy Clin Immunol* **98**, 805-15.

Pierkes M., Bellinghausen I., Hultsch T., Metz G., Knop J. und Saloga J. (1999). Decreased release of histamine and sulfidoleukotrienes by human peripheral blood leukocytes after wasp venom immunotherapy is partially due to induction of IL-10 and IFN-gamma production of T cells. *J Allergy Clin Immunol* **103**, 326-32.

Punnonen J., Aversa G., Cocks B. G., McKenzie A. N., Menon S., Zurawski G., de Waal Malefyt R. und de Vries J. E. (1993). Interleukin 13 induces interleukin 4-independent IgG4 and IgE synthesis and CD23 expression by human B cells. *Proc Natl Acad Sci U S A* **90**, 3730-4.

Punnonen J. und de Vries J. E. (1994). IL-13 induces proliferation, Ig isotype switching, and Ig synthesis by immature human fetal B cells. *J Immunol* **152**, 1094-102.

Punnonen J., Kainulainen L., Ruuskanen O., Nikoskelainen J. und Arvilommi H. (1997a). IL-4 synergizes with IL-10 and anti-CD40 MoAbs to induce B-cell differentiation in patients with common variable immunodeficiency. *Scand J Immunol* **45**, 203-12.

Punnonen J., Yssel H. und de Vries J. E. (1997b). The relative contribution of IL-4 and IL-13 to human IgE synthesis induced by activated CD4+ or CD8+ T cells. *J Allergy Clin Immunol* **100**, 792-801.

Qiagen (2000). Practical Hints: The Qiagen Guide to Analytical Gels. *QIAGEN News*, 18-21.

Reese G., Ayuso R. und Lehrer S. B. (1999). Tropomyosin: an invertebrate pan-allergen. *Int Arch Allergy Immunol* **119**, 247-58.

Reese G., Jeoung B. J., Daul C. B. und Lehrer S. B. (1997). Characterization of recombinant shrimp allergen Pen a 1 (tropomyosin). *Int Arch Allergy Immunol* **113**, 240-2.

Reindl J., Rihs H. P., Scheurer S., Wangorsch A., Haustein D. und Vieths S. (2002). IgE reactivity to profilin in pollen-sensitized subjects with adverse reactions to banana and pineapple. *Int Arch Allergy Immunol* **128**, 105-14.

Remacha M., Jimenez-Diaz A., Santos C., Briones E., Zambrano R., Rodriguez Gabriel M. A., Guarinos E. und Ballesta J. P. (1995). Proteins P1, P2, and P0, components of the eukaryotic ribosome stalk. New structural and functional aspects. *Biochem Cell Biol* **73**, 959-68.

Ring J. (1995). Angewandte Allergologie. *MMV Medizin Verlag*, München.

Robinson B. W., Venaille T. J., Mendis A. H. und McAleer R. (1990). Allergens as proteases: an Aspergillus fumigatus proteinase directly induces human epithelial cell detachment. *J Allergy Clin Immunol* **86**, 726-31.

Romagnani S. (2000a). The role of lymphocytes in allergic disease. *J Allergy Clin Immunol* **105**, 399-408.

Romagnani S. (2000b). T-cell subsets (Th1 versus Th2). *Ann Allergy Asthma Immunol* **85**, 9-18.

Rosenbaum M. R., Esch R. E. und Schwartzman R. M. (1996). Effects of mold proteases on the biological activity of allergenic pollen extracts. *Am J Vet Res* **57**, 1447-52.

Rudeschko O., Fahlbusch B., Henzgen M., Schlenvoigt G., Herrmann D., Vieths S. und Jager L. (1995). Investigation of the stability of apple allergen extracts. *Allergy* **50**, 575-80.

Sambrook J., Fritsch E. und Maniatis T. (1989). Molecular Cloning - A laboratory manual. *Cold Spring Habor Laboratory Press*, New York.

Sanger F., Nicklen S. und Coulson A. R. (1977). DNA sequencing with chain-terminating inhibitors. *Proc Natl Acad Sci U S A* **74**, 5463-7.

Scheurer S., Pastorello E. A., Wangorsch A., Kastner M., Haustein D. und Vieths S. (2001a). Recombinant allergens Pru av 1 and Pru av 4 and a newly identified lipid transfer protein in the in vitro diagnosis of cherry allergy. *J Allergy Clin Immunol* **107**, 724-31.

Scheurer S., Son D. Y., Boehm M., Karamloo F., Franke S., Hoffmann A., Haustein D. und Vieths S. (1999). Cross-reactivity and epitope analysis of Pru a 1, the major cherry allergen. *Mol Immunol* **36**, 155-67.

Scheurer S., Wangorsch A., Haustein D. und Vieths S. (2000). Cloning of the minor allergen Api g 4 profilin from celery (Apium graveolens) and its cross-reactivity with birch pollen profilin Bet v 2. *Clin Exp Allergy* **30**, 962-71.

Scheurer S., Wangorsch A., Nerkamp J., Skov P. S., Ballmer-Weber B., Wüthrich B., Haustein D. und Vieths S. (2001b). Cross-reactivity within the profilin panallergen family investigated by comparison of recombinant profilins from pear (Pyr c 4), cherry (Pru av 4) and celery (Api g 4) with birch pollen profilin Bet v 2. *J Chromatogr B Biomed Sci Appl* **756**, 315-25.

Schramm G., Kahlert H., Suck R., Weber B., Stuwe H. T., Muller W. D., Bufe A., Becker W. M., Schlaak M. W., Jager L., Cromwell O. und Fiebig H. (1999). "Allergen engineering": variants of the timothy grass pollen allergen Phl p 5b with reduced IgE-binding capacity but conserved T cell reactivity. *J Immunol* **162**, 2406-14.

Schultz Larsen F. V. und Holm N. V. (1985). Atopic dermatitis in a population based twin series. Concordance rates and heritability estimation. *Acta Derm Venereol Suppl (Stockh)* **114**, 159.

Schwartz L. B., Austen K. F. und Wasserman S. I. (1979). Immunologic release of beta-hexosaminidase and beta-glucuronidase from purified rat serosal mast cells. *J Immunol* **123**, 1445-50.

Scott P. M., Abbas H. K., Mirocha C. J., Lawrence G. A. und Weber D. (1987). Formation of moniliformin by Fusarium sporotrichioides and Fusarium culmorum. *Appl Environ Microbiol* **53**, 196-7.

Secrist H., Chelen C. J., Wen Y., Marshall J. D. und Umetsu D. T. (1993). Allergen immunotherapy decreases interleukin 4 production in CD4+ T cells from allergic individuals. *J Exp Med* **178**, 2123-30.

Shanti K. N., Martin B. M., Nagpal S., Metcalfe D. D. und Rao P. V. (1993). Identification of tropomyosin as the major shrimp allergen and characterization of its IgE-binding epitopes. *J Immunol* **151**, 5354-63.

Shuman S. (1994). Novel approach to molecular cloning and polynucleotide synthesis using vaccinia DNA topoisomerase. *J Biol Chem* **269**, 32678-84.

Simon-Nobbe B., Probst G., Kajava A. V., Oberkofler H., Susani M., Crameri R., Ferreira F., Ebner C. und Breitenbach M. (2000). IgE-binding epitopes of enolases, a class of highly conserved fungal allergens. *J Allergy Clin Immunol* **106**, 887-95.

Sitte P., Weiler E. W., Kadereit J. W., Bresinsky A., Körner C. (2002). Strasburger - Lehrbuch der Botanik, *Spektrum Akademischer Verlag*, Heidelberg.

Sneller M. R., Roby R. R. und Thurmond L. M. (1979). Incidence of fungal spores at the homes of allergic patients in an agricultural community. III. Associations with local crops. *Ann Allergy* **43**, 352-5.

Snyder W. C. und Hansen H. N. (1945). The species concept in Fusarium with reference to Discolor and other sections. *Am J Bot* **28**.

Soldatova L. N., Paupore E. J., Burk S. H., Pastor R. W. und Slater J. E. (2000). The stability of house dust mite allergens in glycerinated extracts. *J Allergy Clin Immunol* **105**, 482-8.

Sridhara S., Singh B. P., Arora N., Verma J. und Gangal S. V. (1992). A study on antigenic and allergenic changes during storage in three different biological extracts. *Asian Pac J Allergy Immunol* **10**, 33-8.

Studier F. W. und Moffatt B. A. (1986). Use of bacteriophage T7 RNA polymerase to direct selective high-level expression of cloned genes. *J Mol Biol* **189**, 113-30.

Suck R., Hagen S., Cromwell O. und Fiebig H. (2000). The high molecular mass allergen fraction of timothy grass pollen (Phleum pratense) between 50-60 kDa is comprised of two major allergens: Phl p 4 and Phl p 13. *Clin Exp Allergy* **30**, 1395-402.

Tabor S. und Richardson C. C. (1985). A bacteriophage T7 RNA polymerase/promoter system for controlled exclusive expression of specific genes. *Proc Natl Acad Sci U S A* **82**, 1074-8.

Targonski P. V., Persky V. W. und Ramekrishnan V. (1995). Effect of environmental molds on risk of death from asthma during the pollen season. *J Allergy Clin Immunol* **95**, 955-61.

Tee R. D., Gordon D. J., Welch J. A. und Newman Taylor A. J. (1993). Investigation of possible adverse allergic reactions to mycoprotein ('Quorn'). *Clin Exp Allergy* **23**, 257-60.

Ullrich A., Shine J., Chirgwin J., Pictet R., Tischer E., Rutter W. J. und Goodman H. M. (1977). Rat insulin genes: construction of plasmids containing the coding sequences. *Science* **196**, 1313-9.

Unger A., Stoger P., Simon-Nobbe B., Susani M., Crameri R., Ebner C., Hintner H. und Breitenbach M. (1999). Clinical testing of recombinant allergens of the mold Alternaria alternata. *Int Arch Allergy Immunol* **118**, 220-1.

Urbanek H. und Yirdaw G. (1984). Hydrolytic ability of acid protease of Fusarium culmorum and its possible role in phytopathogenesis. *Acta Microbiol Pol* **33**, 131-6.

Valenta R., Ball T., Vrtala S., Duchene M., Kraft D. und Scheiner O. (1994). cDNA cloning and expression of timothy grass (Phleum pratense) pollen profilin in Escherichia coli: comparison with birch pollen profilin. *Biochem Biophys Res Commun* **199**, 106-18.

van der Veen M. J., van Ree R., Aalberse R. C., Akkerdaas J., Koppelman S. J., Jansen H. M. und van der Zee J. S. (1997). Poor biologic activity of cross-reactive IgE directed to carbohydrate determinants of glycoproteins. *J Allergy Clin Immunol* **100**, 327-34.

Van der Zee J. S. und Aalberse R. C. (1991). The role of IgG in immediate-type hypersensitivity. *Eur Respir J Suppl* **13**, 91s-96s.

Van Hoeyveld E. M. und Stevens E. A. (1985). Stabilizing effect of epsilon-aminocaproic acid on allergenic extracts. *J Allergy Clin Immunol* **76**, 543-50.

van Neerven R. J., Ebner C., Yssel H., Kapsenberg M. L. und Lamb J. R. (1996). T-cell responses to allergens: epitope-specificity and clinical relevance. *Immunol Today* **17**, 526-32.

van Ree R. und Aalberse R. C. (1999). Specific IgE without clinical allergy. *J Allergy Clin Immunol* **103**, 1000-1.

van Ree R., Cabanes-Macheteau M., Akkerdaas J., Milazzo J. P., Loutelier-Bourhis C., Rayon C., Villalba M., Koppelman S., Aalberse R., Rodriguez R., Faye L. und Lerouge P. (2000). Beta(1,2)-xylose and alpha(1,3)-fucose residues have a strong contribution in IgE binding to plant glycoallergens. *J Biol Chem* **275**, 11451-8.

Varjonen E., Bjorksten F. und Savolainen J. (1996). Stability of cereal allergens. *Clin Exp Allergy* **26**, 436-43.

Varney V. A., Hamid Q. A., Gaga M., Ying S., Jacobson M., Frew A. J., Kay A. B. und Durham S. R. (1993). Influence of grass pollen immunotherapy on cellular infiltration and cytokine mRNA expression during allergen-induced late-phase cutaneous responses. *J Clin Invest* **92**, 644-51.

Verhoeff A. P. und Burge H. A. (1997). Health risk assessment of fungi in home environments. *Ann Allergy Asthma Immunol* **78**, 544-54; quiz 555-6.

Verma J. und Gangal S. V. (1994). Studies on Fusarium solani. Cross-reactivity among Fusarium species. *Allergy* **49**, 330-6.

Verma J., Sridhara S., Rai D. und Gangal S. V. (1998). Isolation and immunobiochemical characterization of a major allergen (65 kDa) from Fusarium equiseti. *Allergy* **53**, 311-5.

Vieths S., Frank E., Scheurer S., Meyer H. E., Hrazdina G. und Haustein D. (1998). Characterization of a new IgE-binding 35-kDa protein from birch pollen with cross-reacting homologues in various plant foods. *Scand J Immunol* **47**, 263-72.

Vieths S., Jankiewicz A., Schoning B. und Aulepp H. (1994a). Apple allergy: the IgE-binding potency of apple strains is related to the occurrence of the 18-kDa allergen. *Allergy* **49**, 262-71.

Vieths S., Jankiewicz A., Wüthrich B. und Baltes W. (1995). Immunoblot study of IgE binding allergens in celery roots. *Ann Allergy Asthma Immunol* **75**, 48-55.

Vieths S., Mayer M. und Baumgart M. (1994b). Food Allergy: Specific Binding of IgE Antibodies from Plant Food Sensitized Individuals to Carbohydarte Epitopes. *Food and Agricultural Immunology* **6**, 453-463.

Vieths S., Scheurer S. und Ballmer-Weber B. (2002). Current understanding of cross-reactivity of food allergens and pollen. *Ann N Y Acad Sci* **964**, 47-68.

Vijay H. M., Young N. M. und Bernstein I. L. (1987). Studies on Alternaria allergens. VI. Stability of the allergen components of Alternaria tenuis extracts under a variety of storage conditions. *Int Arch Allergy Appl Immunol* **83**, 325-8.

Vrtala S., Akdis C. A., Budak F., Akdis M., Blaser K., Kraft D. und Valenta R. (2000). T cell epitope-containing hypoallergenic recombinant fragments of the major birch pollen allergen, Bet v 1, induce blocking antibodies. *J Immunol* **165**, 6653-9.

Wallenbeck I., Aukrust L. und Einarsson R. (1984). Antigenic variability of different strains of Aspergillus fumigatus. *Int Arch Allergy Appl Immunol* **73**, 166-72.

Weber R. W. (1989). Allergen immunotherapy and standardization and stability of allergen extracts. *J Allergy Clin Immunol* **84**, 1093-6.

Wellhausen A., Schoning B., Petersen A. und Vieths S. (1996). IgE binding to a new cross-reactive structure: a 35 kDa protein in birch pollen, exotic fruit and other plant foods. *Z Ernährungswiss* **35**, 348-55.

Wheeler A. W. und Drachenberg K. J. (1997). New routes and formulations for allergen-specific immunotherapy. *Allergy* **52**, 602-12.

White D., Stevens J. und Schultz J. (1993). PepTag Protease Assay: A Simple and Rapid Method for the Detection of Very Low Amounts of Protease. *Promega Notes* **44**, 2.

Wihl J. A., Ipsen H., Petersen B. N., Munch E. P., Janniche H. und Lowenstein H. (1988). Immunotherapy with partially purified and standardized tree pollen extracts. II. Results of skin prick tests and nasal provocation tests from a three-year double-blind study of patients treated with pollen extracts either of birch or combinations of alder, birch and hazel. *Allergy* **43**, 363-9.

Wilson D. R., Irani A. M., Walker S. M., Jacobson M. R., Mackay I. S., Schwartz L. B. und Durham S. R. (2001a). Grass pollen immunotherapy inhibits seasonal increases in basophils and eosinophils in the nasal epithelium. *Clin Exp Allergy* **31**, 1705-13.

Wilson D. R., Nouri-Aria K. T., Walker S. M., Pajno G. B., O'Brien F., Jacobson M. R., Mackay I. S. und Durham S. R. (2001b). Grass pollen immunotherapy: symptomatic improvement correlates with reductions in eosinophils and IL-5 mRNA expression in the nasal mucosa during the pollen season. *J Allergy Clin Immunol* **107**, 971-6.

Wilson I. B. und Altmann F. (1998). Structural analysis of N-glycans from allergenic grass, ragweed and tree pollens: core alpha1,3-linked fucose and xylose present in all pollens examined. *Glycoconj J* **15**, 1055-70.

Wilson I. B., Harthill J. E., Mullin N. P., Ashford D. A. und Altmann F. (1998). Core alpha1,3-fucose is a key part of the epitope recognized by antibodies reacting against plant N-linked oligosaccharides and is present in a wide variety of plant extracts. *Glycobiology* **8**, 651-61.

Wollenweber H. W. und Reinking O. A. (1935). Die Fusarien, ihre Beschreibung, Schadwirkung und Bekämpfung. *Paul Parey*, Berlin.

Wongtim S., Lehrer S. B., Salvaggio J. E. und Horner W. E. (1993). Protease activity in cockroach and basidiomycete allergen extracts. *Allergy Proc* **14**, 263-8.

Woodward M. P., Young W. W., Jr. und Bloodgood R. A. (1985). Detection of monoclonal antibodies specific for carbohydrate epitopes using periodate oxidation. *J Immunol Methods* **78**, 143-53.

Wüthrich B., Schindler C., Leuenberger P. und Ackermann-Liebrich U. (1995). Prevalence of atopy and pollinosis in the adult population of Switzerland (SAPALDIA study). Swiss Study on Air Pollution and Lung Diseases in Adults. *Int Arch Allergy Immunol* **106**, 149-56.

Yagi T., Hisada R. und Shibata H. (1989). 3,4-Dinitrophenyl N-acetyl-beta-D-glucosaminide, a synthetic substrate for direct spectrophotometric assay of N-acetyl-beta-D-glucosaminidase or N-acetyl-beta-D-hexosaminidase. *Anal Biochem* **183**, 245-9.

Yman L., Ponterius G. und Brandt R. (1975). RAST-based allergen assay methods. *Dev Biol Stand* **29**, 151-65.

Yssel H., Fasler S., Aversa G. und de Vries J. E. (1996). Peptide induced anergy of human allergen-specific T cells. *Adv Exp Med Biol* **409**, 405-10.

Yunginger J. W., Jones R. T. und Gleich G. J. (1976). Studies on Alternaria allergens. II. Measurement of the relative potency of commercial Alternaria extracts by the direct RAST and by RAST inhibition. *J Allergy Clin Immunol* **58**, 405-13.

Zamir L. O. und Farah C. A. (2000). Is Fusarium culmorum isotrichodermin-15-hydroxylase different from other fungal species? *Can J Microbiol* **46**, 143-9.

Zhang L., Muradia G., Curran I. H., Rode H. und Vijay H. M. (1995). A cDNA clone coding for a novel allergen, Cla h III, of Cladosporium herbarum identified as a ribosomal P2 protein. *J Immunol* **154**, 710-7.

Zinkernagel R. M. und Doherty P. C. (1974a). Immunological surveillance against altered self components by sensitised T lymphocytes in lymphocytic choriomeningitis. *Nature* **251**, 547-8.

Zinkernagel R. M. und Doherty P. C. (1974b). Restriction of in vitro T cell-mediated cytotoxicity in lymphocytic choriomeningitis within a syngeneic or semiallogeneic system. *Nature* **248**, 701-2.

Zor T. und Selinger Z. (1996). Linearization of the Bradford protein assay increases its sensitivity: theoretical and experimental studies. *Anal Biochem* **236**, 302-8.

8 Anhang

Abkürzungsverzeichnis

A	Ampére
AA	Aminosäureanzahl
ABPA	„allergische bronchopulmonale Aspergillose“
Acc.-Nr.	„Accesion“-Nummer
AG	Antigen
AMG	„Deutsches Arzneimittelgesetz“
amp	Ampicillin
AP	Alkalische Phosphatase
APS	Ammoniumpersulfat
APZ	antigenpräsentierende Zelle
$Aqua_{bidest}$	zweifach destilliertes Wasser
AS	Aminosäure
ATP	Adenosintriphosphat
BCIP	5-Bromo-4-Chlor-3-indolyl Phosphat
Bp	Basenpaar
BSA	bovines Serumalbumin (Rinderserumalbumin)
BU	„biological unit“ (biologische Maßeinheit)
cam	Chloramphenicol
CAP-FEIA	„coated-allergen-particle-fluorescence-enzym-immunoassay“ (Immunfluoreszenz-Test)
CAPS	3-Cyclohexylamino-1-propan-sulfonsäure
car	Carbenicillin
CBS	„Centraalbureau voor Schimmelcultures“ (Zentralbüro für Schimmelpilzkulturen)
CCD	„cross-reactive carbohydrate determinant“ (kreuzreaktive Kohlenhydratdeterminante)
CD	„cluster of differentiation“
cDNA	„complementary DNA“ (komplementäre DNA)
CIP	„calf intestinal phosphatase“ (Alkalische Phosphatase)
C-terminal	Carboxy-terminal

DBPCFC	„double-blind-placebo-controlled food-chalange“ (doppelt-blind Plazebo-kontrollierter Nahrungsmittel-Provokationstest)
DEPC	Diethylpyrocarbonat
DISK-SDS-PAGE	Diskontinuierliche Sodiumdodecylsulfat-Polyacrylamidgel-elektrophorese
DMSO	Dimethylsulfoxid
DNA	„deoxyribonucleic acid“ (Desoxyribonukleinsäure)
dNTP	Desoxynukleosidtriphosphat
dT	Desoxythymidin
E	Extinktion
EAST	Enzym Allergosorbenstest
E. coli	*Escherichia coli*
EDTA	Ethylendinitriloessigsäure
ELISA	„Enzyme-Linked Immunosorbent Assay“
Eo	eosinophiler Granulozyt
FKS	fötales Kälberserum
GTC	Guanidinumthiocyanat
HEPES	2-[4-(2-Hydroxyethyl)-1-piperazinyl]-ethansulfonsäure
His-tag	Histidin-Anhang
HLH	Helix-Loop-Helix
HPLC	„High Performance Liquid Chromatography“ (Hochdruckflüssigkeits-chromatografie)
HSA	humanes Serumalbumin
ID	Identität
Ig	Immunglobulin
IHRP	In-Haus-Referenz-Präparate
IL	Interleukin
INF	Interferon
i. p.	intraperitoneal
IP	isoelektrischer Punkt
IPTG	Isopropyl-β-1-thiogalactopyranosid
IUIS	„International Union of Immunological Societies“
kDa	Kilodalton
Kit	Reagenziensatz

KLS	Kern-Lokalisations-Signal
LB	„Luria-Bertani“
LMW	„low molecular weight marker“ (Molekulargewichtsstandard)
mA	Milliampére
mAK	monoklonaler Antikörper
MCS	„multiple cloning site“ (multiple Klonierungsstelle)
MEM	„modifiziertes Eagle´s Medium“
MHC	„major histocompatibility complex“ (Haupthistokompatibilitäts-komplex)
MMLV	„Moloney Murine Leukaemia Virus“
mRNA	„messenger-RNA“ (Boten-RNA)
MW	Molekulargewicht
NBT	Nitroblautetrazolium
ng	„nicht getestet“
Ni-NTA	„nickel-nitriloacetic acid“
NK	Negativkontrolle
NS	Nichtallergikerserum
Nt	Nukleotid
N-terminal	Amino-terminal
NZ	Nitrozellulose
OD	optische Dichte
Oligo(dT)	Oligodesoxythymidin
PAA	Polyacrylamid
PAGE	Polyacrylamidgelektrophorese
pAK	polyklonaler Antikörper
PBS	phosphatgepufferte Saline
PCR	„polymerase chain reaction“ (Polymerase-Kettenraktion)
PEI	Paul-Ehrlich-Institut
pfu	„plaque forming unit“
Pfu	*Pyrococcus furiosus*
PK	Pufferkontrolle
PVDF	Polyvinylidendifluorid
RACE	„rapid amplification of cDNA ends“ (rasche Amplifikation von cDNA-Enden)

RAST	Radio Allergosorbenstest
RBL	„rat basophilic leukemia“ (Ratten Basophilenleukämie)
RBS	Ribosomenbindestelle
RNA	„ribonucleic acid“ (Ribonukleinsäure)
RNase	Ribonuklease
RPMI	„Roswell Park Memorial Institut“
RT	Reverse Transkription
SDS	„Sodiumdodecylsulfat“ (Natriumdodecylsulfat)
SI	„similarity“ (Ähnlichkeit)
SIT	spezifische Immuntherapie
SPT	„Skin-Prick-Test“ (Hauttest)
TAE	Tris-Essigsäure-EDTA
TAP	„total acid phosphatase“ (Pyrophosphatase)
Taq	*Thermus aquaticus*
TBS	Tris-gepufferte Saline
TE	Tris-EDTA
TEMED	N,N,N`,N`-Tetramethylethylendiamin
tet	Tertracyclin
T_m	Schmelztemperatur
Tris	Tris(hydroxymethyl)-aminomethan
TWEEN-20	Polyoxyethylensorbitanmonolaurat
TZR	T-Zell-Rezeptor
UTR	untranslatierte Region
UV	ultraviolett
V	Volt
v/v	Volumen/Volumen
WHO	„World Health Organization“
w/v	„weight/volume“ (Gewicht/Volumen)

Tabelle A1: *Patientencharakteristika und Zusammenfassung der serologischen Ergebnisse.*

Nr.	Serum	CAP-Klassen						Sonstige bekannte Sensibilisierungen
		Alt	Cla	Asp	Pen	Fus	Mix	
1	Nig2333-00	6	5	5	4	5	pos.	
2	Nig2728-00	2	5	4	4	3	pos.	
3	Nig2390-00	ng	ng	ng	ng	ng	pos.	
4	Nig2689-00	ng	ng	ng	ng	ng	pos.	
5	Nig5	ng	ng	ng	ng	ng	pos.	
6	Nig858	ng	ng	ng	ng	ng	pos.	
7	Nig651	ng	ng	ng	ng	ng	pos.	
8	Nig3040-00	ng	ng	ng	ng	ng	pos.	
9	Nig1702-01	ng	ng	ng	ng	ng	pos.	
10	Nig1613	ng	ng	ng	ng	ng	pos.	
11	Nig733-01	ng	ng	ng	ng	ng	pos.	
12	Nig1748	ng	ng	ng	ng	ng	pos.	
13	Nig1481-01	3	0	1	0	0	pos.	
14	BaBa1	4	3	3	3	4	ng	Hun, Kat, Mil, Bir, Erl, Esc, Has, Bot, Hel, Mer, Tri, Rog, Ste, Grä
15	BaBa2	3	3	1	1	2	ng	Hun, Kat, Pfe, Rog, Ste, Grä, Cha, Epi, Muc, Pul
16	BaBa3	ng	ng	ng	ng	ng	ng	Grä, Bir, Esc, Has, Erl, Bot, Pul
17	PEI10	≥ 2	4	0	ng	ng	ng	Bäu, Krä, Grä, Apf, Avo, Sel, Kar, Tom, Spi, Soj, Has, Wal, FiE, Rhi, Lin, Erd, Rog, HüE, Lyc, Ban, Sal, Muc, Gew, Bir, Man, Pet, Bei
18	PEI25	≥ 2	2	0	≥ 2	≥ 2	ng	Hel, Bot, Pho, Grä, Kat, Mil, Ust, Hun, Rog
19	PEI29	2	2	2	1	3	pos.	Bäu, Kiw, Has, MiE, Sch, Gew, CCD, Bro, Soj, Mil, Bot, Aur
20	PEI40	1	1	2	3	3	ng	Gew, Apf, Bir
21	PEI64	4	2	2	3	2	pos.	Hun, Pfe, Kat, Kan, Mil, Bot
22	PEI65	3	3	3	3	4	ng	Bäu, Krä, Grä, Apf, Soj, Erd, Has, Hun, Pfe, Kat, Mil, Bei, Bir, Buc, Erl, Esc, Lie
23	PEI78	2	3	3	3	3	pos.	MiE, Erd, Has, Mil, Bäu, Bir, Muc, Bot, Rhi, Aur
24	PEI107	3	4	4	5	3	ng	Krä, Grä, Kiw, Has, Bro, Bot
25	PEI109	3	0	0	ng	0	ng	Grä, Asp, Cla, Cur, Hel
26	PEI123	2	4	2	ng	0	ng	Aur, Bei, Bir, Bot, Mil, Kar, Lie, Muc, Bäu, Grä, Has, Krä, Pet, Rog, Sel
27	PEI128	3	2	0	0	ng	pos.	Bäu, Grä, Has, Kat, Mil, Apf, Bei, Bir, Kar, Tom
28	PEI130	3	0	0	3	0	pos.	Mil, Has, Par, Wal
29	PEI136	0	4	1	1	ng	pos.	Bei, Grä, Kam, Par, Mil, Hun, Kat, Krä, Lyc, Pfe, Rog, Sel, Soj
30	PEI139	0	0	1	3	2	ng	Apf, Bir, Bot, Erd, Grä, Has, Hel, Kar, Pho, Sel, Soj, Alt, Bäu, FiE, MiE, Rhi, Rog, Ust
31	PEI141	3	0	0	ng	ng	ng	Bir, Bäu, Mil, Erl, Grä, Has, Hel, Kam, Kat
32	PEI149	3	3	0	2	1	ng	Bir, Mil, Grä, Has, Par, Erd, Hun, Kat, Krä, Rog, Sel
33	PEI162	2	2	1	2	2	pos.	Apf, Aur, Bir, Bot, Mil, Grä, Has, Kar, Kat
34	PEI167	3	2	2	2	ng	pos.	Apf, Aur, Bei, Bir, Mil, Erd, Grä, Tom, Bäu, Sel
35	PEI179	2	1	2	2	ng	ng	Bot, Mil, Muc, Rhi, Hel, Hun, Kat, Pfe
36	PEI187	3	3	2	1	2	pos.	
37	PEI194	ng	ng	ng	ng	0	ng	Apf, Bir, Mil, Has, Kat, Alt, Bei, Buc, Erl, Grä, Hun, Rog, Wei
38	PEI197	ng	ng	ng	0	1	pos.	Apf, Bei, Bir, Grä, Has, Kar, Kat, Kir, Sel, Tom, Wal, Alt, Hun, Rog, Bot
39	PEI201	3	4	2	2	3	pos.	Apf, Bir, Mil, Erd, Has, Kiw, Sel, Soj, Tom, Buc, Erl, Grä, Hun, Kan, Kat, Pfe, Rog
40	Bo55	≥ 2	≥ 2	≥ 2	≥ 2	4	ng	MiE, HüE, Wei, Rog, Ses, Man, Par, Has, Erd, Soj, Kar, Sel, Apf, Bäu, Gew, Bot, Aur
41	Bo136	4	4	2	3	2	ng	Bäu, Krä, Pfi, Apf, Grä, Bin, Kir, Sel, Soj, Has, Erd, Hun, Pfe, Gew
42	Bo145	4	3	3	3	2	ng	Bäu, Krä, Apf, Kir, Has, Kar, Soj, Erd, Bro, Gew, Bir, Bei, Sel
43	ILC175/91	0	1	1	2	2	ng	
44	EVG7478	3	3	2	3	3	ng	
45	PCQ5520	4	3	2	3	3	ng	
46	DSF6204	0	0	1	2	1	ng	
47	FMP7619	4	0	0	0	2	ng	
48	5473	3	2	3	4	3	ng	
49	5458	3	2	3	4	3	ng	
50	5447	3	2	3	4	3	ng	
51	5475	3	3	3	3	2	ng	
52	*Alternaria*-Pool	4	3	3	3	3	ng	
53	Poolserum 1	ng	ng	ng	ng	ng	ng	
54	Poolserum 2	ng	ng	ng	ng	ng	ng	
55	PEI19 (NS)	0	0	0	0	0	ng	
56	PEI22 (NS)	0	0	0	0	0	ng	
57	PEI230 (NS)	0	0	0	0	0	ng	

Allergene: Alt = *Alternaria*, **Apf** = Apfel, **Asp** = *Aspergillus*, **Aur** = *Aureobasidium*, **Avo** = Avocado, **Ban** = Banane, **Bäu** = Bäume, **Bei** = Beifuß, **Bin** = Birne, **Bir** = Birke, **Bot** = *Botrytis*, **Bro** = Bromelain, **Buc** = Buche, **CCD** = Kohlenhydratepitop, **Cha** = *Chaemotium*, **Cla** = *Cladosporium*, **Cur** = Curvularia, **Epi** = *Epicoccum*, **Erd** = Erdnuß, **Erl** = Erle, **Esc** = Esche, **FiE**, Fisch-Eiweiß, **Fus** = *Fusarium*, **Gew** = Gewürze, **Grä** = Gräser, **Hel** = *Helmithosporium*, **Hun** = Hund, **HüE** = Hühner-Eiweiß, **Kam** = Kamille, **Kan** = Kaninchen, **Kar** = Karotte, **Kat** = Katze, **Kir** = Kirsche, **Kiw** = Kiwi, **Krä** = Kräuter, **Lie** = Lieschgras, **Lin** = Linse, **Lyc** = Lychee, **Man** = Mandel, **Mer** = *Merulius*, **MiE** = Milch-Eiweiß, **Mil** = Milbe, **Mix** = Schimmelpilzmix, **Muc** = *Mucor*, **Par** = Paranuß, **Pen** = *Penicillium*, **Pet** = Petersilie, **Pfe** = Pferd, **Pfi** = Pfirsich, **Pho** = *Phoma*, **Pul** = *Pullularia*, **Rhi** = *Rhizopus*, **Rog** = Roggen, **Sal** = Salat, **Sch** = Schalentiere, **Sel** = Sellerie, **Ses** = Sesam, **Soj** = Soja, **Spi** = Spinat, **Ste** = *Stemphylium*, **Tom** = Tomate, **Tri** = *Trichotecium*, **Ust** = Ustilago, **Wal** = Walnuß, **Wei** = Weizen; **ng** = „nicht getestet“, **pos.** = positiv, **NS** = Nichtallergikerserum.

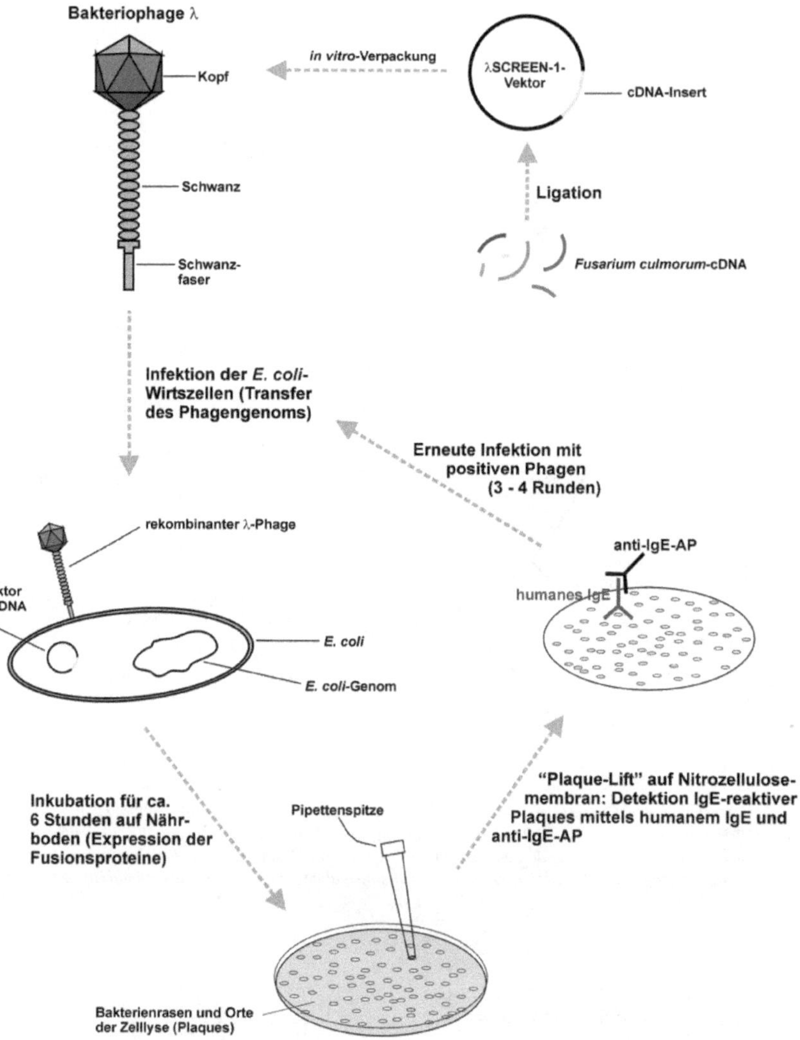

Abbildung 8-1: *Schematische Darstellung der Screeningprozedur der F. culmorum-cDNA-Bank mit humanen Seren zur Isolation IgE-reaktiver Klone.*

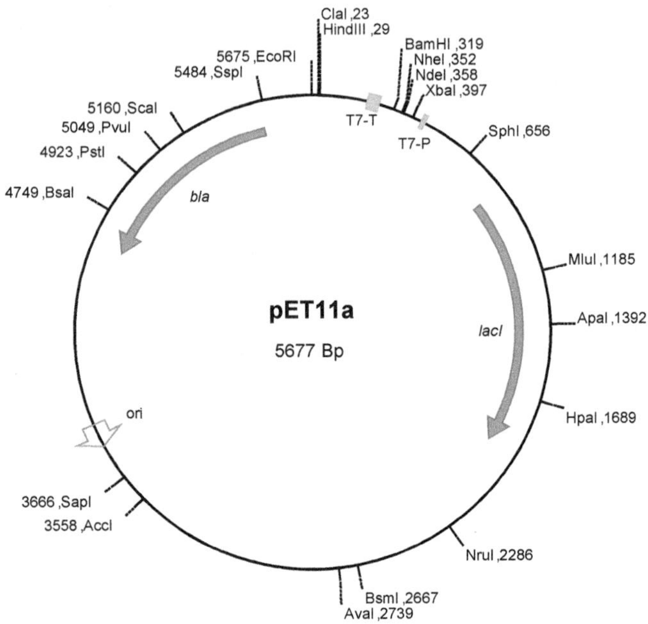

Vektorkarte des Expressionsvektors pET11a (verändert nach Novagen, 2002): *T7-T = T7-Terminator, T7-P = T7-Promotor, ori = Replikationsursprung, bla = kodierende Sequenz für β-Lactamase (Ampicillin-Resistenz), lacI = kodierende Sequenz für lacI-Repressor. Zusätzlich sind die Positionen der Schnittstellen häufig verwendeter Restriktionsendonukleasen angegeben, die jeweils nur einmal in der Vektorsequenz vorkommen.*

```
            T7prom-Primer →
            T7-Promotor
448© TAATACGACTCACTATAGGGGAATTGTGAGCGGATAACAATTCCCCTCTAGAAATAATTT

                           RBS         NdeI
388© TGTTTAACTTTAAGAAGGAGATATACATATGGCTAGCATGACTGGTGGACAGCAAATGGG

         BamHI                                                   ←
328© TCGCGGATCCGGCTGCTAACAAAGCCCGAAAGGAAGCTGAGTTGGCTGCTGCCACCGCTG

     T7term-Primer                 T7-Terminator
268© AGCAATAACTAGCATAACCCCTTGGGGCCTCTAAACGGGTCTTGAGGGGTTTTTTG
```

Klonierungsregion von pET11a (verändert nach Novagen, 2002): *Angegeben sind die Sequenzen des T7-Promotors und T7-Terminators, der Ribosomen-Bindestelle (RBS) sowie die Erkennungssequenzen der Restriktionsendonukleasen NdeI und BamHI, die für Klonierungen verwendet wurden. Mit den Pfeilen sind die Sequenzen der für PCR oder Sequenzierreaktionen verwendeten Primer gekennzeichnet.*

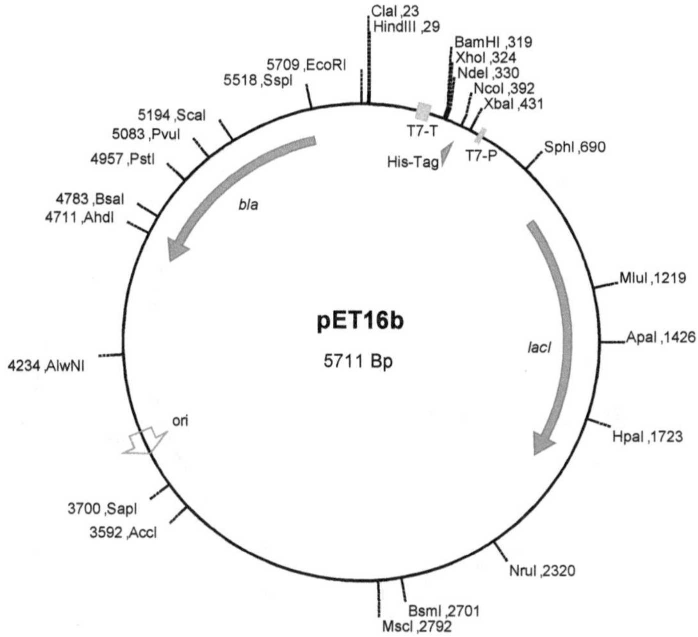

Vektorkarte des Expressionsvektors pET16b (verändert nach Novagen, 2002): *T7-T = T7-Terminator, T7-P = T7-Promotor, ori = Replikationsursprung, bla = kodierende Sequenz für β-Lactamase (Ampicillin-Resistenz), lacI = kodierende Sequenz für lacI-Repressor. Zusätzlich sind die Positionen der Schnittstellen häufig verwendeter Restriktionsendonukleasen angegeben, die jeweils nur einmal in der Vektorsequenz vorkommen.*

```
          T7prom-Primer
      ---------------------->
          T7-Promotor
482© TAATACGACTCACTATAGGGGAATTGTGAGCGGATAACAATTCCCCTCTAGAAATAATTT

                    RBS         NcoI                His-tag
422© TGTTTAACTTTAAGAAGGAGATATACCATGGGCCATCATCATCATCATCATCATCATCAT

                                  NdeI       BamHI
362© CACAGCAGCGGCCATATCGAAGGTCGTCATATGCTCGAGGATCCGGCTGCTAACAAAGCC
                                                 T7term-Primer
                                           <-----------------
302© CGAAAGGAAGCTGAGTTGGCTGCTGCCACCGCTGAGCAATAACTAGCATAACCCCTTGGG

             T7-Terminator
242© GCCTCTAAACGGGTCTTGAGGGGTTTTTTG
```

Klonierungsregion von pET16b (verändert nach Novagen, 2002): *Angegeben sind die Sequenzen des T7-Promotors und T7-Terminators, der Ribosomen-Bindestelle (RBS) und des His-tags sowie die Erkennungssequenzen der Restriktionsendonukleasen NcoI bzw. NdeI und BamHI, die für Klonierungen verwendet wurden. Mit den Pfeilen sind die Sequenzen der für PCR oder Sequenzierreaktionen verwendeten Primer gekennzeichnet.*

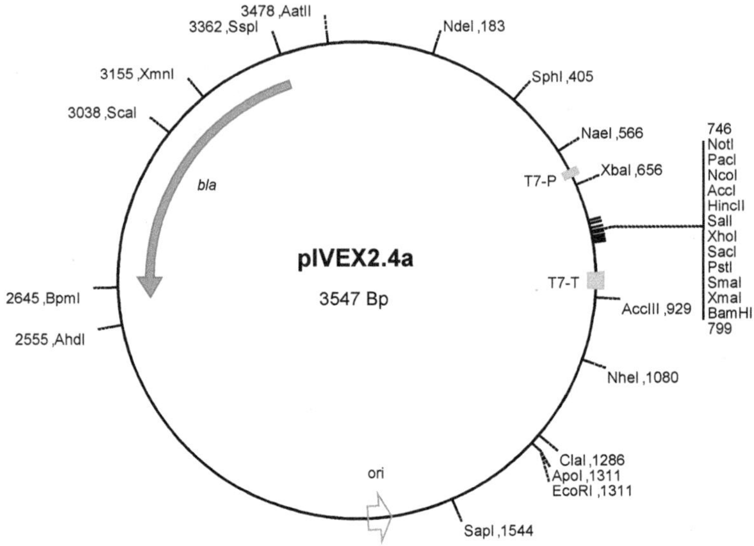

Vektorkarte des Expressionsvektors pIVEX2.4a (verändert nach Roche Diagnostics, 2001): *T7-T = T7-Terminator, T7-P = T7-Promotor, ori = Replikationsursprung, bla = kodierende Sequenz für β-Lactamase (Ampicillin-Resistenz). Zusätzlich sind die Positionen der Schnittstellen häufig verwendeter Restriktionsendonukleasen angegeben, die jeweils nur einmal in der Vektorsequenz vorkommen.*

```
         T7prom-Primer →
         T7-Promotor
618  TAATACGACTCACTATAGGGAGACCACAACGGTTTCCCTCTAGAAATAATTTTGTTTAAC
            RBS                           His-tag
678  TTTAAGAAGGAGATATACCATGTCTGGTTCTCATCATCATCATCATCATAGCAGCGGCAT
                                  NcoI
738  CGAAGGCCGCGGCCGCTTAATTAAAACCATGGCAGTCGACTCGAGCGAGCTCTGCAGCCC
      BamHI                                                   ←
798  GGGATCCGGCTGCTAACAAAGCCCGAAAGGAAGCTGAGTTGGCTGCTGCCACCGCTGAGC
      T7term-Primer              T7-Terminator
858  AATAACTAGCATAACCCCTTGGGGCCTCTAAACGGGTCTTGAGGGGTTTTTTG
```

Klonierungsregion von pIVEX2.4a (verändert nach Roche Diagnostics, 2001): *Angegeben sind die Sequenzen des T7-Promotors und T7-Terminators, der Ribosomen-Bindestelle (RBS) sowie die Erkennungssequenzen der Restriktionsendonukleasen NcoI und BamHI, die für Klonierungen verwendet wurden. Mit den Pfeilen sind die Sequenzen der für PCR oder Sequenzierreaktionen verwendeten Primer gekennzeichnet.*

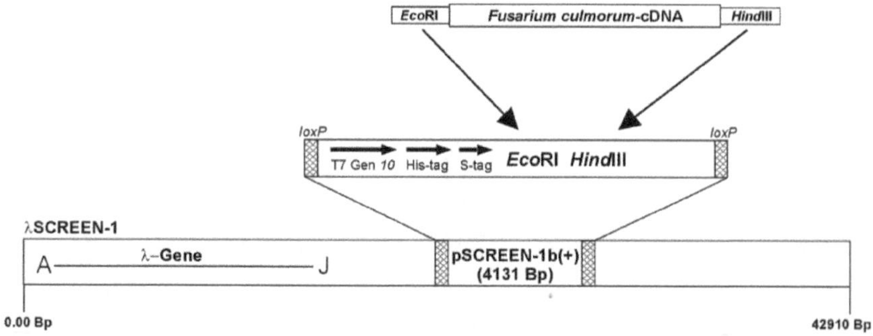

Klonierungsschema der F. culmorum-cDNA in das λSCREEN-1-Phagemid (verändert nach Novagen, 1999): *Die Insertion der F. culmorum-cDNA erfolgte gerichtet über EcoRI und HindIII-Schnittstellen.*

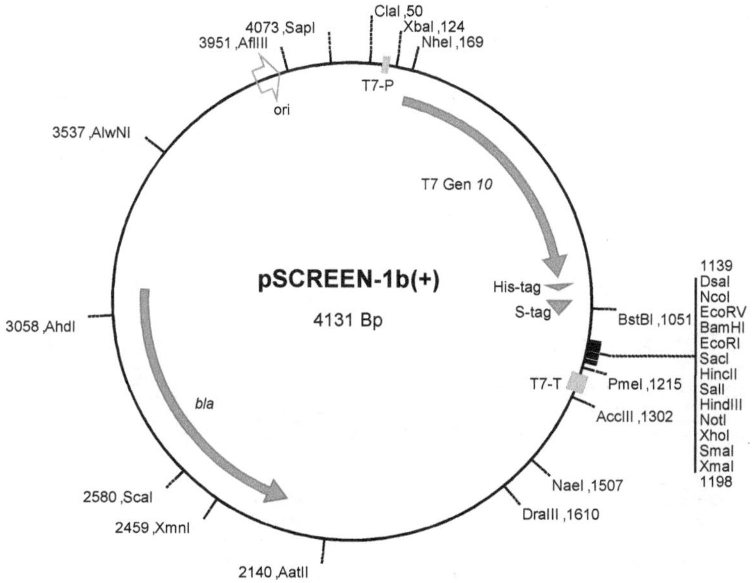

Vektorkarte pSCREEN-1b(+): *Expressionskassette des λ-Phagemids (λSCREEN-1-Vektor, 42910 Bp): T7-T = T7-Terminator, T7-P = T7-Promotor, ori = Replikationsursprung, bla = Ampicillin-Resistenzgen, T7 Gen 10 = kodierende Sequenz für das T7 Gen 10 (Fusionsanteil), His-tag und S-tag (Fusionsanteil). Zusätzlich sind die Positionen der Schnittstellen häufig verwendeter Restriktionsendonukleasen angegeben, die jeweils nur einmal in der Vektorsequenz vorkommen.*

T7prom-Primer

T7-Promotor

86 TAATACGACTCACTATAGGGAGACCACAACGGTTTCCCTCTAGAAATAATTTTGTTTAAC

RBS

146 TTTAAGAAGGAGATATACATATGGCTAGCATGACTGGTGGACAGCAAATGGGTACTAACC

206 AAGGTAAAGGTGTAGTTGCTGCTGGAGATAAACTGGCGTTGTTCTTGAAGGTATTTGGCG

266 GTGAAGTCCTGACTGCGTTCGCTCGTACCTCCGTGACCACTTCTCGCCACATGGTACGTT

326 CCATCTCCAGCGGTAAATCCGCTCAGTTCCCTGTTCTGGGTCGCACTCAGGCAGCGTATC

386 TGGCTCCGGGCGAGAACCTCGACGATAAACGTAAGGACATCAAACACACCGAGAAGGTAA

446 TCACCATTGACGGTCTCCTGACGGCTGACGTTCTGATTTATGATATTGAGGACGCGATGA

506 ACCACTACGACGTTCGCTCTGAGTATACCTCTCAGTTGGGTGAATCTCTGGCGATGGCTG

T7 Gen *10*

566 CGGATGGTGCGGTTCTGGCTGAGATTGCCGGTCTGTGTAACGTGGAAAGCAAATATAATG

626 AGAACATCGAGGGCTTAGGTACTGCTACCGTAATTGAGACCACTCAGAACAAGGCCGCAC

686 TTACCGACCAAGTTGCGCTGGGTAAGGAGATTATTGCGGCTCTGACTAAGGCTCGTGCGG

746 CTCTGACCAAGAACTATGTTCCGGCTGCTGACCGTGTGTTCTACTGTGACCCAGATAGCT

806 ACTCTGCGATTCTGGCAGCACTGATGCCGAACGCAGCAAACTACGCTGCTCTGATTGACC

866 CTGAGAAGGGTTCTATCCGCAACGTTATGGGCTTTGAGGTTGTAGAAGTTCCGCACCTCA

926 CCGCTGGTGGTGCTGGTACCGGATCGAATTGGGGTGGCGGTGGTTCTGATATGCACCATC

His-tag

986 ATCATCATCATTCTTCTGGTCTGGTGCCACGCGGTTCTGGTATGAAAGAAACCGCTGCTG

S-tag SP6-Primer

1046 CTAAATTCGAACGCCAGCACATGGACAGCCCAGATCTGCATTTAGGTGACACTATAGAAT

*Eco*RI

1106 ACCAAGATCTGGGTACCGACGACGACGACAAGGCCATGGCGATATCGGATCC**GAATTC**GA

*Hind*III

1166 GCTCCGTCGAC**AAGCTT**GCGGCCGCACTCGAGCCCGGGTGAATGATTGAGTTTAAACCGC

T7term-Primer T7-Terminator

1226 TGAGCAATAACTAGCATAACCCCTTGGGGCCTCTAAACGGGTCTTGAGGGGTTTTTTG

Klonierungsregion von pSCREEN-1b(+) (verändert nach Novagen, 1999): *Angegeben sind die Sequenzen des T7-Promotors und T7-Terminators, der Ribosomen-Bindestelle (RBS), kodierende Sequenz des T7 Gen 10, His-tag und S-tag sowie die Erkennungssequenzen der Restriktionsendonukleasen EcoRI und HindIII, über die die F. culmorum-cDNA gerichtet inseriert wurde. Mit den Pfeilen sind die Sequenzen der für PCR oder Sequenzierreaktionen verwendeten Primer gekennzeichnet.*

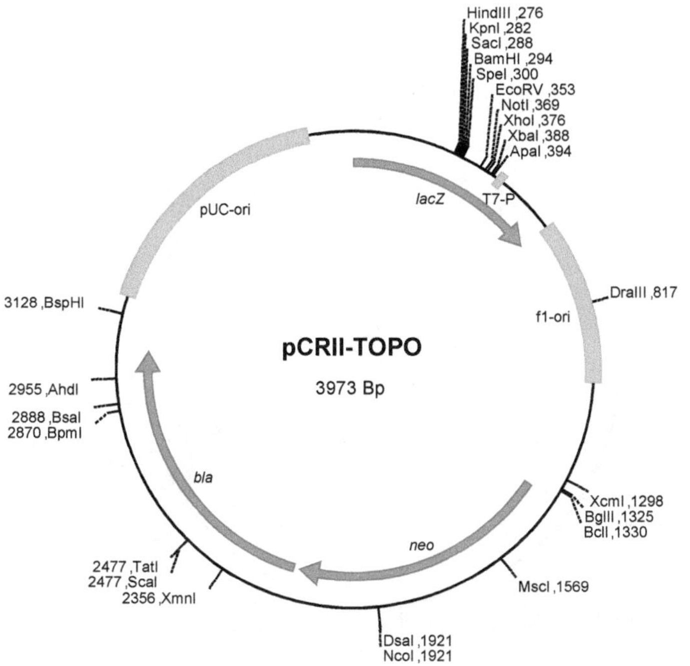

Vektorkarte pCRII-TOPO (verändert nach Invitrogen, 2002): *T7-P = T7-Promotor, bla = Ampicillin-Resistenzgen, neo = Kanamycin-Resistenzgen, lacZ = kodierende Sequenz für β-Galactosidase, pUC-ori = pUC-Repilkationsursprung, fl-ori = fl-Replikationsursprung. Zusätzlich sind die Positionen der Schnittstellen häufig verwendeter Restriktionsendonukleasen angegeben, die jeweils nur einmal in der Vektorsequenz vorkommen.*

SP6-Primer →

239 ATTTAGGTGACACTATAGAATACTCAAGCTATGCATCAAGCTTGGTACCGAGCTCGGATC

299 CACTAGTAACGGCCGCCAGTGTGCTG**GAATTC**GCCCTT **PCR-Produkt** AAGGGC**GAAT** (EcoRI … EcoRI)

347 **TC**TGCAGATATCCATCACACTGGCGGCCGCTCGAGCATGCATCTAGAGGGCCCAATTCGC ←

T7prom-Primer

407 CCTATAGTGAGTCGTATTA

Klonierungsregion von pCRII-TOPO (verändert nach Invitrogen, 2002): *Mit den Pfeilen sind die Sequenzen der für PCR oder Sequenzierreaktionen verwendeten Primer SP6 und T7prom gekennzeichnet. Weiterhin sind die Erkennungsequenzen für die Restriktionsendonuklease EcoRI angegeben, die für den Kontrollverdau eingesetzt wurde.*

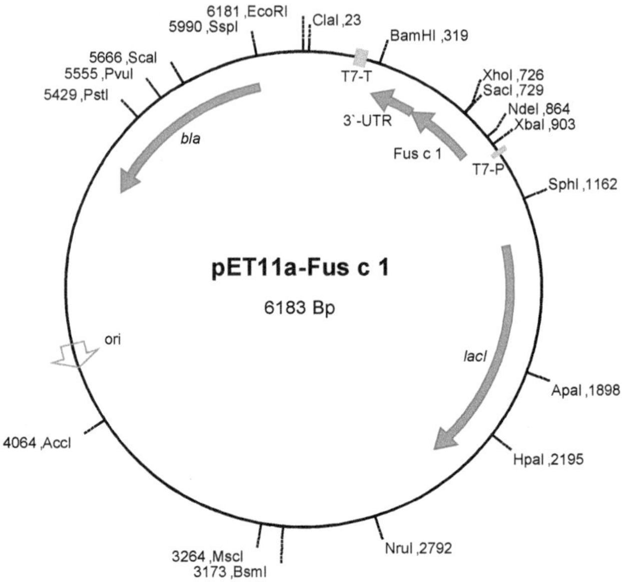

Vektorkarte pET11a-Fus c 1: *T7-T = T7-Terminator, T7-P = T7-Promotor, ori = Replikationsursprung, bla = kodierende Sequenz für β-Lactamase (Ampicillin-Resistenz), lacI = kodierende Sequenz für lacI-Repressor, Fus c 1 = kodierende Sequenz für Fus c 1, 3′-UTR = 3′-untranslatierte Region von Fus c 1. Zusätzlich sind die Positionen der Schnittstellen häufig verwendeter Restriktionsendonukleasen angegeben, die jeweils nur einmal in der Vektorsequenz vorkommen.*

cDNA-Insert: kodierender Bereich von Fus c 1 (Bp 866-537) + 3`-UTR (Bp 536-325) über *Nde*I und *Bam*HI inseriert

Klonierungsvektor: pET11a (Novagen)

Wirts-Organismus: *E. coli*

Selektionsmarker: amp^R (*bla*-Gen)

Funktion: Expression von rFus c 1 (Nichtfusion), 60S ribosomales Protein P2 aus *Fusarium culmorum* (Nebenallergen)

Anmerkungen: Expression in BL21(DE3)-Zellen, Induktion bei OD 0.7 für drei Stunden

Hergestellt von: Michael Hoff am 30.11.01

```
Bp 869© CAT ATG AAG CAC CTC GCA GCT TAC CTT CTT CTC GGC CTC GGA GGC AAC
             M   K   H   L   A   A   Y   L   L   L   G   L   G   G   N
   821© ACC TCC CCC TCT GCC GCC GAT GTC AAG GCC GTC CTT ACC TCA GTC GGT
         T   S   P   S   A   A   D   V   K   A   V   L   T   S   V   G
   773© ATT GAC GCT GAC GAG GAC CGC CTG AAC AAG CTT ATC TCT GAG CTC GAG
         I   D   A   D   E   D   R   L   N   K   L   I   S   E   L   E
   725© GGC AAG GAC ATC CAG CAG CTC ATC GCT GAG GGT TCC GAG AAG CTC GCT
         G   K   D   I   Q   Q   L   I   A   E   G   S   E   K   L   A
   677© TCC GTT CCT TCT GGT GGT GCC GGT GGC GCT TCC GGT GGT GCC GCC GCC
         S   V   P   S   G   G   A   G   G   A   S   G   G   A   A   A
   629© GCT GGT GGT GCC GCT GAG GAG GCC AAG GAG GAG GAG AAG GAG GAG GAG
         A   G   G   A   A   E   E   A   K   E   E   E   K   E   E   E
   581© AAG GAG GAG TCC GAC GAG GAT ATG GGC TTC GGT CTC TTC GAC TAA GCG
         K   E   E   S   D   E   D   M   G   F   G   L   F   D   -
   533© ATC TCT GTC CAG AGA TTC GCA AAG TAA CGA TAC CTC ACG AAT TTC GAA
   485© GAT GCT ACG CAC GGG TTG TTC ACC AGT TCT TAC ATG TCT TAT GCG TGG
   437© ATG GAT TGG CCG GTC ATG GCT GGA TTG GGT CTC TCT CAA GAT GGG ATA
   389© ACA TAC GGG TAT GGA AAT TAA AAA AAA AGG CGG GTC GGC TCT TCG AAA
   341© AAA AAA AAA AAA AAA AAG GAT CC
```

cDNA-Insertsequenz von pET11a-Fus c 1: *Dargestellt ist der über NdeI (CATATG) und BamHI (GGATCC) inserierte kodierende Bereich von Fus c 1 mit 3′-UTR. © = kodierender Bereich ist im Vektor in reverser Orientierung lokalisiert. Bp = Basenpaar.*

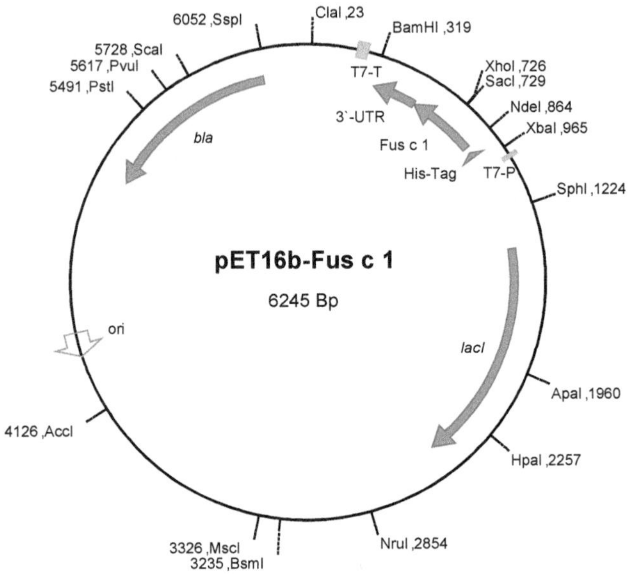

Vektorkarte pET16b-Fus c 1: *T7-T = T7-Terminator, T7-P = T7-Promotor, ori = Replikationsursprung, bla = kodierende Sequenz für β-Lactamase (Ampicillin-Resistenz), lacI = kodierende Sequenz für lacI-Repressor, Fus c 1 = kodierende Sequenz für Fus c 1, 3'-UTR = 3'-untranslatierte Region von Fus c 1. Zusätzlich sind die Positionen der Schnittstellen häufig verwendeter Restriktionsendonukleasen angegeben, die jeweils nur einmal in der Vektorsequenz vorkommen.*

cDNA-Insert: kodierender Bereich von Fus c 1 (Bp 866-537) + 3`-UTR (Bp 536-325) über *Nde*I und *Bam*HI inseriert

Klonierungsvektor: pET16b (Novagen)

Wirts-Organismus: *E. coli*

Selektionsmarker: amp^R (*bla*-Gen)

Funktion: Expression von rFus c 1 ($_{10}$His-tag-Fusion), 60S ribosomales Protein P2 aus *Fusarium culmorum* (Nebenallergen)

Anmerkungen: Expression in BL21(DE3)-Zellen, Induktion bei OD 0.7 für drei Stunden

Hergestellt von: Michael Hoff am 30.11.01

```
Bp 931©  CC ATG GGC CAT CAT CAT CAT CAT CAT CAT CAT CAT CAC AGC AGC GGC
             M   G   H   H   H   H   H   H   H   H   H   H   S   S   G
    883© CAT ATC GAA GGT CGT CAT ATG AAG CAC CTC GCA GCT TAC CTT CTT CTC
          H   I   E   G   R   H   M   K   H   L   A   A   Y   L   L   L
    835© GGC CTC GGA GGC AAC ACC TCC CCC TCT GCC GCC GAT GTC AAG GCC GTC
          G   L   G   G   N   T   S   P   S   A   A   D   V   K   A   V
    787© CTT ACC TCA GTC GGT ATT GAC GCT GAC GAG GAC CGC CTG AAC AAG CTT
          L   T   S   V   G   I   D   A   D   E   D   R   L   N   K   L
    739© ATC TCT GAG CTC GAG GGC AAG GAC ATC CAG CAG CTC ATC GCT GAG GGT
          I   S   E   L   E   G   K   D   I   Q   Q   L   I   A   E   G
    691© TCC GAG AAG CTC GCT TCC GTT CCT TCT GGT GGT GCC GGT GGC GCT TCC
          S   E   K   L   A   S   V   P   S   G   G   A   G   G   A   S
    643© GGT GGT GCC GCC GCC GCT GGT GGT GCC GCT GAG GAG GCC AAG GAG GAG
          G   G   A   A   A   A   G   G   A   A   E   E   A   K   E   E
    595© GAG AAG GAG GAG GAG AAG GAG GAG TCC GAC GAG GAT ATG GGC TTC GGT
          E   K   E   E   E   K   E   E   S   D   E   D   M   G   F   G
    547© CTC TTC GAC TAA GCG ATC TCT GTC CAG AGA TTC GCA AAG TAA CGA TAC
          L   F   D   -
    499© CTC ACG AAT TTC GAA GAT GCT ACG CAC GGG TTG TTC ACC AGT TCT TAC
    451© ATG TCT TAT GCG TGG ATG GAT TGG CCG GTC ATG GCT GGA TTG GGT CTC
    403© TCT CAA GAT GGG ATA ACA TAC GGG TAT GGA AAT TAA AAA AAA AGG CGG
    355© GTC GGC TCT TCG AAA AAA AAA AAA AAA AAA AAG GAT CC
```

cDNA-Insertsequenz von pET16b-Fus c 1: *Dargestellt sind der vektorkodierte His-Tag (Startkodon wird durch NcoI-Schnittstelle CCATGG festgelegt), sowie der über NdeI (CATATG) und BamHI (GGATCC) inserierte kodierende Bereich von Fus c 1 mit 3′-UTR. © = kodierender Bereich ist im Vektor in reverser Orientierung lokalisiert. Bp = Basenpaar.*

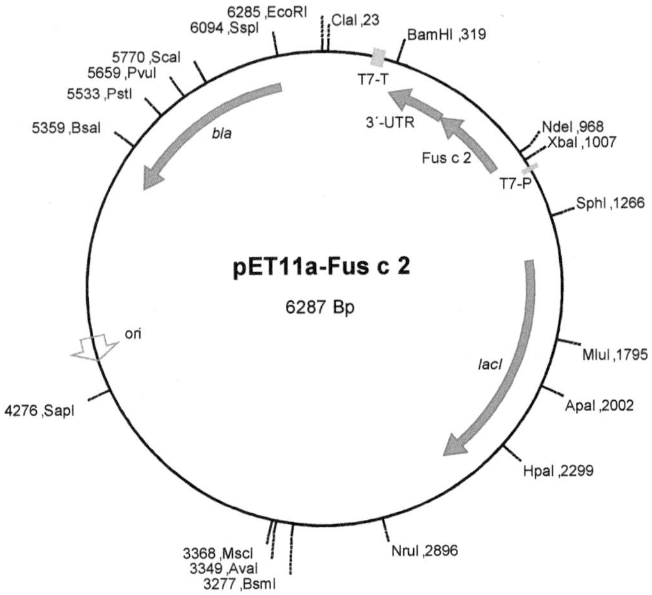

Vektorkarte pET11a-Fus c 2: *T7-T = T7-Terminator, T7-P = T7-Promotor, ori = Replikationsursprung, bla = kodierende Sequenz für β-Lactamase (Ampicillin-Resistenz), lacI = kodierende Sequenz für lacI-Repressor, Fus c 2 = kodierende Sequenz für Fus c 2, 3´-UTR = 3´-untranslatierte Region von Fus c 2. Zusätzlich sind die Positionen der Schnittstellen häufig verwendeter Restriktionsendonukleasen angegeben, die jeweils nur einmal in der Vektorsequenz vorkommen.*

cDNA-Insert: kodierender Bereich von Fus c 2 (Bp 970-605) + 3`-UTR (Bp 604-325) über *Nde*I und *Bam*HI inseriert

Klonierungsvektor: pET11a (Novagen)

Wirts-Organismus: *E. coli*

Selektionsmarker: amp^R (*bla*-Gen)

Funktion: Expression von rFus c 2 (Nichtfusion), Thioredoxin aus *Fusarium culmorum* (Hauptallergen)

Anmerkungen: Expression in BL21(DE3)-Zellen, Induktion bei OD 0.7 für eine Stunde

Hergestellt von: Michael Hoff am 30.11.01

```
Bp 973© CAT ATG GTT CAC CAC ATT ACT TCA AAC GAC GAG CTA CAG AAG CTC CTC
             M   V   H   H   I   T   S   N   D   E   L   Q   K   L   L
   925© TCA TCA ACA ACA TAC GTC GTC GTT GAC TTC TTC GCA GAC TGG TGT CCT
         S   S   T   T   Y   V   V   V   D   F   F   A   D   W   C   P
   877© CCC TGC AAG GCC ATC GCC CCC GTC TAC GAG CAA CTC TCC ACC AAG CAC
         P   C   K   A   I   A   P   V   Y   E   Q   L   S   T   K   H
   829© AGC GTC CCC GAC GTT TTG GCC TTT GCC AAA GTC AAC GTG GAC CAT GTC
         S   V   P   D   V   L   A   F   A   K   V   N   V   D   H   V
   781© CAG GAC GCC GCA CAA CAA TAT GGT ATC ACT GCC ATG CCC ACC TTT ATG
         Q   D   A   A   Q   Q   Y   G   I   T   A   M   P   T   F   M
   733© TTC TTC AAG GAA GGA AAG CAG GTT GCC GTC AAC GGC CAG GCC GTG ATC
         F   F   K   E   G   K   Q   V   A   V   N   G   Q   A   V   I
   685© AAG GGT GCT GAT CCC AGA ACG CTG GGA GCG GCA GCT GAG AAG CTG GGC
         K   G   A   D   P   R   T   L   G   A   A   A   E   K   L   G
   637© GGT CTA GCA CAA AAG CGA GTT GCT GGC GCT TAA GGA AAT GAG AGG TTT
         G   L   A   Q   K   R   V   A   G   A   -
   589© AAA AGT ACG GCC GGG AAT AGA AAG GAC AAA AAG AAA GAG AGT TCG GAG
   541© AAT TTA CTC CAG GGT TCA TTG CGA CAT TTG TCA TGG CAC CTA AAT TAG
   493© AGG CAT TTT GTG TGC CTG CAT TTG GGA GTT AAG GTT AGA GTT TTC GAC
   445© AGG AAT GGG GTT GCA CGT GGA GGA AAT GAA GGA TCA ACG GTA CTG GCT
   397© TAG ATG ACC GGG ATC GAG AAC AAG CTA CGG GAT ATA AGA CAT GAC TGT
   349© TTG CGG AAA AAA AAA AAA AAA AAA AGG ATC C
```

cDNA-Insertsequenz von pET11a-Fus c 2: *Dargestellt ist der über NdeI (CATATG) und BamHI (GGATCC) inserierte kodierende Bereich von Fus c 2 mit 3´-UTR. © = kodierender Bereich ist im Vektor in reverser Orientierung lokalisiert. Bp = Basenpaar.*

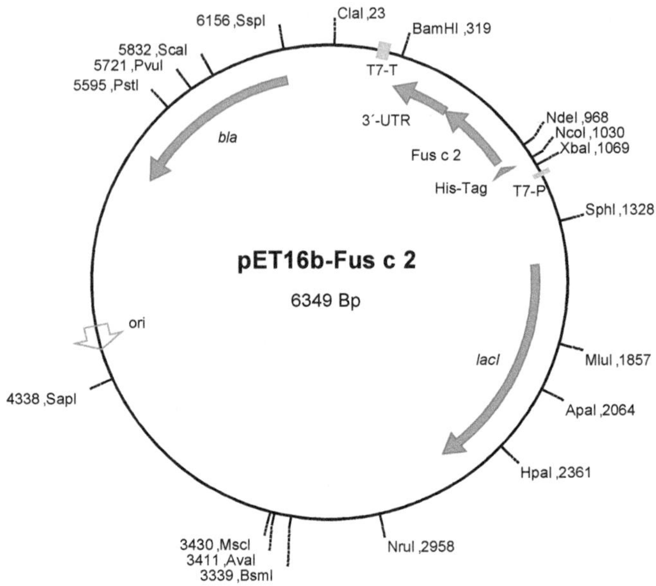

Vektorkarte pET16b-Fus c 2: *T7-T = T7-Terminator, T7-P = T7-Promotor, ori = Replikationsursprung, bla = kodierende Sequenz für β-Lactamase (Ampicillin-Resistenz), lacI = kodierende Sequenz für lacI-Repressor, Fus c 2 = kodierende Sequenz für Fus c 2, 3´-UTR = 3´- untranslatierte Region von Fus c 2. Zusätzlich sind die Positionen der Schnittstellen häufig verwendeter Restriktionsendonukleasen angegeben, die jeweils nur einmal in der Vektorsequenz vorkommen.*

cDNA-Insert: kodierender Bereich von Fus c 2 (Bp 970-605) + 3`-UTR (Bp 604-325) über *Nde*I und *Bam*HI inseriert

Klonierungsvektor: pET16b (Novagen)

Wirts-Organismus: *E. coli*

Selektionsmarker: amp^R (*bla*-Gen)

Funktion: Expression von rFus c 2 ($_{10}$His-tag-Fusion), Thioredoxin aus *Fusarium culmorum* (Hauptallergen)

Anmerkungen: Expression in BL21(DE3)-Zellen, Induktion bei OD 0.7 für eine Stunde

Hergestellt von: Michael Hoff am 30.11.01

Bp 1035©	**CC**	**ATG**	**G**GC	CAT	CAT	CAT	CAT	CAT	CAT	CAT	CAT	CAT	CAC	AGC	AGC	GGC
		M	G	H	H	H	H	H	H	H	H	H	H	S	S	G
987©	CAT	ATC	GAA	GGT	CGT	**CAT**	**ATG**	GTT	CAC	CAC	ATT	ACT	TCA	AAC	GAC	GAG
	H	I	E	G	R	H	M	V	H	H	I	T	S	N	D	E
939©	CTA	CAG	AAG	CTC	CTC	TCA	TCA	ACA	ACA	TAC	GTC	GTC	GTT	GAC	TTC	TTC
	L	Q	K	L	L	S	S	T	T	Y	V	V	V	D	F	F
891©	GCA	GAC	TGG	TGT	CCT	CCC	TGC	AAG	GCC	ATC	GCC	CCC	GTC	TAC	GAG	CAA
	A	D	W	C	P	P	C	K	A	I	A	P	V	Y	E	Q
843©	CTC	TCC	ACC	AAG	CAC	AGC	GTC	CCC	GAC	GTT	TTG	GCC	TTT	GCC	AAA	GTC
	L	S	T	K	H	S	V	P	D	V	L	A	F	A	K	V
795©	AAC	GTG	GAC	CAT	GTC	CAG	GAC	GCC	GCA	CAA	CAA	TAT	GGT	ATC	ACT	GCC
	N	V	D	H	V	Q	D	A	A	Q	Q	Y	G	I	T	A
747©	ATG	CCC	ACC	TTT	ATG	TTC	TTC	AAG	GAA	GGA	AAG	CAG	GTT	GCC	GTC	AAC
	M	P	T	F	M	F	F	K	E	G	K	Q	V	A	V	N
699©	GGC	CAG	GCC	GTG	ATC	AAG	GGT	GCT	GAT	CCC	AGA	ACG	CTG	GGA	GCG	GCA
	G	Q	A	V	I	K	G	A	D	P	R	T	L	G	A	A
651©	GCT	GAG	AAG	CTG	GGC	GGT	CTA	GCA	CAA	AAG	CGA	GTT	GCT	GGC	GCT	TAA
	A	E	K	L	G	G	L	A	Q	K	R	V	A	G	A	-
603©	GGA	AAT	GAG	AGG	TTT	AAA	AGT	ACG	GCC	GGG	AAT	AGA	AAG	GAC	AAA	AAG
555©	AAA	GAG	AGT	TCG	GAG	AAT	TTA	CTC	CAG	GGT	TCA	TTG	CGA	CAT	TTG	TCA
507©	TGG	CAC	CTA	AAT	TAG	AGG	CAT	TTT	GTG	TGC	CTG	CAT	TTG	GGA	GTT	AAG
459©	GTT	AGA	GTT	TTC	GAC	AGG	AAT	GGG	GTT	GCA	CGT	GGA	GGA	AAT	GAA	GGA
411©	TCA	ACG	GTA	CTG	GCT	TAG	ATG	ACC	GGG	ATC	GAG	AAC	AAG	CTA	CGG	GAT
363©	ATA	AGA	CAT	GAC	TGT	TTG	CGG	AAA	AAA	AAA	AAA	AAA	AAA	A**GG**	**ATC**	**C**

cDNA-Insertsequenz von pET16b-Fus c 2: *Dargestellt sind der vektorkodierte His-Tag (Startkodon wird durch NcoI-Schnittstelle CCATGG festgelegt), sowie der über NdeI (CATATG) und BamHI (GGATCC) inserierte kodierende Bereich von Fus c 2 mit 3´-UTR. © = kodierender Bereich ist im Vektor in reverser Orientierung lokalisiert. Bp = Basenpaar.*

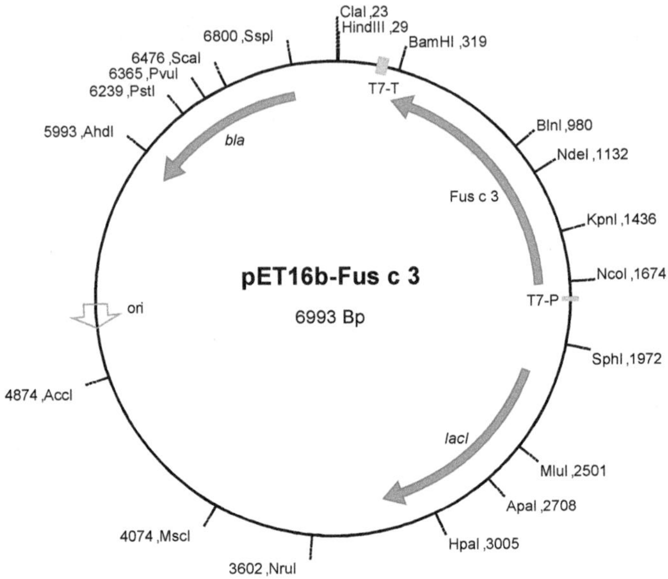

Vektorkarte pET16b-Fus c 3: *T7-T = T7-Terminator, T7-P = T7-Promotor, ori = Replikationsursprung, bla = kodierende Sequenz für β-Lactamase (Ampicillin-Resistenz), lacI = kodierende Sequenz für lacI-Repressor, Fus c 3 = kodierende Sequenz für Fus c 3. Zusätzlich sind die Positionen der Schnittstellen häufig verwendeter Restriktionsendonukleasen angegeben, die jeweils nur einmal in der Vektorsequenz vorkommen.*

cDNA-Insert: kodierender Bereich von Fus c 3 (Bp 1677-325) über *Nco*I und *Bam*HI inseriert

Klonierungsvektor: pET16b (Novagen)

Wirts-Organismus: *E. coli*

Selektionsmarker: amp^R (*bla*-Gen)

Funktion: Expression von rFus c 3 (Nichtfusion), unbekanntes *Fusarium culmorum*-Protein (Nebenallergen)

Anmerkungen: Expression in BL21(DE3)-Zellen, Expressionsrate unbefriedigend

Hergestellt von: Michael Hoff am 11.04.02

```
Bp 1679©  CC ATG GCA GGG GAT CAC GCT GGA GAC CAG TCA TTC TAT GAC TTT CTC
              M   A   G   D   H   A   G   D   Q   S   F   Y   D   F   L
   1631© ATA GAA GAG CCA GAG ATG ATA GCG CCA ACG CCA CCC GGC CAA TTC CCG
          I   E   E   P   E   M   I   A   P   T   P   P   G   Q   F   P
   1583© CAT CAA CAG CCC ATT TCA TCG CCG AAT CGT ACC AGT CGC AAC ACG CCG
          H   Q   Q   P   I   S   S   P   N   R   T   S   R   N   T   P
   1535© CTG CGG CCA GAA TCG ACC GAA ATC GAG ACC CAC CAC CAT GCG AAC CAC
          L   R   P   E   S   T   E   I   E   T   H   H   H   A   N   H
   1487© CCG CCA GCT TTG CCG GTA CTC GGA ATG CAA CTA CCG GTT CCA GGG ACG
          P   P   A   L   P   V   L   G   M   Q   L   P   V   P   G   T
   1439© GTA CCC GAG TCA TCA CGT GCT CAG TCA CGA GCT TCC CTC AAC CTC GAC
          V   P   E   S   S   R   A   Q   S   R   A   S   L   N   L   D
   1391© ATC GAC CTC GAC TTA CAC GCG CCA TCT CAC CCA TCA CAT CTC TCG CAT
          I   D   L   D   L   H   A   P   S   H   P   S   H   L   S   H
   1343© GGA GCT CCC CAT GAG CAA GAG CAC GCC CAC GAA ATT CAG AGG CAC AGA
          G   A   P   H   E   Q   E   H   A   H   E   I   Q   R   H   R
   1295© GCT CAT TCA GCA CAG AGT TCA GCG GGT TTG CCA CCC ACT GGG TTT GCA
          A   H   S   A   Q   S   S   A   G   L   P   P   T   G   F   A
   1247© AGT CAT CTC CCT CCT GCA TCA TCA GGT CCC GTG TCG TTG GGT TGG AAC
          S   H   L   P   P   A   S   S   G   P   V   S   L   G   W   N
   1199© ATG TAC CAT GTC CCT CCA AAT CTT CAC CTA AAC GCA AAT CAG TTT AAT
          M   Y   H   V   P   P   N   L   H   L   N   A   N   Q   F   N
   1151© TTC GAG GTT CCA GGA CAT ATG AAT GTA TCT GGG CAC CCA ACC CAT CTG
          F   E   V   P   G   H   M   N   V   S   G   H   P   T   H   L
   1103© GAA CAT TCA TCC ACA AAT CCA AAC TCG TTC CAC TAC GAA CAC AAC ATT
          E   H   S   S   T   N   P   N   S   F   H   Y   E   H   N   I
   1055© GTT TCA CCG TCA AGC ATA CAT CCA AGC ACT GCC CAC TTT GAC GGA GAA
          V   S   P   S   S   I   H   P   S   T   A   H   F   D   G   E
   1007© GTT CCA AGC CAA TGG GAT GAC TCC CTA GGT CAT GGC GCG AGC ACT CCA
          V   P   S   Q   W   D   D   S   L   G   H   G   A   S   T   P
    959© AAA GTG CGG ACT CCC TCG CAT CAT GTC TCG AGC AAT CCT TGG GCT GAG
          K   V   R   T   P   S   H   H   V   S   S   N   P   W   A   E
    911© ATA AAC GAG CCC ACA GGC GGC GAC AAC GAC AAC TTG GCC CCT GTT ACC
          I   N   E   P   T   G   G   D   N   D   N   L   A   P   V   T
    863© CGG CCA CGA AAG CCC GCT CGA GCA AGA CGG CAA AAG AAA GAG CCT CGC
          R   P   R   K   P   A   R   A   R   R   Q   K   K   E   P   R
    815© AAG CTC TCA GAT GCT TCT CAG GGA GCA AGG AGC AGC AGT ACA GGT GGC
          K   L   S   D   A   S   Q   G   A   R   S   S   S   T   G   G
    767© ACC GCT CAT TCT GTT TCT GAT GCT GCA AGT CCA AGT TCT ACA TCC CAC
          T   A   H   S   V   S   D   A   A   S   P   S   S   T   S   H
    719© CAG AGC CGT GCC AGT CTC ACC TCC AAA TCT GCC TCA ATG ACG TCC GCA
          Q   S   R   A   S   L   T   S   K   S   A   S   M   T   S   A
    671© GCC TCG ACA GCT TCG AGC CGA AAA AGC AAG CTC CGA AGC GCC TCT AGA
          A   S   T   A   S   S   R   K   S   K   L   R   S   A   S   R
    623© ACT TCC AAG AAT ACT CTA GAT AAA CCA AAC GAC ACA GCC GAA GAC CGT
          T   S   K   N   T   L   D   K   P   N   D   T   A   E   D   R
    575© CGA ACC CGA GCA TCG CAT AAT CTT GTT GAA AAA CAA TAT CGA AAC CGA
          R   T   R   A   S   H   N   L   V   E   K   Q   Y   R   N   R
    527© CTC AAC GCC CAA TTT GAA TCG CTC CTA CAT GCA CTA CCC GAA CAA ATA
          L   N   A   Q   F   E   S   L   L   H   A   L   P   E   Q   I
    479© CGA CAC GGT GAT AAT GGA GGT GGC AAT GGG AAC GTG GAC AAC GAA TCC
          R   H   G   D   N   G   G   G   N   G   N   V   D   N   E   S
    431© GAA CAG GCG AAC GAT CTT GAC CGA CGA GTC AGT AAG GGC GAG GTG CTT
          E   Q   A   N   D   L   D   R   R   V   S   K   G   E   V   L
    383© GAA ATG GCT CGC AGG CAT ATC GAA GCA CTA GAG CGT GAA CGA AAC CAG
          E   M   A   R   R   H   I   E   A   L   E   R   E   R   N   Q
    335© CTG GGA ACT TGA GGA TCC
          L   G   T   -
```

cDNA-Insertsequenz von pET16b-Fus c 3: *Dargestellt ist der über NcoI (CCATGG) und BamHI (GGATCC) inserierte kodierende Bereich von Fus c 3. © = kodierender Bereich ist im Vektor in reverser Orientierung lokalisiert. Bp = Basenpaar.*

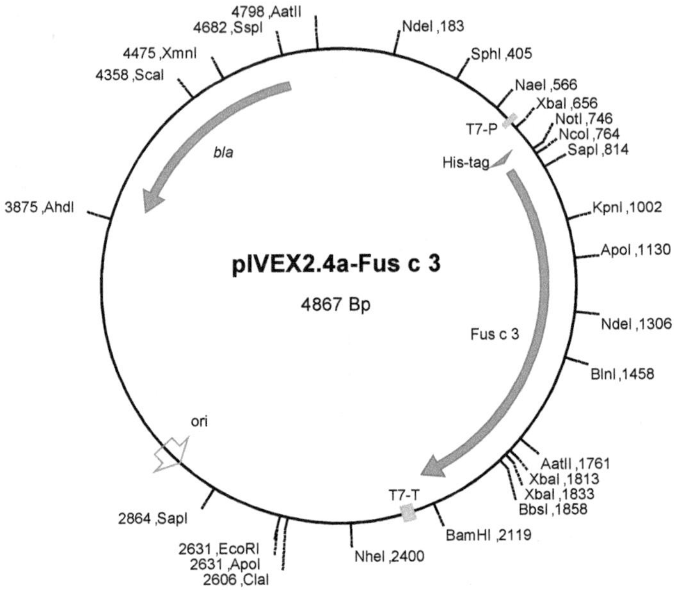

Vektorkarte pIVEX2.4a-Fus c 3: *T7-T = T7-Terminator, T7-P = T7-Promotor, ori = Replikationsursprung, bla = kodierende Sequenz für β-Lactamase (Ampicillin-Resistenz), Fus c 3 = kodierende Sequenz für Fus c 3. Zusätzlich sind die Positionen der Schnittstellen häufig verwendeter Restriktionsendonukleasen angegeben, die jeweils nur einmal in der Vektorsequenz vorkommen.*

cDNA-Insert: kodierender Bereich von Fus c 3 (Bp 766-2118) über *Nco*I und *Bam*HI inseriert

Klonierungsvektor: pIVEX2.4a (Roche Diagnostics)

Wirts-Organismus: *E. coli*

Selektionsmarker: amp^R (*bla*-Gen)

Funktion: Expression von rFus c 3 ($_6$His-tag-Fusion), unbekanntes *Fusarium culmorum*-Protein (Nebenallergen)

Anmerkungen: Expression in BL21(DE3)-Zellen, Induktion bei OD 1.0 für vier Stunden

Hergestellt von: Michael Hoff am 11.04.02

```
Bp 697  ATG TCT GGT TCT CAT CAT CAT CAT CAT CAT AGC AGC GGC ATC GAA GGC CGC GGC
         M   S   G   S   H   H   H   H   H   H   S   S   G   I   E   G   R   G
   751  CGC TTA ATT AAA ACC ATG GCA GGG GAT CAC GCT GGA GAC CAG TCA TTC TAT GAC
         R   L   I   K   T   M   A   G   D   H   A   G   D   Q   S   F   Y   D
   805  TTT CTC ATA GAA GAG CCA GAG ATG ATA GCG CCA ACG CCA CCC GGC CAA TTC CCG
         F   L   I   E   E   P   E   M   I   A   P   T   P   P   G   Q   F   P
   859  CAT CAA CAG CCC ATT TCA TCG CCG AAT CGT ACC AGT CGC AAC ACG CCG CTG CGG
         H   Q   Q   P   I   S   S   P   N   R   T   S   R   N   T   P   L   R
   913  CCA GAA TCG ACC GAA ATC GAG ACC CAC CAC CAT GCG AAC CAC CCG CCA GCT TTG
         P   E   S   T   E   I   E   T   H   H   H   A   N   H   P   P   A   L
   967  CCG GTA CTC GGA ATG CAA CTA CCG GTT CCA GGG ACG GTA CCC GAG TCA TCA CGT
         P   V   L   G   M   Q   L   P   V   P   G   T   V   P   E   S   S   R
  1021  GCT CAG TCA CGA GCT TCC CTC AAC CTC GAC ATC GAC CTC GAC TTA CAC GCG CCA
         A   Q   S   R   A   S   L   N   L   D   I   D   L   D   L   H   A   P
  1075  TCT CAC CCA TCA CAT CTC TCG CAT GGA GCT CCC CAT GAG CAA GAG CAC GCC CAC
         S   H   P   S   H   L   S   H   G   A   P   H   E   Q   E   H   A   H
  1129  GAA ATT CAG AGG CAC AGA GCT CAT TCA GCA CAG AGT TCA GCG GGT TTG CCA CCC
         E   I   Q   R   H   R   A   H   S   A   Q   S   S   A   G   L   P   P
  1183  ACT GGG TTT GCA AGT CAT CTC CCT CCT GCA TCA TCA GGT CCC GTG TCG TTG GGT
         T   G   F   A   S   H   L   P   P   A   S   S   G   P   V   S   L   G
  1237  TGG AAC ATG TAC CAT GTC CCT CCA AAT CTT CAC CTA AAC GCA AAT CAG TTT AAT
         W   N   M   Y   H   V   P   P   N   L   H   L   N   A   N   Q   F   N
  1291  TTC GAG GTT CCA GGA CAT ATG AAT GTA TCT GGG CAC CCA ACC CAT CTG GAA CAT
         F   E   V   P   G   H   M   N   V   S   G   H   P   T   H   L   E   H
  1345  TCA TCC ACA AAT CCA AAC TCG TTC CAC TAC GAA CAC AAC ATT GTT TCA CCG TCA
         S   S   T   N   P   N   S   F   H   Y   E   H   N   I   V   S   P   S
  1399  AGC ATA CAT CCA AGC ACT GCC CAC TTT GAC GGA GAA GTT CCA AGC CAA TGG GAT
         S   I   H   P   S   T   A   H   F   D   G   E   V   P   S   Q   W   D
  1453  GAC TCC CTA GGT CAT GGC GCG AGC ACT CCA AAA GTG CGG ACT CCC TCG CAT CAT
         D   S   L   G   H   G   A   S   T   P   K   V   R   T   P   S   H   H
  1507  GTC TCG AGC AAT CCT TGG GCT GAG ATA AAC GAG CCC ACA GGC GGC GAC AAC GAC
         V   S   S   N   P   W   A   E   I   N   E   P   T   G   G   D   N   D
  1561  AAC TTG GCC CCT GTT ACC CGG CCA CGA AAG CCC GCT CGA GCA AGA CGG CAA AAG
         N   L   A   P   V   T   R   P   R   K   P   A   R   A   R   R   Q   K
  1615  AAA GAG CCT CGC AAG CTC TCA GAT GCT TCT CAG GGA GCA AGG AGC AGC AGT ACA
         K   E   P   R   K   L   S   D   A   S   Q   G   A   R   S   S   S   T
  1669  GGT GGC ACC GCT CAT TCT GTT TCT GAT GCT GCA AGT CCA AGT TCT ACA TCC CAC
         G   G   T   A   H   S   V   S   D   A   A   S   P   S   S   T   S   H
  1723  CAG AGC CGT GCC AGT CTC ACC TCC AAA TCT GCC TCA ATG ACG TCC GCA GCC TCG
         Q   S   R   A   S   L   T   S   K   S   A   S   M   T   S   A   A   S
  1777  ACA GCT TCG AGC CGA AAA AGC AAG CTC CGA AGC GCC TCT AGA ACT TCC AAG AAT
         T   A   S   S   R   K   S   K   L   R   S   A   S   R   T   S   K   N
  1831  ACT CTA GAT AAA CCA AAC GAC ACA GCC GAA GAC CGT CGA ACC CGA GCA TCG CAT
         T   L   D   K   P   N   D   T   A   E   D   R   R   T   R   A   S   H
  1885  AAT CTT GTT GAA AAA CAA TAT CGA AAC CGA CTC AAC GCC CAA TTT GAA TCG CTC
         N   L   V   E   K   Q   Y   R   N   R   L   N   A   Q   F   E   S   L
  1939  CTA CAT GCA CTA CCC GAA CAA ATA CGA CAC GGT GAT AAT GGA GGT GGC AAT GGG
         L   H   A   L   P   E   Q   I   R   H   G   D   N   G   G   G   N   G
  1993  AAC GTG GAC AAC GAA TCC GAA CAG GCG AAC GAT CTT GAC CGA CGA GTC AGT AAG
         N   V   D   N   E   S   E   Q   A   N   D   L   D   R   R   V   S   K
  2047  GGC GAG GTG CTT GAA ATG GCT CGC AGG CAT ATC GAA GCA CTA GAG CGT GAA CGA
         G   E   V   L   E   M   A   R   R   H   I   E   A   L   E   R   E   R
  2101  AAC CAG CTG GGA ACT TGA GGA TCC
         N   Q   L   G   T   -
```

cDNA-Insertsequenz von pIVEX2.4a-Fus c 3: *Dargestellt sind der vektorkodierte His-Tag sowie der über NcoI (CCATGG) und BamHI (GGATCC) inserierte kodierende Bereich von Fus c 3.*

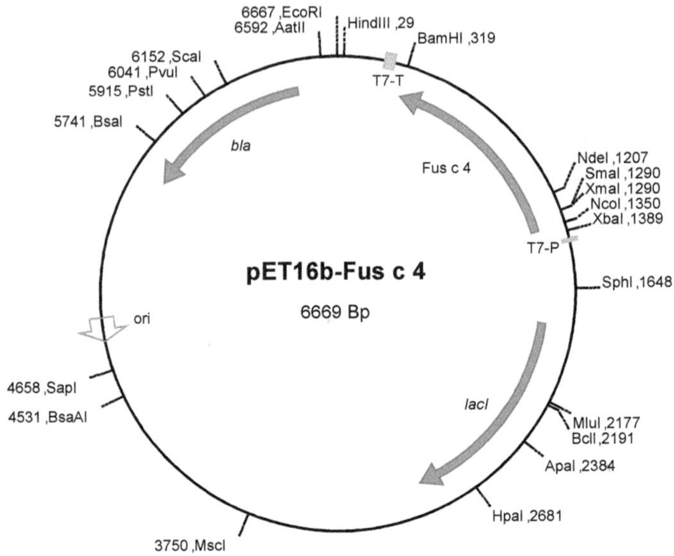

Vektorkarte pET16b-Fus c 4: *T7-T = T7-Terminator, T7-P = T7-Promotor, ori = Replikationsursprung, bla = kodierende Sequenz für β-Lactamase (Ampicillin-Resistenz), lacI = kodierende Sequenz für lacI-Repressor, Fus c 4 = kodierende Sequenz für Fus c 4. Zusätzlich sind die Positionen der Schnittstellen häufig verwendeter Restriktionsendonukleasen angegeben, die jeweils nur einmal in der Vektorsequenz vorkommen.*

cDNA-Insert: kodierender Bereich von Fus c 4 (Bp 1353-325) über *Nco*I und *Bam*HI inseriert

Klonierungsvektor: pET16b (Novagen)

Wirts-Organismus: *E. coli*

Selektionsmarker: amp^R (*bla*-Gen)

Funktion: Expression von rFus c 4 (Nichtfusion), unbekanntes *Fusarium culmorum*-Protein (Nebenallergen)

Anmerkungen: Expression in BL21(DE3)-Zellen, Induktion bei OD 0.8 über Nacht

Hergestellt von: Michael Hoff am 22.03.01

```
Bp 1355© CC ATG GCG GAC GCT TCA TGT AGC GGA GGT ACT CCC TTC AAG CGA CTC
             M   A   D   A   S   C   S   G   G   T   P   F   K   R   L
   1307© ATC GAT CAT CAG GCC CGG GAT GTC AGT CAT CAT CAG GAC CGA CTC ACA
          I   D   H   Q   A   R   D   V   S   H   H   Q   D   R   L   T
   1259© GAT CGC GCC GGT CCT CAA GGC CAT GCT TCC TTC AGA TCT ATA CCA CAG
          D   R   A   G   P   Q   G   H   A   S   F   R   S   I   P   Q
   1211© CAT ATG CAA GGC GCG GAT GGT TTC GGT GCA TTC ATG AAA GGC CAG TCA
          H   M   Q   G   A   D   G   F   G   A   F   M   K   G   Q   S
   1163© ACA CTT CCG GGA GTT CCC CAG CAT CAC CAC GCA GCA GGA AGA TTA GCA
          T   L   P   G   V   P   Q   H   H   H   A   A   G   R   L   A
   1115© GCC CAT GCT GCT GTT CTT GAG CAA GGA CAT CCA CAT GCA TTC CAT GCC
          A   H   A   A   V   L   E   Q   G   H   P   H   A   F   H   A
   1067© GCG CAA ACA CAA CAC TTC AAC CAA GCA CAG CAC TCC CCT TCA GTA GAT
          A   Q   T   Q   H   F   N   Q   A   Q   H   S   P   S   V   D
   1019© ACG AGT AAC TGG GCA GCC GAC TTC AGC CGC TTT TCG AAT CAG TCG CAG
          T   S   N   W   A   A   D   F   S   R   F   S   N   Q   S   Q
    971© CAA CGA CAA CCT GTC CAA AAT GGC TTC TCG CAA GCC GCG CCT CAA ATG
          Q   R   Q   P   V   Q   N   G   F   S   Q   A   A   P   Q   M
    923© CAC CAA CCA GCC CCT CAG ATG AAC TTC CAC ACT GCA TTC ATG CAG CCC
          H   Q   P   A   P   Q   M   N   F   H   T   A   F   M   Q   P
    875© AAC ACT GCT TTC TCG CCT ATG TAT AAC CGG TCT GCC GGC ACT CTT ATG
          N   T   A   F   S   P   M   Y   N   R   S   A   G   T   L   M
    827© GAC AAC ATC GCA GCG CCG GCA CAG GAA GCT GGT TTC GAC GAC GAA ATG
          D   N   I   A   A   P   A   Q   E   A   G   F   D   D   E   M
    779© TCA AAG TGG ATG GCG ACC AAT GGT GGA GGA ATG GAG GAA GTA GAC GCC
          S   K   W   M   A   T   N   G   G   G   M   E   E   V   D   A
    731© ATG ATG GAC AAG ATG GCT CGC GAA CTA GAA CTC AAT GAC GCA GCG GTA
          M   M   D   K   M   A   R   E   L   E   L   N   D   A   A   V
    683© GCG CAG GCA GAA GCC GAA CGT GCC TCA CAG CAG GAA ACC ATC GTC GAG
          A   Q   A   E   A   E   R   A   S   Q   Q   E   T   I   V   E
    635© CCA AGG CTG GAA CCG AAT CCT CTC AAA CTT GTC ACG GAC GAT ATT TCC
          P   R   L   E   P   N   P   L   K   L   V   T   D   D   I   S
    587© AAT CTT GCC ATC GAG GCA GAG CGA GAG GCC ATC CTT CAA GAA CCT GAA
          N   L   A   I   E   A   E   R   E   A   I   L   Q   E   P   E
    539© CCA GAA CCC GTC GAG GTC GCA AAG ACA AAG TCC GAA GTC GCA GAT GCT
          P   E   P   V   E   V   A   K   T   K   S   E   V   A   D   A
    491© GCT GAA CGA CTT CTC GAA TCA GTC GAG CAC GAA GAT GGT GAG AAG TGG
          A   E   R   L   L   E   S   V   E   H   E   D   G   E   K   W
    443© AAG AAC TCG GTA TTC CTG TCT CTC ATG CGA GAT TTC CGC GAT GGG AGA
          K   N   S   V   F   L   S   L   M   R   D   F   R   D   G   R
    395© AAG GAT ATT ATC GAC AAT GAG ATT CGC GAA ACG CCC GAG AAC GAG ACA
          K   D   I   I   D   N   E   I   R   E   T   P   E   N   E   T
    347© AAT ATT GCA CAA GAT GCT CAG TGA GGA TCC
          N   I   A   Q   D   A   Q   -
```

cDNA-Insertsequenz von pET16b-Fus c 4: *Dargestellt ist der über NcoI (CCATGG) und BamHI (GGATCC) inserierte kodierende Bereich von Fus c 4. © = kodierender Bereich ist im Vektor in reverser Orientierung lokalisiert. Bp = Basenpaar.*

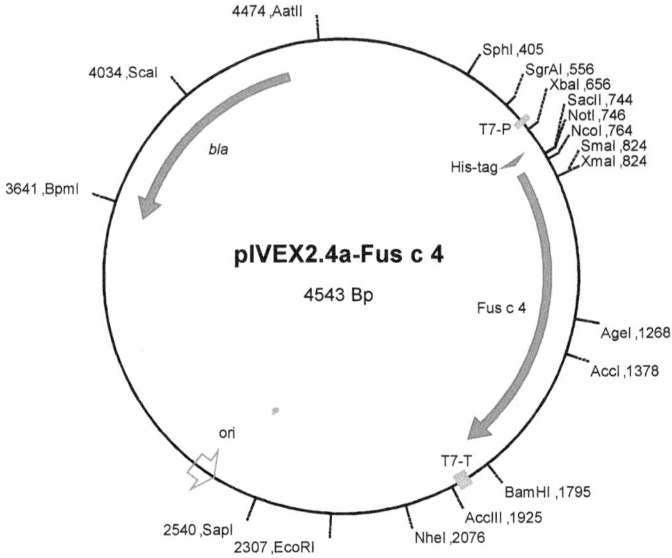

Vektorkarte pIVEX2.4a-Fus c 4: *T7-T = T7-Terminator, T7-P = T7-Promotor, ori = Replikationsursprung, bla = kodierende Sequenz für β-Lactamase (Ampicillin-Resistenz), Fus c 4 = kodierende Sequenz für Fus c 4. Zusätzlich sind die Positionen der Schnittstellen häufig verwendeter Restriktionsendonukleasen angegeben, die jeweils nur einmal in der Vektorsequenz vorkommen.*

cDNA-Insert: kodierender Bereich von Fus c 4 (Bp 766-1794) über *Nco*I und *Bam*HI inseriert

Klonierungsvektor: pIVEX2.4a (Roche Diagnostics)

Wirts-Organismus: *E. coli*

Selektionsmarker: amp^R (*bla*-Gen)

Funktion: Expression von rFus c 4 ($_6$His-tag-Fusion), unbekanntes *Fusarium culmorum*-Protein (Nebenallergen)

Anmerkungen: Expression in BL21(DE3)-Zellen, Induktion bei OD 1.0 für vier Stunden

Hergestellt von: Michael Hoff am 11.04.02

Bp 697	ATG	TCT	GGT	TCT	CAT	CAT	CAT	CAT	CAT	CAT	AGC	AGC	GGC	ATC	GAA	GGC
	M	S	G	S	H	H	H	H	H	H	S	S	G	I	E	G
745	CGC	GGC	CGC	TTA	ATT	AAA	A**CC**	**ATG**	**G**CG	GAC	GCT	TCA	TGT	AGC	GGA	GGT
	R	G	R	L	I	K	T	M	A	D	A	S	C	S	G	G
793	ACT	CCC	TTC	AAG	CGA	CTC	ATC	GAT	CAT	CAG	GCC	CGG	GAT	GTC	AGT	CAT
	T	P	F	K	R	L	I	D	H	Q	A	R	D	V	S	H
841	CAT	CAG	GAC	CGA	CTC	ACA	GAT	CGC	GCC	GGT	CCT	CAA	GGC	CAT	GCT	TCC
	H	Q	D	R	L	T	D	R	A	G	P	Q	G	H	A	S
889	TTC	AGA	TCT	ATA	CCA	CAG	CAT	ATG	CAA	GGC	GCG	GAT	GGT	TTC	GGT	GCA
	F	R	S	I	P	Q	H	M	Q	G	A	D	G	F	G	A
937	TTC	ATG	AAA	GGC	CAG	TCA	ACA	CTT	CCG	GGA	GTT	CCC	CAG	CAT	CAC	CAC
	F	M	K	G	Q	S	T	L	P	G	V	P	Q	H	H	H
985	GCA	GCA	GGA	AGA	TTA	GCA	GCC	CAT	GCT	GCT	GTT	CTT	GAG	CAA	GGA	CAT
	A	A	G	R	L	A	A	H	A	A	V	L	E	Q	G	H
1033	CCA	CAT	GCA	TTC	CAT	GCC	GCG	CAA	ACA	CAA	CAC	TTC	AAC	CAA	GCA	CAG
	P	H	A	F	H	A	A	Q	T	Q	H	F	N	Q	A	Q
1081	CAC	TCC	CCT	TCA	GTA	GAT	ACG	AGT	AAC	TGG	GCA	GCC	GAC	TTC	AGC	CGC
	H	S	P	S	V	D	T	S	N	W	A	A	D	F	S	R
1129	TTT	TCG	AAT	CAG	TCG	CAG	CAA	CGA	CAA	CCT	GTC	CAA	AAT	GGC	TTC	TCG
	F	S	N	Q	S	Q	Q	R	Q	P	V	Q	N	G	F	S
1177	CAA	GCC	GCG	CCT	CAA	ATG	CAC	CAA	CCA	GCC	CCT	CAG	ATG	AAC	TTC	CAC
	Q	A	A	P	Q	M	H	Q	P	A	P	Q	M	N	F	H
1225	ACT	GCA	TTC	ATG	CAG	CCC	AAC	ACT	GCT	TTC	TCG	CCT	ATG	TAT	AAC	CGG
	T	A	F	M	Q	P	N	T	A	F	S	P	M	Y	N	R
1273	TCT	GCC	GGC	ACT	CTT	ATG	GAC	AAC	ATC	GCA	GCG	CCG	GCA	CAG	GAA	GCT
	S	A	G	T	L	M	D	N	I	A	A	P	A	Q	E	A
1321	GGT	TTC	GAC	GAC	GAA	ATG	TCA	AAG	TGG	ATG	GCG	ACC	AAT	GGT	GGA	GGA
	G	F	D	D	E	M	S	K	W	M	A	T	N	G	G	G
1369	ATG	GAG	GAA	GTA	GAC	GCC	ATG	ATG	GAC	AAG	ATG	GCT	CGC	GAA	CTA	GAA
	M	E	E	V	D	A	M	M	D	K	M	A	R	E	L	E
1417	CTC	AAT	GAC	GCA	GCG	GTA	GCG	CAG	GCA	GAA	GCC	GAA	CGT	GCC	TCA	CAG
	L	N	D	A	A	V	A	Q	A	E	A	E	R	A	S	Q
1465	CAG	GAA	ACC	ATC	GTC	GAG	CCA	AGG	CTG	GAA	CCG	AAT	CCT	CTC	AAA	CTT
	Q	E	T	I	V	E	P	R	L	E	P	N	P	L	K	L
1513	GTC	ACG	GAC	GAT	ATT	TCC	AAT	CTT	GCC	ATC	GAG	GCA	GAG	CGA	GAG	GCC
	V	T	D	D	I	S	N	L	A	I	E	A	E	R	E	A
1561	ATC	CTT	CAA	GAA	CCT	GAA	CCA	GAA	CCC	GTC	GAG	GTC	GCA	AAG	ACA	AAG
	I	L	Q	E	P	E	P	E	P	V	E	V	A	K	T	K
1609	TCC	GAA	GTC	GCA	GAT	GCT	GCT	GAA	CGA	CTT	CTC	GAA	TCA	GTC	GAG	CAC
	S	E	V	A	D	A	A	E	R	L	L	E	S	V	E	H
1657	GAA	GAT	GGT	GAG	AAG	TGG	AAG	AAC	TCG	GTA	TTC	CTG	TCT	CTC	ATG	CGA
	E	D	G	E	K	W	K	N	S	V	F	L	S	L	M	R
1705	GAT	TTC	CGC	GAT	GGG	AGA	AAG	GAT	ATT	ATC	GAC	AAT	GAG	ATT	CGC	GAA
	D	F	R	D	G	R	K	D	I	I	D	N	E	I	R	E
1753	ACG	CCC	GAG	AAC	GAG	ACA	AAT	ATT	GCA	CAA	GAT	GCT	CAG	TGA	**GGA**	**TCC**
	T	P	E	N	E	T	N	I	A	Q	D	A	Q	-		

cDNA-Insertsequenz von pIVEX2.4a-Fus c 4: *Dargestellt sind der vektorkodierte His-Tag sowie der über NcoI (CCATGG) und BamHI (GGATCC) inserierte kodierende Bereich von Fus c 4. Bp = Basenpaar.*

```
Bp 1    GT CAT ACC GAA CAA CCT TCA CCA CCG AAC TCG AGG TTT CAG TCT CCG CCC
  51   AAC CTG CGG TTA AAG TGA TTG ATT TCT CTT GTT CTC GTC GAC TCC AAA CAA
 102   ACC ACA ATC AAA ATG AAG CAC CTC GCA GCT TAC CTT CTT CTC GGC CTC GGA
                        M   K   H   L   A   A   Y   L   L   L   G   L   G     13 AA
 153   GGC AAC ACC TCC CCC TCT GCC GCC GAT GTC AAG GCC GTC CTT ACC TCA GTC
        G   N   T   S   P   S   A   A   D   V   K   A   V   L   T   S   V     30
 204   GGT ATT GAC GCT GAC GAG GAC CGC CTG AAC AAG CTT ATC TCT GAG CTC GAG
        G   I   D   A   D   E   D   R   L   N   K   L   I   S   E   L   E     47
 255   GGC AAG GAC ATC CAG CAG CTC ATC GCT GAG GGT TCC GAG AAG CTC GCT TCC
        G   K   D   I   Q   Q   L   I   A   E   G   S   E   K   L   A   S     64
 306   GTT CCT TCT GGT GGT GCC GGT GGC GCT TCC GGT GGT GCC GCC GCC GCT GGT
        V   P   S   G   G   A   G   G   A   S   G   G   A   A   A   A   G     81
 357   GGT GCC GCT GAG GAG GCC AAG GAG GAG GAG AAG GAG GAG GAG AAG GAG GAG
        G   A   A   E   E   A   K   E   E   E   K   E   E   E   K   E   E     98
 408   TCC GAC GAG GAT ATG GGC TTC GGT CTT TTC GAC TAA GCG ATC TCT GTC CAG
        S   D   E   D   M   G   F   G   L   F   D   -                        109
 459   AGA TTC GCA AAG TAA CGA TAC CTC ACG AAT TTC GAA GAT GCT ACG CAC GGG
 510   TTG TTC ACC AGT TCT TAC ATG TCT TAT GCG TGG ATG GAT TGG CCG GTC ATG
 561   GCT GGA TTG GGT CTC TCT CAG GAT GGG ATA ACA TAC GGT TAT GGA AAT TAA
 612   AAA AAA AGG CGG TTC GGC TCT TCG AAA AAA AAA AAA AAA AAA
```

Vollständige cDNA-Sequenz von Fus c 1 mit 5´- und 3´-UTR sowie abgeleiteter Aminosäuresequenz: *Start- und Stoppkodon sind fett gedruckt und unterstrichen. Bp = Basenpaar, AA = Aminosäureanzahl.*

```
Bp 1   ATC AAA AAA GCC ACA TCT AAA ATC AGA TCA ATA CCA CCC AAC ACA TTA CGC
  52   AAA ATG GTT CAC CAC ATT ACT TCA AAC GAC GAG CTA CAG AAG CTC CTC TCA
            M   V   H   H   I   T   S   N   D   E   L   Q   K   L   L   S     16 AA
 103   TCA ACA ACA TAC GTC GTC GTT GAC TTC TTC GCA GAC TGG TGT CCT CCC TGC
        S   T   T   Y   V   V   V   D   F   F   A   D   W   C   P   P   C     33
 154   AAG GCC ATC GCC CCC GTC TAC GAG CAA CTC TCC ACC AAG CAC AGC GTC CCC
        K   A   I   A   P   V   Y   E   Q   L   S   T   K   H   S   V   P     50
 205   GAC GTT TTG GCC TTT GCC AAA GTC AAC GTG GAC CAT GTC CAG GAC GCC GCA
        D   V   L   A   F   A   K   V   N   V   D   H   V   Q   D   A   A     67
 256   CAA CAA TAT GGT ATC ACT GCC ATG CCC ACC TTT ATG TTC TTC AAG GAA GGA
        Q   Q   Y   G   I   T   A   M   P   T   F   M   F   F   K   E   G     84
 307   AAG CAG GTT GCC GTC AAC GGC CAG GCC GTG ATC AAG GGT GCT GAT CCC AGA
        K   Q   V   A   V   N   G   Q   A   V   I   K   G   A   D   P   R    101
 358   ACG CTG GGA GCG GCA GCT GAG AAG CTG GGC GGT CTA GCA CAA AAG CGA GTT
        T   L   G   A   A   A   E   K   L   G   G   L   A   Q   K   R   V    118
 409   GCT GGC GCT TAA GGA AAT GAG AGG TTT AAA AGT ACG GCC GGG AAT AGA AAG
        A   G   A   -                                                        121
 460   GAC AAA AAG AAA GAG AGT TCG GAG AAT TTA CTC CAG GGT TCA TTG CGA CAT
 511   TTG TCA TGG CAC CTA AAT TAG AGG CAT TTT GTG TGC CTG CAT TTG GGA GTT
 562   AAG GTT AGA GTT TTC GAC AGG AAT GGG GTT GCA CGT GGA GGA AAT GAA GGA
 613   TCA ACG GTA CTG GCT TAG ATG ACC GGG ATC GAG AAC AAG CTA CGG GAT ATA
 664   AGA CAT GAC TGT TTG CGG AAA AAA AAA AAA AAA AAA A
```

Vollständige cDNA-Sequenz von Fus c 2 mit 5´- und 3´-UTR sowie abgeleiteter Aminosäuresequenz: *Start- und Stoppkodon sind fett gedruckt und unterstrichen. Bp = Basenpaar, AA = Aminosäureanzahl.*

```
Bp 1    GA AGC GCG GTT CCG GCC GTG GGC CCA GGG CGA GTG GCT CAG CAG AAG CTG
  51   TTT ATC AAG ACG TTC ACA GAT CGA AAC TCA GTC GCT CGT GGT ATC CGA TAC
 102   CAT CCA AAT CCT CAT ACT CAA GCG ACA ATA AGT TGC TGC CAA AGT GGC ACC
 153   TCC CAT CGA TAC TCG CAA CGC TAG ACA TCT AAC GCA AGA GCC GAA CGA ATA
 204   CTC CAG AGA CGA CCA GTG CCC CAG ATC CTA CTG CAG CCA CCG ATT CGA ATC
 255   CTT ACT ATG GCA GGG GAT CAC GCT GGA GAC CAG TCA TTC TAT GAC TTT CTC
                M   A   G   D   H   A   G   D   Q   S   F   Y   D   F   L     15 AA
 306   ATA GAA GAG CCA GAG ATG ATA GCG CCA ACG CCA CCC GGC CAA TTC CCG CAT
        I   E   E   P   E   M   I   A   P   T   P   P   G   Q   F   P   H     32
 357   CAA CAG CCC ATT TCA TCG CCG AAT CGT ACC AGT CGC AAC ACG CCG CTG CGG
        Q   Q   P   I   S   S   P   N   R   T   S   R   N   T   P   L   R     49
 408   CCA GAA TCG ACC GAA ATC GAG ACC CAC CAC CAT GCG AAC CAC CCG CCA GCT
        P   E   S   T   E   I   E   T   H   H   H   A   N   H   P   P   A     66
 459   TTG CCG GTA CTC GGA ATG CAA CTA CCG GTT CCA GGG ACG GTA CCC GAG TCA
        L   P   V   L   G   M   Q   L   P   V   P   G   T   V   P   E   S     83
 510   TCA CGT GCT CAG TCA CGA GCT TCC CTC AAC CTC GAC ATC GAC CTC GAC TTA
        S   R   A   Q   S   R   A   S   L   N   L   D   I   D   L   D   L    100
 561   CAC GCG CCA TCT CAC CCA TCA CAT CTC TCG CAT GGA GCT CCC CAT GAG CAA
        H   A   P   S   H   P   S   H   L   S   H   G   A   P   H   E   Q    117
 612   GAG CAC GCC CAC GAA ATT CAG AGG CAC AGA GCT CAT TCA GCA CAG AGT TCA
        E   H   A   H   E   I   Q   R   H   R   A   H   S   A   Q   S   S    134
 663   GCG GGT TTG CCA CCC ACT GGG TTT GCA AGT CAT CTC CCT CCT GCA TCA TCA
        A   G   L   P   P   T   G   F   A   S   H   L   P   P   A   S   S    151
```

```
 714  GGT CCC GTG TCG TTG GGT TGG AAC ATG TAC CAT GTC CCT CCA AAT CTT CAC
       G   P   V   S   L   G   W   N   M   Y   H   V   P   P   N   L   H   168
 765  CTA AAC GCA AAT CAG TTT AAT TTC GAG GTT CCA GGA CAT ATG AAT GTA TCT
       L   N   A   N   Q   F   N   F   E   V   P   G   H   M   N   V   S   185
 816  GGG CAC CCA ACC CAT CTG GAA CAT TCA TCC ACA AAT CCA AAC TCG TTC CAC
       G   H   P   T   H   L   E   H   S   S   T   N   P   N   S   F   H   202
 867  TAC GAA CAC AAC ATT GTT TCA CCG TCA AGC ATA CAT CCA AGC ACT GCC CAC
       Y   E   H   N   I   V   S   P   S   S   I   H   P   S   T   A   H   219
 918  TTT GAC GGA GAA GTT CCA AGC CAA TGG GAT GAC TCC CTA GGT CAT GGC GCG
       F   D   G   E   V   P   S   Q   W   D   D   S   L   G   H   G   A   236
 969  AGC ACT CCA AAA GTG CGG ACT CCC TCG CAT CAT GTC TCG AGC AAT CCT TGG
       S   T   P   K   V   R   T   P   S   H   H   V   S   S   N   P   W   253
1020  GCT GAG ATA AAC GAG CCC ACA GGC GGC GAC AAC GAC AAC TTG GCC CCT GTT
       A   E   I   N   E   P   T   G   G   D   N   D   N   L   A   P   V   270
1071  ACC CGG CCA CGA AAG CCC GCT CGA GCA AGA CGG CAA AAG AAA GAG CCT CGC
       T   R   P   R   K   P   A   R   A   R   R   Q   K   K   E   P   R   287
1122  AAG CTC TCA GAT GCT TCT CAG GGA GCA AGG AGC AGC AGT ACA GGT GGC ACC
       K   L   S   D   A   S   Q   G   A   R   S   S   S   T   G   G   T   304
1173  GCT CAT TCT GTT TCT GAT GCT GCA AGT CCA AGT TCT ACA TCC CAC CAG AGC
       A   H   S   V   S   D   A   A   S   P   S   S   T   S   H   Q   S   321
1224  CGT GCC AGT CTC ACC TCC AAA TCT GCC TCA ATG ACG TCC GCA GCC TCG ACA
       R   A   S   L   T   S   K   S   A   S   M   T   S   A   A   S   T   338
1275  GCT TCG AGC CGA AAA AGC AAG CTC CGA AGC GCC TCT AGA ACT TCC AAG AAT
       A   S   S   R   K   S   K   L   R   S   A   S   R   T   S   K   N   355
1326  ACT CTA GAT AAA CCA AAC GAC ACA GCC GAA GAC CGT CGA ACC CGA GCA TCG
       T   L   D   K   P   N   D   T   A   E   D   R   R   T   R   A   S   372
1377  CAT AAT CTT GTT GAA AAA CAA TAT CGA AAC CGA CTC AAC GCC CAA TTT GAA
       H   N   L   V   E   K   Q   Y   R   N   R   L   N   A   Q   F   E   389
1428  TCG CTC CTA CAT GCA CTA CCC GAA CAA ATA CGA CAC GGT GAT AAT GGA GGT
       S   L   L   H   A   L   P   E   Q   I   R   H   G   D   N   G   G   406
1479  GGC AAT GGG AAC GTG GAC AAC GAA TCC GAA CAG GCG AAC GAT CTT GAC CGA
       G   N   G   N   V   D   N   E   S   E   Q   A   N   D   L   D   R   423
1530  CGA GTC AGT AAG GGC GAG GTG CTT GAA ATG GCT CGC AGG CAT ATC GAA GCA
       R   V   S   K   G   E   V   L   E   M   A   R   R   H   I   E   A   440
1581  CTA GAG CGT GAA CGA AAC CAG CTG GGA ACT TGA GAA CCT TGA GCT CCA CGG
       L   E   R   E   R   N   Q   L   G   T   -                           450
1632  AAA TAT ACG AAA CTC AAA GGA TCG GGG TCC GAA AAT ATG AGC AGG TCT GGT
1683  CAG GAG AGT TCT GTC GAG TCC GAC ATT ATC AAG AAA GAG GCG AAG ACA GGC
1734  GAG GAA GAT GAA GGC GAA AAT CCA TAA CTC AGA TCG GCA TTT TGG ACA AGA
1785  AAG AGT TGG ATG CAG AAT AAG TTT CAG GTA AAC GGA CTG CTC GTG GCA ATA
1836  TGC TCT CGA ATG TGG GCT TCC GTT CCT GTT CCC AAG AGT CAT ATT TTG CGT
1887  CCA GCT TGT TCC CTT TCA TTG CAT TGC TTT GAT TCC CAT TTG ATA CAA TCC
1938  CTT TTT CAA ACC TCG GCT TCA TCA TGA CGA CGA ATC AAC CAT CAA TCG CAC
1989  CCT ATT CAT ATA TCA TCC GCA GCC GAC CCA TTA ACT TGT CCA TCA TAT TCT
2040  AGC TCG AGG CTT TTG ATG TTC ATG ATC ACC CAG AAA ATA TTG GGA CTT TGG
2091  CTC ACT CTC GAT ATG CTT GCT TGT CTC CCT GTC TTT GTT CTT CCT TAT ATA
2142  CTC TTC TAT ATT TAT ACT TCG ACA TCC TGT TTT ATA CTT CCT CTC TTC ACG
2193  ACC TCC TGC CCG TAC CTT CCT TCC CTT CAC ATC AAC TCA CAC TAT TCA CAA
2244  GCC TCA ACA AAA GAA AAG AAC ATA GAG TTT TGG GTC GAG ACA TAC TGC ATT
2295  GAT GCC CTG TTG TAC TTT GTC TTT ATA TCA ACA CGT CTG CTT CTA CCT TAG
2346  TTT CCT TCA TTG TTT CAT GAT GAG CCC CTT CAC ATT CCA CAC ATG GGA ATC
2397  GCG GTT TAG GAT TTA GGA TTT TAC AAT GCA CAA TGG AGA CAC AAT GAG GGG
2448  ATA TGA AAT GGT TTA TGA AAG CGA AGA GAC AAT AGA TGG TGG ACT TCA ACA
2499  TGG ACT ATC GGT ATT ATC TTT GGA AGG GTT GCC TTA TTG GTG GGC ATA TGA
2550  ATA TAA TAG ACA TTT GAT TGC GGT TTG AAA AAA AAA AAA AAA AAA AAA AAA
2601  A
```

Vollständige cDNA-Sequenz von Fus c 3 mit 5´- und 3´-UTR sowie abgeleiteter Aminosäuresequenz: *Start- und Stoppkodon sind fett gedruckt und unterstrichen. Bp = Basenpaar, AA = Aminosäureanzahl.*

```
Bp 1   AT CTT TAA CCT CAC ATC TCA TTC GCC TTT TTA CTT TTG ACA TTG TAC TTT
  51  ATT ACT TCT TGT CTA TAT ACA CAT CAT CAT CCA TTG CGC ATT CTA TTC AGC
 102  CAT CTA CCA TCT ACT CCT GTC TTT CTG TTC GAG CCG CCA CTA CAA ACA CCC
 153  CGC CTA GAC CGA GGC ATA CTA CTT GGA TAC CCA ACA TCT TAA CAA ACT ATA
 204  GAC ACA GTC ATG GCG GAC GCT TCA TGT AGC GGA GGT ACT CCC TTC AAG CGA
                   M   A   D   A   S   C   S   G   G   T   P   F   K   R   14 AA
 255  CTC ATC GAT CAT CAG GCC CGG GAT GTC AGT CAT CAT CAG GAC CGA CTC ACA
       L   I   D   H   Q   A   R   D   V   S   H   H   Q   D   R   L   T   31
 306  GAT CGC GCC GGT CCT CAA GGC CAT GCT TCC TTC AGA TCT ATA CCA CAG CAT
       D   R   A   G   P   Q   G   H   A   S   F   R   S   I   P   Q   H   48
 357  ATG CAA GGC GCG GAT GGT TTC GGT GCA TTC ATG AAA GGC CAG TCA ACA CTT
       M   Q   G   A   D   G   F   G   A   F   M   K   G   Q   S   T   L   65
 408  CCG GGA GTT CCC CAG CAT CAC CAC GCA GCA GGA AGA TTA GCA GCC CAT GCT
       P   G   V   P   Q   H   H   H   A   A   G   R   L   A   A   H   A   82
 459  GCT GTT CTT GAG CAA GGA CAT CCA CAT GCA TTC CAT GCC GCG CAA ACA CAA
       A   V   L   E   Q   G   H   P   H   A   F   H   A   A   Q   T   Q   99
```

```
510   CAC TTC AAC CAA GCA CAG CAC TCC CCT TCA GTA GAT ACG AGT AAC TGG GCA
       H   F   N   Q   A   Q   H   S   P   S   V   D   T   S   N   W   A    116
561   GCC GAC TTC AGC CGC TTT TCG AAT CAG TCG CAG CAA CGA CAA CCT GTC CAA
       A   D   F   S   R   F   S   N   Q   S   Q   Q   R   Q   P   V   Q    133
612   AAT GGC TTC TCG CAA GCC GCG CCT CAA ATG CAC CAA CCA GCC CCT CAG ATG
       N   G   F   S   Q   A   A   P   Q   M   H   Q   P   A   P   Q   M    150
663   AAC TTC CAC ACT GCA TTC ATG CAG CCC AAC ACT GCT TTC TCG CCT ATG TAT
       N   F   H   T   A   F   M   Q   P   N   T   A   F   S   P   M   Y    167
714   AAC CGG TCT GCC GGC ACT CTT ATG GAC AAC ATC GCA GCG CCG GCA CAG GAA
       N   R   S   A   G   T   L   M   D   N   I   A   A   P   A   Q   E    184
765   GCT GGT TTC GAC GAC GAA ATG TCA AAG TGG ATG GCG ACC AAT GGT GGA GGA
       A   G   F   D   D   E   M   S   K   W   M   A   T   N   G   G   G    201
816   ATG GAG GAA GTA GAC GCC ATG ATG GAC AAG ATG GCT CGC GAA CTA GAA CTC
       M   E   E   V   D   A   M   M   D   K   M   A   R   E   L   E   L    218
867   AAT GAC GCA GCG GTA GCG CAG GCA GAA GCC GAA CGT GCC TCA CAG CAG GAA
       N   D   A   A   V   A   Q   A   E   A   E   R   A   S   Q   Q   E    235
918   ACC ATC GTC GAG CCA AGG CTG GAA CCG AAT CCT CTC AAA CTT GTC ACG GAC
       T   I   V   E   P   R   L   E   P   N   P   L   K   L   V   T   D    252
969   GAT ATT TCC AAT CTT GCC ATC GAG GCA GAG CGA GAG GCC ATC CTT CAA GAA
       D   I   S   N   L   A   I   E   A   E   R   E   A   I   L   Q   E    269
1020  CCT GAA CCA GAA CCC GTC GAG GTC GCA AAG ACA AAG TCC GAA GTC GCA GAT
       P   E   P   E   P   V   E   V   A   K   T   K   S   E   V   A   D    286
1071  GCT GCT GAA CGA CTT CTC GAA TCA GTC GAG CAC GAA GAT GGT GAG AAG TGG
       A   A   E   R   L   L   E   S   V   E   H   E   D   G   E   K   W    303
1122  AAG AAC TCG GTA TTC CTG TCT CTC ATG CGA GAT TTC CGC GAT GGG AGA AAG
       K   N   S   V   F   L   S   L   M   R   D   F   R   D   G   R   K    320
1173  GAT ATT ATC GAC AAT GAG ATT CGC GAA ACG CCC GAG AAC GAG ACA AAT ATT
       D   I   I   D   N   E   I   R   E   T   P   E   N   E   T   N   I    337
1224  GCA CAA GAT GCT CAG TGA CGA CTC TTA AAC TCC AGC GAA ACC AAC AGA CCT
       A   Q   D   A   Q   -                                                342
1275  TCC GAC CCG GAA TTG CAG TAT CGA GAT GAT ATC CTA CAT GCG CCA GGG AAT
1326  CTT ACC CCG TAT CAA GAC GAG TTG ACG TCG AGA TGG GAA GTT ACG CCA ATA
1377  TTA AGC GAA GGA GTT GGG GAT TGT CTG TCA ACT CAT GGT TCG TGT GTT GAG
1428  CAG CTG AGT CGG ACA ACT TTC TAA GGT ATT ATT TAC AAC TAC AGC TTT AAC
1479  AAG CAA TGA GGA CGG GGA GTT GAC CAA CGA ACC ATA CAC CGT GCC ATT GTA
1530  TAA GTG GCA GTA TAG GAT ACA GGA GCT GAG TCT AAA TAT AAT ATC GGT TTA
1581  AAT ATC AAA AAA AAA AAA AAA AAA AAA AAA AA
```

Vollständige cDNA-Sequenz von Fus c 4 mit 5´- und 3´-UTR sowie abgeleiteter Aminosäuresequenz: *Start- und Stoppkodon sind fett gedruckt und unterstrichen. Bp = Basenpaar, AA = Aminosäureanzahl.*

Publikationen

Wesentliche Teile dieser Arbeit wurden bereits veröffentlicht:

Hoff M., Krail M., Kästner M., Haustein D. und Vieths S. (2002). Fusarium culmorum causes strong degradation of pollen allergens in extract mixtures. *J Allergy Clin Immunol* **109**, 96-101.

Hoff M., Trüeb RM., Ballmer-Weber B. K., Vieths S. und Wüthrich B. (2003). Immediate-type hypersensitivity reaction to ingestion of mycoprotein (Quorn) in a patient allergic to molds caused by the acidic ribosomal protein P2. *J Allergy Clin Immunol* **111**,1106-10.

Hoff M., Ballmer-Weber B. K., Niggemann B., Cisteró-Bahima A., San Miguel-Moncín M., Conti A., Haustein D., und Vieths S. (2003). Molecular cloning and immunological characterisation of potential allergens from the mould Fusarium culmorum. *Mol Immunol* **39**, 965-975.

Posterpräsentationen

Hoff M., Krail M., Kästner M., Haustein D. und Vieths S. (2002). Fusarium culmorum causes strong degradation of pollen allergens in extract mixtures. *AAAAI-Kongress*, New York.

Hoff M., Krail M., Kästner M., Haustein D. und Vieths S. (2002). Fusarium culmorum verursacht einen starken Abbau von Pollenallergenen in Extraktmischungen. *DGAI-Kongress*, Bochum.

Hoff M., Krail M., Ballmer-Weber B. K., Niggemann B., Cisteró-Bahima A., San Miguel-Moncín M., Haustein D. und Vieths S. (2002). Fusarium culmorum - An Important Source of Aeroallergens? Molecular Characterization of Two Potential Allergens. *EAACI-Kongress*, Neapel.

Danksagung

Herrn Prof. Dr. S. Vieths gilt mein erster und außerordentlicher Dank für die klare Konzeption des Themas und die Unterstützung bei der Durchführung dieser Arbeit. Seine stete Diskussionsbereitschaft hat viel zu meiner wissenschaftlichen Weiterbildung beigetragen.

Herr Prof. Dr. D. Haustein hat mir die Möglichkeit eröffnet, diese Arbeit in der Abteilung Allergologie des Paul-Ehrlich-Institutes durchzuführen. Dafür herzlichen Dank.

Herrn Prof. Dr. H. D. Osiewacz danke ich für seine Bereitschaft, diese Arbeit als Vertreter der Universität Frankfurt zu betreuen und durch konstruktive Kritik zu ergänzen.

Vielen Dank an Frau PD Dr. B. K. Ballmer-Weber, Herrn Prof. Dr. B. Wüthrich, Prof. Dr. B. Niggemann, Frau Dr. A. Cisteró-Bahima und Frau Dr. M. San Miguel-Moncín für die Bereitstellung von Patientenseren und die Zusammenarbeit bei der Ausarbeitung der gemeinsamen Publikationen. Dr. A. Conti danke ich für die Hilfe bei der Proteinsequenzierung.

Frau Dipl.-Ing. (FH) A. Wangorsch gilt mein ganz besonderer Dank für die unermüdliche Hilfsbereitschaft bei der täglichen Laborarbeit sowie für die ausgesprochene Kollegialität.

Herrn Dr. G. Reese, Frau Dr. S. Kaul und Herrn Dipl.-Biol. O. Stephan danke ich insbesondere für die Durchsicht von Manuskripten und für die konstruktiven Ratschläge während der Niederschrift dieser Dissertation. Darüber hinaus möchte ich mich bei Frau M. Krail, Frau N. Danz, Frau M. Kästner, und Herrn PD Dr. A. Hoffmann sowie bei allen weiteren Mitgliedern der Arbeitsgruppe, die mich bei der Durchführung dieser Arbeit unterstützt haben, herzlich bedanken.

Frau Dr. S. May, Herrn Dr. G. Höltz und Herrn Dr. U. Müller danke ich für die Hilfe bei der Klärung zulassungs- und prüfungsrelevanter Fragestellungen.

Vielen Dank an Frau P. Mies und Frau H. Heyland für die Durchführung der CAP-Analysen.

Herrn Dr. W.-M. Becker und Herrn PD Dr. A. Petersen danke ich für die Bereitstellung der monoklonalen Antikörper gegen Wiesenlieschgraspollenallergene.

Großer Dank gebührt Herrn H. Bartel und Frau H. Rahmouni für alle fotografischen Arbeiten.

Nicht zuletzt möchte ich meinen Eltern danken, die schon sehr früh mein Interesse für die Naturwissenschaften geweckt und mir das Studium der Biologie ermöglicht haben.

Meiner lieben Partnerin und Freundin Nina danke ich ganz besonders für die vielen schönen gemeinsamen Stunden, die über schwierige Zeiten hinweg geholfen haben.

Lebenslauf

Michael Hoff

geboren am 19.12.1972 in Neustadt/Weinstr.

Schulbildung

1978 - 1986	Grundschule und Gymnasium in Friedrichsdorf, Hochtaunuskreis
1987 - 1993	Gymnasium Heimschule Lender in Sasbach/Baden, Ortenaukreis Abschluss: allgemeine Hochschulreife

Studium

10/1994 - 11/1998	Studium der Biologie an der Johann Wolfgang Goethe-Universität Frankfurt/M.
10/1996	**Vordiplom:** Botanik (Prof. Dr. G. Zizka), Zoologie (Prof. Dr. C. Winter), Chemie (Prof. Dr. E.W. Grabner) und Physik (Prof. Dr. W. Aßmus)
11/1998	**Diplom:** Botanik (Prof. Dr. L. Nover, Prof. Dr. K. Weising), Mikrobiologie (Prof. Dr. F.-W. Pons) und pharmazeutische Biologie (Prof. Dr. T. Dingermann)

Diplomarbeit

01/1999 - 10/1999	J. W. Goethe-Universität, Frankfurt/M., Abteilung Molekulare Zellbiologie (Prof. Dr. L. Nover): „Einfluß der Überexpression des TATA-Box-bindenden Proteins (TBP) auf die transiente Genexpression in Tabak-Mesophyllprotoplasten (*Nicotiana plumbaginifolia*)"

Promotion

11/1999 - 11/2002	Paul-Ehrlich-Institut, Langen, Abteilung Allergologie (Prof. Dr. S. Vieths): „Charakterisierung des Schimmelpilzes *Fusarium culmorum* als Allergenträger– Untersuchungen zur degradierenden Aktivität von Allergenextrakten und molekulare Klonierung potenzieller Allergene"

FSC
www.fsc.org
MIX
Papier | Fördert gute Waldnutzung
FSC® C083411

Kolibri 360 GmbH
Ferdinand-Jühlke-Straße 7
99095 Erfurt, Deutschland
produktsicherheit@kolibri360.de